筋筋膜**トリガーポイント ポケットアトラス**

トリガーポイントによる
身体の部位ごとの実践ガイド

著者
エリック・ヘブゲン
Eric Hebgen

翻訳
長谷川 早苗

重要注記： 他の学問と同じく、医学は日々進化している。研究と臨床経験により、治療や薬物療法を始めとする知識は拡大していく。本書で薬物容量、療法適用の言及がある場合、その記述が書籍制作時点での認識に合致するよう、著者、編者、出版社は細心の注意を払っている。

しかし、薬物の適用、療法の形式についての記述に、出版社は保証を負うものではない。使用する製剤の添付文書を精読し、場合により専門家に相談することで、記載された容量の推奨、禁忌の注意に本書の記述との相違があるか確認することを勧める。こうした検査は、使用頻度の少ない製剤、市場に出て間もない製剤の場合はとくに重要である。薬物容量、療法適用はすべて利用者の責任で行う。不正確な記述については出版社にお知らせくださるようお願いする。

製品名(製品マーク)の商標はとくに記載していない。そのため、製品に商標がないと推断することはできない。

本書はあらゆる部分を含め、著作権で保護されている。著作権法の限定する範囲を超えた利用はすべて、出版社の同意なしに許可されず罰則の対象となる。以上はとくに複製、翻訳、マイクロフィルム化、電子システムへの保存・加工に適用される。

Original German edition:
Eric Hebgen, Taschenatlas Myofasziale Triggerpunkte
© 2013 Karl F. Haug Verlag in
MVS Medizinverlage Stuttgart GmbH & Co. KG, Germany

トリガーポイント療法を
コンパクトかつ構造的に編纂

　曽祖父母に会ったことはないが、2人は19世紀終わりの生まれだ。祖父母はともに20世紀の始めに生まれている。当時、その後の世界を変える革命的な発明が続いた。電気、電話、自動車などがその代表だ。1、2世代進み、両親や私の頃になると、19世紀末に珍しかった発明品は、あって当たり前で日常生活にかかせなくなった。そして再び、私達が「消化」すべき技術の革新が起きている。これまで以上の形で、インターネットは私達の日常を限りなく加速、変化させた。インターネット前の生活などそもそもあったのだろうか。

　今日、情報は一瞬でどこからでも呼び出すことができる。コンパクトかつ構造的にまとまった知識が求められ、学ばれ、情報が日々、公私を問わず使われる。1つのテーマをじっくり習熟することが失われつつあると遺憾に思う人もいるだろう。すぐに呼び出せない情報がネットには欠けていることもあるだろう。そして場合によっては、現在の情報環境を拒絶する人もいるかもしれない。おそらく祖父母や曽祖父母が新しいものを受けつけない場合があったように。私の祖父はこう言った。「今の若い者のことはわからないが、それがお前たちのやり方なのだろう」。当時、祖父は80歳を超えていた。これは人生に対するよい考え方だと思う。

　本書では、前著『手技療法とオステオパシーにおけるトリガーポイントと筋肉連鎖』よりさらに情報をコンパクトかつ構造的にまとめ、素早く到達できるよう整理した。とくに患者の治療について情報を入手したい場合に活用できるガイドとしてまとめている。17年間、トリガーポイント療法に取り組み、適用してきたことから、実際の経験も盛り込んでいる。本書を参照、模倣するだけでなく、好奇心と自らの創造性を持って患者の治療に当たる触発としていただけたらと思う。

エリック・ヘブゲン

目次

トリガーポイント療法をコンパクトかつ構造的に編纂...................III

第I部 理論

1 トリガーポイントの定義 2

2 トリガーポイントの分類 3
2.1 活動性と潜在性のトリガーポイント...........3
2.2 症状...........3
2.3 誘発要因...........4

3 トリガーポイントの病態生理学 5
3.1 トリガーポイントの局所的な緊張亢進、関連痛...........5
3.2 収束投射...........5
3.3 収束促通...........6
3.4 軸索の分岐...........7
3.5 交感神経...........7
3.6 代謝の異常...........7
3.7 筋肉の伸張は筋肉の代謝に影響...........8
3.8 触診可能な過緊張の筋索...........9
3.9 筋肉の弱まりと疲れやすさ...........11

4 診 断 12
4.1 正確な問診...........12
4.2 痛みのパターンを描く...........12
4.3 動作中の筋肉を調べる...........13
4.4 トリガーポイントを探す...........13

5 トリガーポイント療法 18
5.1 ストレッチ&スプレーテクニック...........18
　　冷却スプレーを噴射する／受動的ストレッチ／能動的ストレッチ

	5.2	等尺性収縮後リラクゼーション、マッスルエナジーテクニック、筋筋膜リリース	19
	5.3	虚血圧迫、手技による抑制	19
	5.4	深部摩擦（deep friction）	20

6 筋肉の治療法の手引き　21
6.1	伸張の作用とは	21

筋肉構造の変化／伸張の反射作用／馴化作用―心理要素

| 6.2 | 筋肉伸張の原則 | 22 |

7 トリガーポイントの持続要因　24
| 7.1 | 力学的な要因 | 24 |
| 7.2 | 全身性の要因 | 25 |

8 促通分節　26

第Ⅱ部 トリガーポイント

9 頭部、項部の痛み　30
9.1	僧帽筋	30
9.2	胸鎖乳突筋	34
9.3	咬筋	38
9.4	側頭筋	42
9.5	外側翼突筋	46
9.6	内側翼突筋	50
9.7	顎二腹筋	54
9.8	眼輪筋、大頬骨筋、広頸筋	58
9.9	後頭前頭筋	62
9.10	頭板状筋、頸板状筋	66
9.11	頭半棘筋、頸半棘筋、多裂筋	70
9.12	大後頭直筋、小後頭直筋、下頭斜筋、上頭斜筋	74
9.13	痛みガイド	78

10　上部胸部と肩、腕の痛み　　82

- 10.1　肩甲挙筋　　82
- 10.2　斜角筋群　　86
- 10.3　棘上筋　　90
- 10.4　棘下筋　　94
- 10.5　小円筋　　98
- 10.6　大円筋　　102
- 10.7　広背筋　　106
- 10.8　肩甲下筋　　110
- 10.9　菱形筋　　114
- 10.10　三角筋　　118
- 10.11　烏口腕筋　　122
- 10.12　上腕二頭筋　　126
- 10.13　上腕筋　　130
- 10.14　上腕三頭筋　　134
- 10.15　肘筋　　138
- 10.16　痛みガイド　　142

11　肘、指の痛み　　146

- 11.1　腕橈骨筋　　146
- 11.2　長橈側手根伸筋　　150
- 11.3　短橈側手根伸筋　　154
- 11.4　尺側手根伸筋　　158
- 11.5　（総）指伸筋　　162
- 11.6　示指伸筋　　166
- 11.7　回外筋　　170
- 11.8　長掌筋　　174
- 11.9　橈側手根屈筋　　178
- 11.10　尺側手根屈筋　　182
- 11.11　浅指屈筋、深指屈筋　　186
- 11.12　長母指屈筋　　190
- 11.13　円回内筋　　194
- 11.14　母指内転筋　　198
- 11.15　母指対立筋　　202
- 11.16　小指外転筋　　206

11.17	骨間筋	210
11.18	痛みガイド	214

12　上部体幹の痛み　217
12.1	大胸筋	217
12.2	小胸筋	222
12.3	鎖骨下筋	226
12.4	胸骨筋	230
12.5	上後鋸筋	234
12.6	下後鋸筋	238
12.7	前鋸筋	242
12.8	脊柱起立筋	246
12.9	腹直筋、内腹斜筋、外腹斜筋、腹横筋、錐体筋	252
12.10	痛みガイド	260

13　下部体幹の痛み　262
13.1	腰方形筋	262
13.2	腸腰筋	266
13.3	骨盤底筋	270
13.4	大殿筋	276
13.5	中殿筋	280
13.6	小殿筋	284
13.7	梨状筋	288
13.8	痛みガイド	292

14　腰、大腿、膝の痛み　296
14.1	大腿筋膜張筋	296
14.2	縫工筋	300
14.3	恥骨筋	304
14.4	大腿四頭筋	308
14.5	薄筋	314
14.6	長内転筋	318
14.7	短内転筋	322
14.8	大内転筋	326

14.9	大腿二頭筋	330
14.10	半腱様筋、半膜様筋	334
14.11	膝窩筋	338
14.12	痛みガイド	342

15 下腿、くるぶし、足の痛み 344

15.1	前脛骨筋	344
15.2	後脛骨筋	348
15.3	長腓骨筋、短腓骨筋、第三腓骨筋	352
15.4	腓腹筋	358
15.5	ヒラメ筋	362
15.6	足底筋	366
15.7	長趾伸筋	370
15.8	長母趾伸筋	374
15.9	長趾屈筋	378
15.10	長母趾屈筋	382
15.11	短趾伸筋	386
15.12	短母趾伸筋	390
15.13	母趾外転筋	394
15.14	短趾屈筋	398
15.15	小趾外転筋	402
15.16	足底方形筋	406
15.17	背側骨間筋、底側骨間筋	410
15.18	母趾内転筋	414
15.19	短母趾屈筋	418
15.20	痛みガイド	422

16 解剖図 426

僧帽筋、広背筋	426
胸鎖乳突筋	426
咬筋、側頭筋	427
外側翼突筋、内側翼突筋	427
顎二腹筋	428
眼輪筋、大頬骨筋、広頸筋、後頭前頭筋	429
頭板状筋、頸板状筋、頭半棘筋、頸半棘筋、多裂筋	430

大後頭直筋、小後頭直筋、下頭斜筋、上頭斜筋	431
肩甲挙筋、小円筋、大円筋	431
菱形筋	432
棘上筋、棘下筋	432
斜角筋群	432
肩甲下筋	433
三角筋、烏口腕筋、上腕二頭筋、上腕三頭筋、肘筋、円回内筋	433
上腕筋	434
腕橈骨筋、長掌筋、橈側手根屈筋、尺側手根屈筋	434
長橈側手根伸筋、短橈側手根伸筋、尺側手根伸筋、（総）指伸筋、示指伸筋	434
回外筋、浅指屈筋	435
深指屈筋、長母指屈筋	435
母指内転筋	436
母指対立筋、小指外転筋	437
骨間筋	438
大胸筋、小胸筋、鎖骨下筋、頬骨筋	439
上後鋸筋、下後鋸筋	440
前鋸筋	440
腸腰筋	441
大殿筋、中殿筋	441
小殿筋、梨状筋	442
大腿筋膜張筋、縫工筋、恥骨筋、大腿四頭筋、薄筋、長内転筋	443
短内転筋、大内転筋	444
大腿二頭筋、半腱様筋、半膜様筋	445
膝窩筋、腓腹筋、ヒラメ筋、足底筋	446
前脛骨筋、長腓骨筋、短腓骨筋、第三腓骨筋	447
後脛骨筋、長趾屈筋、長母趾屈筋	448
長趾伸筋、長母趾伸筋、短趾伸筋、短母趾伸筋	448
母趾外転筋、短趾屈筋、小指外転筋	449
足底方形筋	450
底側骨間筋、母趾内転筋、短母趾屈筋	451

第Ⅲ部 巻末資料

17 参考文献 454

18 図版クレジット 456

19 索　引 458

第1部
理 論

1 トリガーポイントの定義 2
2 トリガーポイントの分類 3
3 トリガーポイントの病態生理学 5
4 診断 12
5 トリガーポイント療法 18
6 筋肉の治療法の手引き 21
7 トリガーポイントの持続要因 24

1　トリガーポイントの定義

　トリガーポイント（TP）とは過敏になっている部位で、骨格筋や筋筋膜で過緊張の筋索内に存在する。トリガーポイントは触診時に痛みがあり、特有の関連痛、筋肉張（他の筋肉にも生じる）、自律神経反応を起こすことがある。

　また、皮膚、脂肪組織、腱、靭帯、関節包、骨膜など、他の組織にもトリガーポイントは存在する。ただし、これらは筋筋膜のトリガーポイントのようには一定しておらず、いつも同じ位置にない。関連痛も生じない。

2 トリガーポイントの分類

2.1
活動性と潜在性のトリガーポイント

トリガーポイントには活動性と潜在性がある。活動性トリガーポイントは、安静時も筋肉の動作時も痛みを生じる。潜在性トリガーポイントは、活動性トリガーポイント診断のサインをすべて示すが（下記参照）、触診でのみ痛みを生じる。

活動性トリガーポイントが潜在性に転じることがある。トリガーポイントの持続要因がなくなるか、日常の動作により筋肉が十分に伸張する場合に多い。

反対に、潜在性トリガーポイントが何年も無痛のまま筋肉内に存在し続け、活動性に変化することがある。そのような変化を誘発する要因は、例えば筋肉の過剰な伸張や酷使、すなわち、過負荷による筋肉の機能障害である。

2.2
症 状

活動性または潜在性のトリガーポイントは、以下の症状を示す。
- 対象の筋肉を伸張、短縮する際、能動／受動の動きに制限がある。動きが硬い感じがする。
- 対象の筋肉の弱まり。
- 関連痛。筋肉ごとに定義されている特有のパターンを有する。活動性トリガーポイントでは、動作時、安静時、トリガーポイントの触診時に関連痛が現れる。潜在性トリガーポイントでは、診断の触診時のみ典型的なパターンが生じる。

筋肉の硬直や弱まりは、長く休んだ後、総じて身体を動かさなかった後で顕著になる。典型例に、朝のこわばりや、長く座った後の筋肉の初動痛が

ある。

活動性トリガーポイントの症状の出現や触診時の敏感性は、数時間のうちに、または日によって変化することがある。トリガーポイント活動性の症状は、発生の原因がなくなった後も残り、時には非常に長期にわたる。

トリガーポイントによって発生し得る他の症状には、以下がある。

- 局所的な血管収縮、発汗、流涙、鼻分泌物の増加、立毛筋の過活動（鳥肌）など、関連痛のゾーンにある自律神経の変化
- 深部感覚障害
- 平衡感覚障害とめまい
- 過剰興奮による運動ニューロン活動の変化
- 筋肉の協調運動の悪化

2.3
誘発要因

トリガーポイントの発生を誘発する要因には、以下がある。

- 急激な筋肉への過負荷
- 筋肉の過労による慢性的な過負荷
- 直接の外傷
- 低体温（事前のウォーミングアップなしの筋肉活動）
- 別のトリガーポイント
- 内臓疾患
- 関節炎
- 分節反射の機能不全（→ **8章　促通分節**）
- 負のストレス（不快ストレス）

3 トリガーポイントの病態生理学

3.1
トリガーポイントの局所的な緊張亢進、関連痛

　トリガーポイントの局所的な緊張亢進は、神経線維III・IV群の感受性が変化、つまり亢進することで起こる。これらの神経は筋肉内で自由神経終末という形の侵害受容器になっている。そのような神経線維が刺激に敏感な場合、小さな刺激（この場合は痛み）でも身体は大きく反応することになる。それが、強い痛みの知覚や、自律神経の顕著な反応などとなって現れ得る。一般的に言えば、ある刺激に対して求心性の侵害受容線維が強く反応することで、普通の状態では反応しない神経で遠心性の応答が起こる可能性がある。この現象の情報処理は、髄節で行われる。

　神経線維III・IV群の感受性を亢進させる物質は、ブラジキニン、セロトニン、プロスタグランジン、ヒスタミンなどである。III・IV群の侵害受容線維からの求心性インパルスを脳が「誤読」して、関連痛や緊張亢進で応答することもある。このメカニズムは以下となる。

3.2
収束投射

　脊髄での接続は、求心路が遠心性ニューロンに切り替わる方法に2つの可能性がある（→**図3.1**）。
- 特定の皮膚や筋肉、また、1つの内臓から送られる侵害受容性インパルスは、脊髄で両者の求心路を受ける介在ニューロンに接続する。このニューロンはさらに遠心路へ切り替わり、刺激に応答する。
- 皮膚、筋肉、内臓の求心路には共通の最終経路があり、刺激は遠心路に転送される。

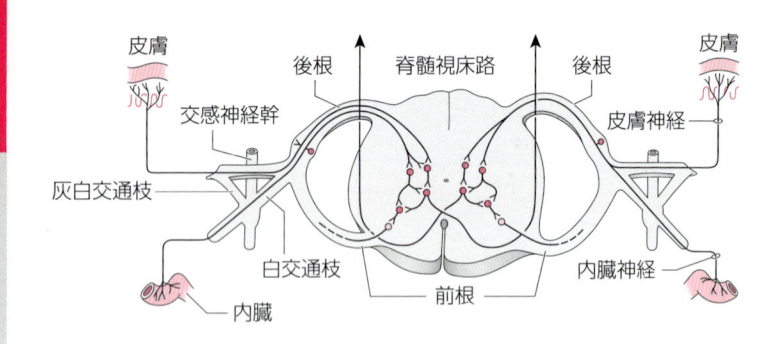

図 3.1 痛み伝達の経路（シュミット（Schmidt）＆ラング（Lang）2011年）

　求心性の情報は、刺激の応答のために遠心路へ伝わるだけでなく、脊髄視床路から中枢神経系へも送られる。中枢神経系に届くのは求心性の刺激の流れ1つなので、分節の刺激処理の可能性がどちらの場合も、侵害受容性インパルスが皮膚／筋肉から来ているのか、それとも内臓からなのか中枢神経系は判断できない。侵害受容性という有害な刺激は基本的に外部から与えられることを身体や中枢神経系は学習してきているため、刺激は皮膚か筋肉のものだと解釈する。つまり、自覚のために脊髄視床路より転送される痛みの刺激は、分節に属する皮膚で関連痛として認識される。

　トリガーポイントからのインパルスは、中枢神経系で内臓の求心路と同様に扱われる。皮膚、つまり分節ごとの関連ゾーンで痛みが生じる。

3.3
収束促進

　求心性神経の多くは、裏で活動している。一種のノイズフロア（音響機器などで信号がない状態で発生するノイズのこと）と言える。そのインパルス活動は、外部（または内部）の刺激によるものでなく、神経生理学的にはイオンチャネルの変化による刺激閾値の低下と説明される。閾値の低下により活動電位が発生しやすくなる。これは侵害刺激に対する保護メカ

ニズムと考えることができ、刺激への素早い認知、応答を可能にする。

皮膚の1つのゾーンにおける求心性神経の活動が、内臓やトリガーポイントからの侵害刺激の連続で強まり（収束促通）、脊髄視床路の**1つの**ニューロンによって中枢神経系へ転送される（→ **3.2章　収束投射**）と、その皮膚ゾーンにかなり強い痛みが生じる。

3.4
軸索の分岐

求心性神経の樹状突起は複数に枝分かれしているため、身体のさまざまな領域を敏感に知覚できる。すると、中枢神経系が求心性の刺激の流れを誤って解釈することがある。個々の身体領域で軸索小丘から先が識別できなくなる。痛みはニューロンの神経支配領域全体のものとして現れる。

3.5
交感神経

痛みがある部位の侵害性求心路をさらに過敏にさせ、その刺激閾値を低下させる物質を、交感神経が遊離することで関連痛が持続するのかもしれない。交感神経の支配によって、痛みがある部位からの求心路に血液供給が減少することも考えられる。

3.6
代謝の異常

トリガーポイントのある部位には、代謝の異常という筋肉の特徴がある。エネルギー需要が大きい一方で、酸素とエネルギーが不足する。この部位で血液の循環が減少しているのが原因だろう。悪循環が生じ、エネルギー供給の減少した筋領域にトリガーポイントが発生する。すでに存在するトリガーポイントが代謝の異常により持続することもある。

3.7
筋肉の伸張は筋肉の代謝に影響

　筋肉は複数の筋束から、その筋束は横紋の筋細胞(筋線維)から成る。1本の筋線維内には通常、約1000本の筋原線維がある。それぞれの筋原線維は、袋状構造の叢である筋小胞体で覆われている。

　拘縮した筋節を最大に伸張すると、筋肉に直接の影響を与える(→**図3.2**)。アデノシン三リン酸(ATP)の消費は低下、新陳代謝は正常化し、筋緊張は緩む。

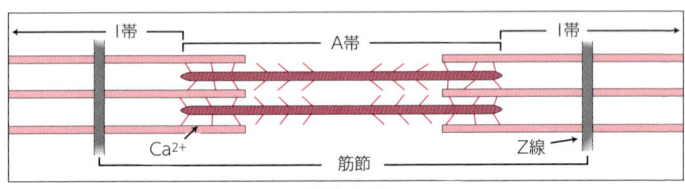

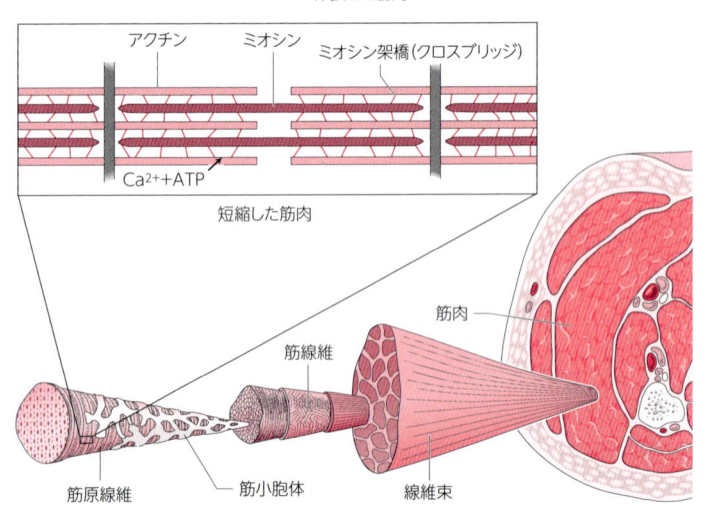

図3.2　正常な骨格筋の構成と収縮メカニズム
(トラベル(Travell)＆サイモンズ(Simons)　1983)

図の説明　拡大図（→**図3.2**）：アデノシン三リン酸（ATP）と遊離カルシウム（Ca^{2+}）がミオシンクロスブリッジを活性化することで、アクチンフィラメントが引き寄せられる。この動きでZ線同士が接近し、収縮単位の筋節が短縮するため、筋肉が短縮する。Z線を中心に、ミオシンフィラメントのない部分のアクチンフィラメントがI帯である。A帯はミオシンフィラメントの長さに相当する。A帯のみでI帯がない場合、最大短縮となる。

　代謝の異常が原因で、トリガーポイント関連のさまざまな発症メカニズムを起こす物質が筋肉内で遊離されている場合（プロスタグランジンなど）、代謝が正常に戻ると物質の濃度は再び低下する。求心性の侵害受容神経線維の興奮が、新陳代謝の均衡によって正常化するとも考えられる。

3.8
触診可能な過緊張の筋索

　触診可能な過緊張の筋索は、トリガーポイント周辺にある1-4 mmの索状の筋肉部分で、周囲と比べて硬いしこりが触診で感じられる。感覚過敏なため、明らかな疼痛でも判断できる。過緊張の筋索の筋線維を伸張し、他の線維は弛緩していると一番触診しやすい。

　筋索を伸張または強く収縮させるか、筋索内のトリガーポイントを圧迫すれば局所痛が起き、一定の反応時間を置いて関連痛も生じる。

　正常な筋肉の筋線維では、筋節がすべて同じ長さを示す。筋肉が最大の力を発揮できる長さで筋節は並ぶ。これには、アクチンとミオシンのフィラメントが特定の比率で重なっている必要がある。重なりが多すぎても少なすぎても筋力は減少する。

　過緊張の筋索の筋線維は、以上から組織学的に識別できる。この筋索では筋節の長さが異なる。トリガーポイント周辺の筋節は短縮し、筋電図活動を示さない。つまり、**拘縮**している（→**図3.3**）。それを補う形で、筋腱移行部近くの筋索端に延長した筋節が見られる。

　この特性が、触診可能な過緊張の筋索を有する筋肉で伸張力が低下する理由（筋節の拘縮）、力が十分に発揮されない理由（筋節が短縮や延長し、最適な長さでない）となる（→**図3.4**）。

3 トリガーポイントの病態生理学

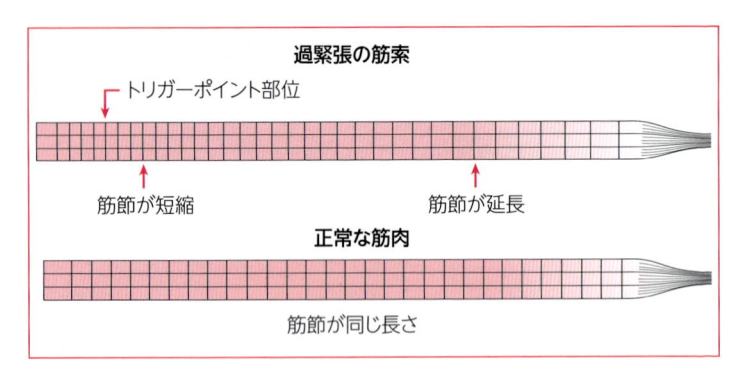

図3.3 正常な筋肉における同長の筋節と、トリガーポイントがある筋肉の変長した筋節の比較。トリガーポイント部位の短縮した筋節が、過緊張の筋索がある領域の緊張を高め、この筋肉の伸張力を低下させる。（サイモンズ 1987）

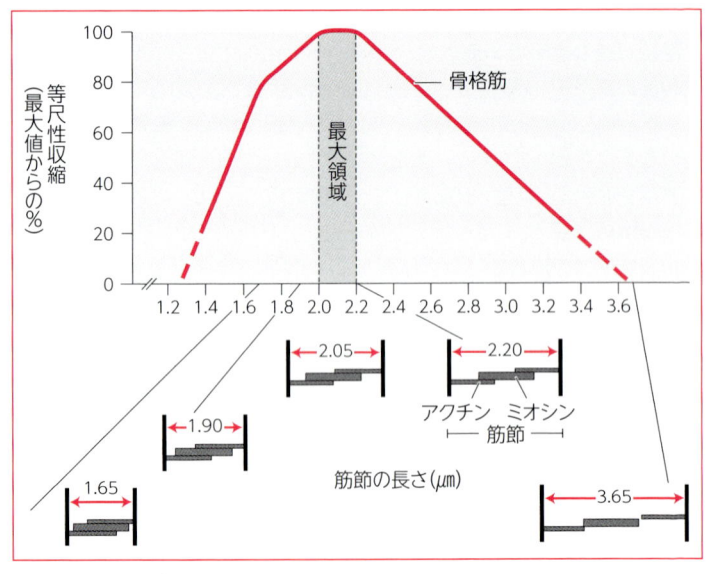

図3.4
筋節の長さによる等尺性筋収縮（シルバーナグル（Silbernagl） 2007）

3.9
筋肉の弱まりと疲れやすさ

　この症状をトリガーポイントのある患者が示すのは、対象の筋肉で血流が低下し酸素不足になることが原因と考えられる。

4　診断

トリガーポイントの診断は、以下の手順で行うとよい。

4.1
正確な問診

トリガーポイントが発生し、現在の疾患像のもととなった筋肉を特定するには、正確な問診が必要である。
- 外傷により疾患が生じたのか。例えば、大きな負荷のかかる動きで痛みが始まったか、転倒により疾患が生じたか。
- 最初に痛みが現れたのは、どのような肢位や動きだったか。
- 関節の可動域制限や椎間板ヘルニアなど、分節全体を促通した可能性のある分節機能障害があるか。
- 内臓体性反射の点から、同じ分節の神経支配を受ける筋群を過剰に促通し、トリガーポイントの形成を促した内臓の機能障害があるか。

4.2
痛みのパターンを描く

痛みのパターンを身体図に描き、筋肉ごとの典型的なパターンがわかると役に立つ。発生順に分類するのが望ましい。パターンが重なることも珍しくない。その際は、以下の問いを検討するようにする。
- パターンが重なっていても、痛みの発生した順に並べることはできるか。筋肉ごとの領域を分離できるか。
- 同じ分節の神経支配など、内臓や構造の機能障害を示す共通点が重なったパターンにあるか。

トリガーポイントによる痛み（と緊張亢進）は、通常、トリガーポイントからいくらか離れた位置に投射され、知覚される。痛みが起こる姿勢や筋肉による動作で、疾患像がかなり異なることにも注意したほうがよい。1日のうちでも、日によっても疾患が大きく変わることがある。

動作時だけでなく安静時にも痛みがある場合、トリガーポイントによる損傷がかなり強いことを表す。

痛みのほかに、筋肉ごとの皮膚領域で、表面感覚や深部感覚の誤感知を起こす場合もある。自律神経の付随症状もこの領域で生じ得る。例えば、トリガーポイントの刺激中に皮膚が蒼白になる血管運動神経活動の亢進、刺激後の反射性充血、鳥肌、涙・鼻分泌物の増加などである。

4.3
動作中の筋肉を調べる

あらかじめ特定しておいた筋肉を動いている状態で調べる。能動的に動いてもらう間、痛みの生じる姿勢か動作領域、またはその両方に注意する。同様に、筋肉を受動的、能動的に最大伸張位まで動かして調べる。トリガーポイント領域の局所痛と、関連痛パターンの両方に注意する。

トリガーポイントがある場合、以下の所見が見られる。
- 対象の筋肉に萎縮はないが、能動的な抵抗テストで最大筋力が減少している。
- 筋肉に等尺性または伸張性の収縮をさせると、典型的な痛みのパターンが現れるか強まる。
- 同様に、能動的、受動的な伸張でも関連痛が生じる。
- 能動、受動ともに筋肉の伸張力に制限がある。

4.4
トリガーポイントを探す

特定した筋肉1つ1つでトリガーポイントを探す（→**図4.1**）。検査は中間位で行う。対象以外の筋線維は収縮・伸張していないほうがよい。表層の筋肉では、指先で長軸に垂直に組織を触診する（**平面触診**）。明らかに緊張亢進している帯状の部分が見つかれば、それが目的のトリガーポイントを有する過緊張の筋索である。この筋索内で一番敏感な点を探すとトリガーポイントが見つかる。トリガーポイントを圧迫すれば明らかな局所痛が生じ、圧迫を続けると関連痛が起こる。局所痛は強く鋭く急に現れるた

4 診断

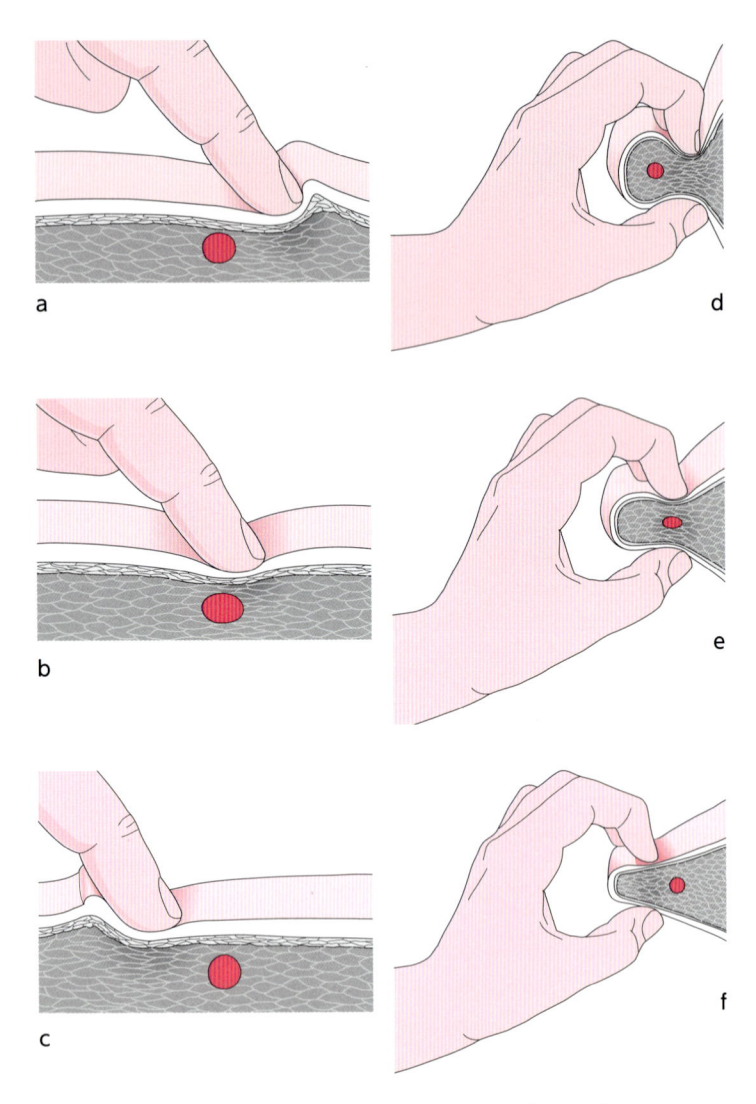

図4.1 a-f トリガーポイントの検索（トラベル&サイモンズ 1983）

め、患者は「**ジャンプサイン**」を出して反応する。飛び上がる、痛みに声を上げる、身体を引くなどがある。

図の説明 **a-c**：凝った筋線維束（赤い丸）とトリガーポイントの平面触診を示す断面図。平面触診は、棘下筋のように面でのみアプローチ可能な筋肉に用いる。(**a**) 始めに皮膚を押しやる。(**b**) 指先を筋線維の上に滑らす。凝った線維束が索状の手触りでわかる。(**c**) 最後に皮膚を反対側へ動かす。同じ動きを速く行うと、弾指触診と呼ばれる。

d-f：トリガーポイントのある凝った筋線維束（赤い丸）の抓法触診を示す断面図。抓法触診は、胸鎖乳突筋、小胸筋、広背筋など、指でつかめる筋肉に適している。(**d**) 筋線維を母指と他の指ではさむ。(**e**) 凝った線維束を指の間で転がすと、しこりがはっきり感じられる。末節骨の角度を変えると前後に動き、細部がよくわかる。(**f**)凝った線維束を指先から外すと、触診可能な端の部分がはっきりする。その際、局所単収縮反応が起こることが多い。

深層にある筋肉では、過緊張の筋索を探すのが上部の構造から困難だったり、不可能だったりする。ここでは組織の深層に直接**圧迫触診**を用いて、トリガーポイントを見つける。

2本の指でつかめる筋肉（僧帽筋など）では、**抓法触診**が有効である。筋腹の領域を母指と示指の間で前後に転がし、過緊張の筋索を探す。筋索内も同じ方法でトリガーポイントを探す。

トリガーポイント付近の筋索や、直接トリガーポイントを触診する際、筋索の筋線維に短時間の収縮が観察できることが多い。施術者はこの筋反応を単収縮として目や手で知覚できる。こうした限局の筋収縮は、筋索の長軸を横断する形で触診した場合にとくにはっきりとわかる。その場合、筋索をあらかじめ横断ストレッチしてから、ギターの弦のようにはじく。つまり、ギターをつま弾くようにする。この**局所単収縮反応**はトリガーポイントの特徴である（→**図4.2**）。

4 診断

a 凝った（触診可能な）筋線維束

弛緩した筋線維　　　　　　　　　凝った線維束

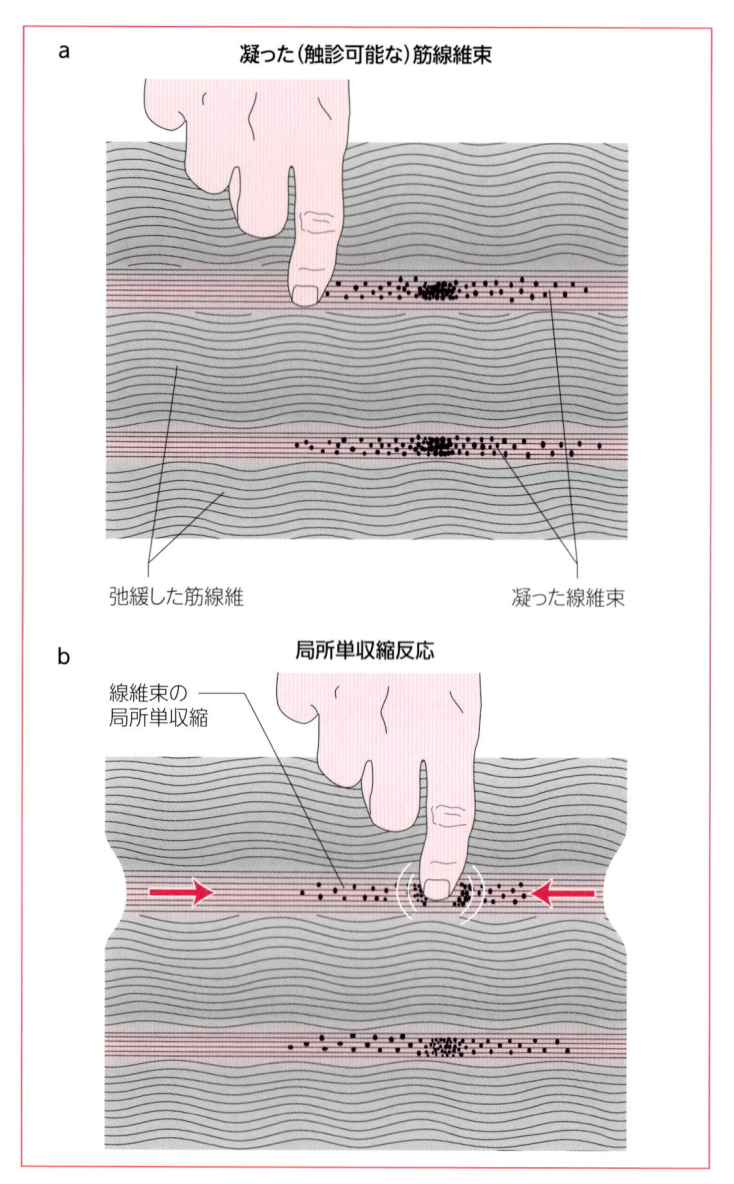

b 局所単収縮反応

線維束の
局所単収縮

図4.2 a、b 凝った線維束、筋筋膜トリガーポイント、局所単収縮反応を筋肉の縦断面で示した図（トラベル&サイモンズ　1999）

図の説明 （a）凝った線維束（直線部）の触診。周囲は弛緩した筋線維（破線部）。点の密度は、凝った線維束の圧迫感受度を表す。トリガーポイントは線維束で最も圧迫を感受する個所である。

（b）トリガーポイントの場所で線維束を素早く指先で転がすと（弾指触診）、局所単収縮反応が起こることが多い。皮膚の動きはトリガーポイントから筋線維の停止部の間で最もはっきり現れる。

トリガーポイントの位置に間違いがないか確かめるため、触診をもう1度行う。活動性トリガーポイントであれば、結果に再現性がある。

⚠ 注意：筋肉から来る痛みと以下の原因による痛みを区別すること。

- 神経性
- リウマチ
- 腫瘍
- 心因性
- 炎症
- 血管系

筋肉による痛みは、動作や負担のかかる姿勢で対象の筋肉が活性化すると、現れたり消えたりするのが特徴である。

5　トリガーポイント療法

　トリガーポイントの治療が可能なさまざまなテクニックと並んで、治療で非常に重要な点が2つある。

　1.　トリガーポイントの持続要因があると、治療の結果がよくてもすぐまたトリガーポイントが活性化し疾患を起こす。そのため、持続要因を取り除くことが筋肉の治療と同じかそれ以上に大事である。

　2.　患者も治療に参加するのが望ましい。患者の身体の問題なため、本人も協力する必要がある。これには、対象の筋肉や筋群全体を伸張する自宅プログラムだけでなく、負担のかかる姿勢や動きに敏感になることも含まれる。

5.1
ストレッチ&スプレーテクニック

　このテクニックの目的は、トリガーポイントの不活性化である。反射性収縮も、さほどの痛みも起こさずに筋肉を最大伸張位に持っていく。

5.1.1　冷却スプレーを噴射する

　治療する筋肉が投射される体表で、平行線を引くように冷却スプレーを噴射する。完全に冷やしてはいけない。スプレーは単なる皮膚の刺激で、「陽動」的な求心性刺激の流れとなる。これにより、治療する筋肉の反射的な過緊張／痙攣を脊髄領域で防ぐ。

　スプレーの噴射は、秒速10㎝で筋の全長にわたって行う。約45㎝離れたところから表面に対して30°の角度で噴射する。関連痛のゾーンも含める。四肢では近位から遠位に、体幹では頭側から尾側にかけてスプレーする。

5.1.2　受動的ストレッチ

　最初に2-3回スプレーしてから、筋肉の受動的ストレッチを始める。緊

張によるバリアにそのつど注意しながらゆっくりと筋肉を最大長に持っていく。伸張中もスプレーを続ける。

スプレーで反射的に緊張が低下するので、痛みを生じずに問題なく伸張できる。反射性弛緩をさらに促すため、伸張中、患者にゆっくり息を吐き、眼球を下に向けてもらってもよい。

5.1.3 能動的ストレッチ

受動で得られた可動域は、ストレッチ＆スプレーの後、能動的に復習するのが望ましい。

もう一度強調しておくが、スプレーは脊髄領域への陽動作戦で、伸張が治療である。

5.2
等尺性収縮後リラクゼーション、マッスルエナジーテクニック、筋筋膜リリース

治療する筋肉を、緊張でそれ以上ストレッチできない位置まで伸張する。

施術者のかける抵抗に対して患者に力を出してもらう。施術者は3次元の抵抗（最大力の約25％）を筋肉の短縮方向に加え、動かないようにする（等尺性収縮）。この状態を3-7秒続ける。

患者に力を抜いてもらい、施術者は延長した先にある新たな緊張のバリアまで筋肉を受動的に運ぶ。その位置でまた抵抗をかける。筋長が正常になったら、新しい可動域を能動的に復習する。

このテクニックも、弛緩時にゆっくり息を吐き、下を見てもらうことで効果が上がる。

5.3
虚血圧迫、手技による抑制

このテクニックでは、トリガーポイントを手で圧迫する。その時に生じる痛みは耐えられる程度にとどめ、圧迫のコントロールに使う。しばらくして（15秒から1分）痛みが消えたら、次の痛みのバリアまで圧迫を強め、トリ

ガーポイントが痛くなくなるまでくりかえす。
　新しく得た可動域を能動的に復習する。

5.4
深部摩擦(deep friction)

　トリガーポイントのある過緊張の筋索を手で横断ストレッチする。一定のスピードで、帯状部分の全体に沿って行う。最初はこのテクニックで痛みがあるが、患者が我慢できる程度にとどめる。痛みが消えるまで伸張を続ける(2-3分)。その後、新しく得た能動的な可動域を患者と復習する。

6 筋肉の治療法の手引き

　役に立つかと思い、本書では掲載した筋肉について伸張テクニックとトリガーポイントの治療を写真で示している。実際の治療は伸張である。これはくりかえし確認してほしい。後に記す伸張方法は診療の現場で有効に働く。しかし、テクニックの前に、筋肉の伸張についていくつか基本的な説明を書く必要がある。

6.1
伸張の作用とは

　筋肉を伸張すると、自力・診療を問わずストレッチ痛が生じる。これは誰もが知っている。しばらくすると痛みは薄れ、十分な時間、伸張を保てば完全に消える。痛みの消失にはいくつかの要因がかかわっている。

6.1.1 筋肉構造の変化

　十分な時間の伸張をくりかえすと、筋節のミクロ構造が変化する。そして、筋節が増える。筋節は前後に並んで接続しているため、筋肉は延長する。

　筋肉がずっと短縮していると、筋内の結合組織部（筋上膜、筋周膜、筋内膜、チチン）も変化する。結合組織は短縮に形を合わせ、明らかに延長に抵抗する。数週間以上、十分な時間の伸張をくりかえした場合のみ（セルフストレッチでも）、筋結合組織の構造的変化が変わる。結合組織／筋膜の構成要素は延長し、病理学的クロスリンクが解かれる。その結果、筋肉は延長する。こうなって初めて筋肉は有効に延長できるのである。結合組織の伸張をおろそかにし、筋線維の延長にばかり注意していると、筋肉は完全な伸張力を得られない。すると新しいトリガーポイントが発生してしまう。

6.1.2 伸張の反射作用

　アクチンとミオシンのフィラメントは、短縮した筋節内で互いに結合し、短縮位を固定する。この結合も伸張を妨げる。神経筋による筋緊張の反射性制御には、受容器として筋紡錘とゴルジ腱器官がある。これらを伸張すると、アクチンとミオシンの結合が解かれ、筋節が伸張できるようになる。この作用は、等尺性収縮後リラクゼーションや相反抑制で強めることができる。伸張作用の現れはとても早いのですぐに成果がわかる。こうした抑制は筋肉を損傷から守るメカニズムではあるが、有効な筋伸張の第一歩でしかないことを忘れてはならない。トリガーポイントと他の筋節短縮は、この作用でミクロ構造が変わらない。

6.1.3 馴化作用──心理要素

　痛みに慣れるのは十分にあり得ることである。保護メカニズムとして刺激の洪水を防ぐことは、危険でない刺激すべてについて理にかなっている。ストレッチ痛の弱まりは馴化作用のためと考えられることになる。この時に伸張をやめてしまうと、ミクロ構造の変化という伸張の重要な効果が得られない。

6.2
筋肉伸張の原則

　効果的な伸張に大事なのは、神経筋の伸張テクニックで筋節を反射的に脱緊張し、それから十分な時間の静的ストレッチを行い、筋節と結合組織のミクロ構造を変えることである。以下では、**本書における筋肉伸張の原則**を記す。

1. 開始位　伸張する筋肉を、すべての運動面で最大に伸張する位置（筋肉のバリア）に持っていく。これがその時点で可能な延長であり、筋肉が短縮している事実を考慮している（現在の治療位）。伸張痛が現れるところがこの位置である。

2. 神経筋の伸張テクニック　等尺性収縮後リラクゼーション（PIR、→ **p. 19**）または相反抑制の原則にしたがって行う。伸張する筋肉の収縮方向と3次元で相対する拮抗筋群に3-7秒力を入れる。力は中程度にする。その後、伸張する筋肉を次のバリアまで運び、新しい治療位に進める。神経筋の伸張テクニックではもう痛みの低下がなくなるまで、手順をくりかえす。

3. 静的ストレッチ　神経筋の伸張テクニックの後は、得られた肢位を能動的に保つ。軽い伸張痛が起こるはずだが、それでよい。これは、筋節や筋結合組織の構造変化に十分な刺激を与えるために必要である。伸張は10秒以上続けるのが望ましい。経験では、30-120秒がとても効果が高い。

4. 数週間から数か月、伸張を継続　筋肉の構造変化には時間がかかる。筋節は比較的早く「増設」されるが（約2週間以内）、結合組織の変化には何か月もかかることがある。そのため、患者が自宅エクササイズするよう話したほうがよい。本書の治療ストレッチを変化させたり、ヨガなど別の伸張テクニックを勧めたりしてもよい。

7　トリガーポイントの持続要因

　トリガーポイントの持続要因があると、治療をしても一時的にしか疾患がなくならない。痛みから完全に解放されるのは、この要因を見極め、取り除いてからである。

　転倒または筋肉への短時間の過負荷で、トリガーポイントが生じることがある。このトリガーポイントは、外傷から時間を置かずに取り除けばすぐに原状回復する。こうした治療成果は一般的に競技選手で見られる。プロの選手はつねに治療管理を受けているからである。

　外傷後すぐに治療しない場合、負傷した筋肉を新たな負荷から守る防御姿勢や回避運動を作り出す時間ができる。この回避メカニズムはまた別の靭帯、関節などで過負荷となり、新たな疾患を起こし得る。大元の外傷は背後に隠れ、防御連鎖で最も弱い部分が前面に出る。診察で最初のトリガーポイントを発見し治療しても、後からできた防御メカニズムを無視すれば、治療の成果は続かず満足いくものにならない。

　完全ではないが、以下はトリガーポイントの持続要因のリストである。

7.1 力学的な要因

- 脚長差
- 座位や立位での不良姿勢（2重の変位負荷など）
- 脊柱の彎曲
- 斜頸
- 翼状肩甲骨
- 骨盤のゆがみ（腸骨や仙骨の機能障害）
- 尾骨の変形
- 腕長差

7.2
全身性の要因

　全身性の要因とは、筋肉のエネルギー収支を乱す可能性のあるものすべてである。筋肉のエネルギー供給が減ると、トリガーポイントが発生、持続しやすくなる。
　こうした要因になり得るものには以下がある。
- ビタミンBの欠乏
- 電解質異常（カルシウム、銅、マグネシウム、鉄など）
- 痛風
- 貧血
- 低血糖症
- 慢性感染
- 弱い免疫防衛
- 精神的ストレス

8　促通分節

　髄節の神経支配は多様である。体性神経系と自律神経系は、髄節を起点とする。求心性の神経線維は後角を通って脊髄に入り、遠心路は前角を通って分節から出る。その間、脊髄そのもので、求心性と遠心性の接続が多く行われる。求心性インパルスの流れが介在ニューロンに転送されると、本来の神経インパルスがさまざまに変調する可能性が生じる。つまり、刺激が強められたり、逆に弱められたりする。このメカニズムは一部、分節の領域に求められるが、頭蓋の中枢が錐体外路系などから推進や抑制を働きかけることも影響する。

　求心路をもう一度詳細に見ていくと、髄節はいくつかに区分できる。**骨分節**から求心性神経が出ているのがわかる。これは骨の神経活動だけでなく、関節（軟骨を含む）、関節包、筋膜、滑液、靭帯も管理する。深部感覚や痛みの知覚は、この骨分節のニューロンによる。

　筋群も分節の神経支配を受けている。これを**筋分節**という。筋肉とそれに属する線維・腱のセンサーが、同じく深部感覚や痛みの情報を送る。

　1つの皮膚領域は、1つの髄節からのみ神経支配を受ける。**皮膚分節**である。表面感覚を受け取る。

　分節による神経支配の最後の領域として、**内臓分節**が挙げられる。痛みまたは総じて有害な作用因子の情報が脊髄に送られる。

　求心路に当てはまることは、遠心路にも該当する。それぞれの支配領域は遠心的にも脊髄から制御されている。皮膚、内臓、骨格筋の筋膜や筋肉は、そのように運動神経を管理される。

　以上すべては言わば分節のハードウェアである。ソフトウェアは**促通分節**とされるものである。求心性の刺激の流れは脊髄領域ですでに広く処理、変調が行われ、遠心性インパルスとして応答される。その際、こうした処理が分節の支配領域すべてに及び、遠心性の応答も複雑になることがある。

例：十二指腸潰瘍の人がいるとする。粘膜損傷の情報は、内臓の求心路を通って脊髄に届く。この情報に対する応答を分節全体が起こすことになる。一部に内臓分節が反応すれば、平滑筋が過緊張となり、腸壁が痙攣

する。脊髄の接続から皮膚分節の応答もあるなら、分節の腹部皮膚領域に感覚過敏、血流の変化（蒼白または発赤）、立毛筋の活動が現れることがある。骨分節は損傷部位に筋膜の収縮で応えるので、腸の炎症部位が固定されたり、生理的な運動パターンで分節性の関節可動域制限が発生したりする。最後に筋分節では、腹筋にトリガーポイントが生じる可能性がある。

この複雑な分節反応は、再生という身体の自己治癒のために働く。すべての身体部位は十二指腸の潰瘍排除に取り組むのである。

治癒が成功すると、もう必要なくても反応領域のとくに2つが働き続けることがある。それが筋膜と筋群である。

筋肉に関しては、トリガーポイントの活動を治療で取り除いたほうがよいと言える。そうしないと運動制限が残り、再び新たな病変が始まってしまう。筋膜の緊張についても同じである。

> ! 注意：本書の筋肉にはそれぞれ、関連する内臓を記している。反応の連鎖は逆からも追えるからである。ある筋肉にトリガーポイントを見つけたら、分節が同じ内臓も診て機能障害があるか確かめ、治療したほうがよい。トリガーポイントだけを取り除き内臓の機能障害を見落とすと、筋群の疾患がまったくなくならないか、再発することになる。

促通分節は、一面的に考えないこと、神経解剖学を活用すること、疾患像をもっと広い分節の観点で見ることを施術者にくりかえし突きつける。例えば肩を動かす痛みを取り除くために、トリガーポイントを1つだけ治療して満足してはいけない。複雑な身体にはそれに応じた方法がある。この複雑性に取り組む者は、治療で多くの成果、持続的な効果を得るだろう。

第II部
トリガーポイント

9　頭部、項部の痛み 30
10　上部胸部と肩、腕の痛み 82
11　肘、指の痛み 146
12　上部体幹の痛み 217
13　下部体幹の痛み 262
14　腰、大腿、膝の痛み 296
15　下腿、くるぶし、足の痛み 344
16　解剖図 426

9 頭部、項部の痛み

9.1
僧帽筋
▶8章、図9.2、9.3
解剖図▶図16.1、p.426

9.1.1 解剖学と関連痛

起始
- 上項線の中1/3
- 項靱帯
- 第12胸椎までの棘突起と棘上靱帯

停止
- 鎖骨後縁の外1/3
- 肩峰の内側部
- 肩甲棘の上縁

機能
- 肩関節の外旋
- 肩甲骨の挙上
- 肩甲骨を脊柱方向へ後退
- 肩甲骨の固定時：頸椎の伸展と側屈

神経支配
- 副神経
- C3/4からの固有受容線維

トリガーポイントの位置
　僧帽筋のトリガーポイント(TP)は筋全体で見られる。
- TP 1：下行部の自由縁で、過緊張の帯として触診可能
- TP 2：TP 1の後方で肩甲棘の上方、棘のほぼ中央
- TP 3：上行部の外側縁部、肩甲骨内側縁の付近
- TP 4：肩甲棘のすぐ下方の上行部、肩甲骨内側縁の付近
- TP 5：水平部で、肩甲骨の肩甲挙筋停止部から約1cm内側
- TP 6：肩甲骨の棘上窩、肩峰の付近

9.1 僧帽筋

関連痛
- TP 1：頸項部の後外側を乳様突起まで、頭部の外側、とくにこめかみ部、眼窩、顎角
- TP 2：乳様突起と上部頸椎（後外側）
- TP 3：乳様突起と上部頸椎（後外側）、肩峰部
- TP 4：肩甲骨の内側縁沿い
- TP 5：第7頸椎からTP 5の脊柱傍
- TP 6：肩峰

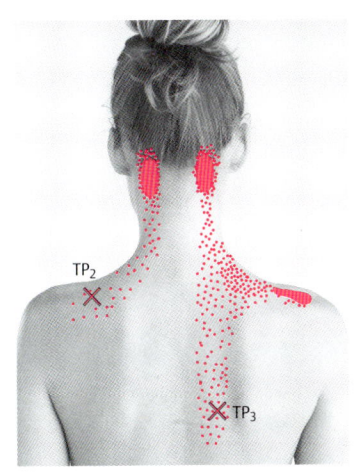

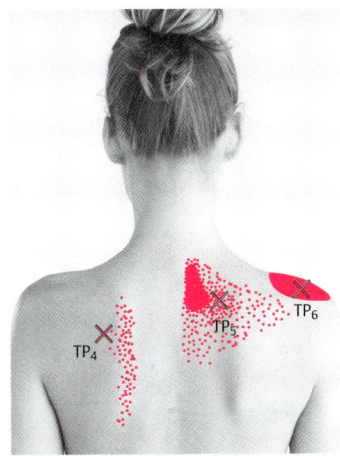

図9.1

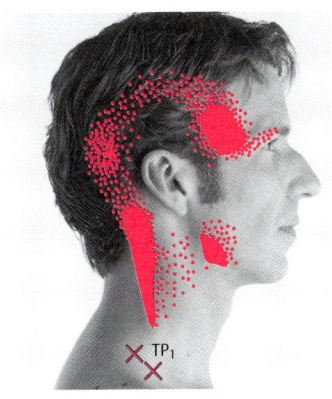

図9.2

図9.3

9.1.2 オステオパシー療法的診察方法

問 診
　下行部と横行部のトリガーポイントで痛みを訴えることが多い。その際、関連痛は肩・項部と頭部に集中する。
　発生メカニズムとしては、瞬発的な動きのスポーツ（テニス、スカッシュ）などによる急性的な過負荷、または同一の姿勢や行動（頭上作業、受話器を肩で挟んでの通話、パソコン作業時に頭部の回旋が同じまま）などの慢性的な過負荷が挙げられる。

所 見
　トリガーポイントを圧迫して痛みを誘発する。同時に筋肉を伸張すると痛みがよりはっきりする。痛みの状態がかなり急性の場合、筋肉を伸張するだけでも誘発になる。

テストとテクニック
　伸張とトリガーポイントの圧迫触診（▶図9.4、9.5）

鑑別診断ヒント
- 肩甲骨間部が呼吸で痛む場合、肋骨が関係する脊柱機能障害の可能性がある。
- 下行部の伸張で腕に関連痛が現れる場合、頸椎の根性症状をさらに広くテストしたほうがよい。

関連する内臓
- 肝臓
- 胆嚢
- 胃

テクニック

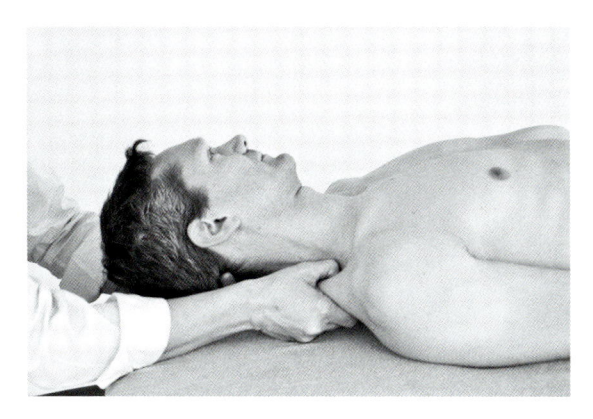

図9.4 TP 1・2は、筋肉のプレストレッチとして頭部を反対側に回旋して治療する。

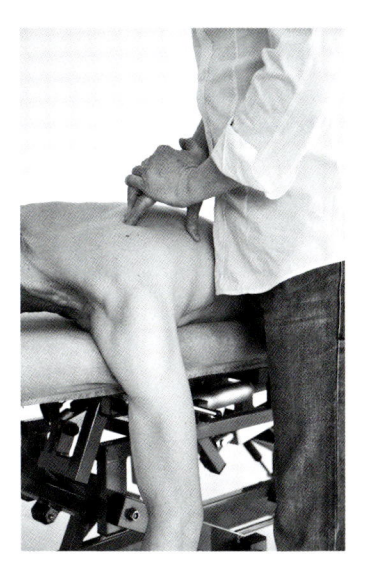

図9.5 TP 3-5は、横行部と上行部のプレストレッチとして腕を垂らして治療する。

9 頭部、項部の痛み

9.2
胸鎖乳突筋
▶**図 9.6、9.7**
解剖図 ▶**図 16.2、p.426**

9.2.1 解剖学と関連痛

起始
- 胸骨柄の腹頭側
- 鎖骨内側 1/3 の上縁

停止
- 乳様突起の外面
- 上項線の外側 1/2

機能
- 頚椎の同側側屈と反対側回旋
- 両側収縮：腹側トランスレーションによる頚椎の伸展

神経支配
　副神経

トリガーポイントの位置
　胸骨、鎖骨に付着するどちらも筋の全長にわたってトリガーポイントが見られる。

胸骨頭のトリガーポイント
- 胸骨柄
- 眼窩上と眼窩内
- 頬
- 外耳道
- 顎関節部
- 咽頭と舌
- 後頭、乳様突起の後方

鎖骨頭のトリガーポイント
- 額、場合により両側も
- 外耳道
- 耳のすぐ後ろ

9.2 胸鎖乳突筋

関連痛

　胸鎖乳突筋のトリガーポイントでは顔面に痛みが生じ、三叉神経痛と間違われやすい。

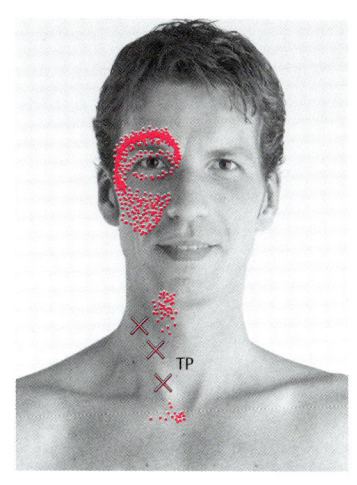

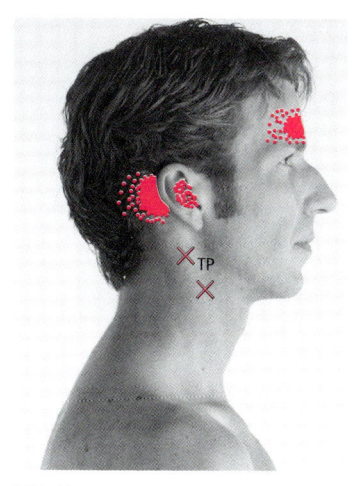

図9.6　　　　　図9.7

9.2.2 オステオパシー療法的診察方法

問 診
この筋のトリガーポイントでは顔面に痛みが生じ、三叉神経痛や頭痛と間違われやすい。

急性では、交通事故や転倒などの外傷性頸椎捻挫でトリガーポイントが発生することが多い。同一の姿勢や行動（頭上作業、受話器を肩で挟んでの通話、パソコン作業時に頭部の回旋が同じまま）などの慢性的な過負荷も少なくない。

所 見
トリガーポイントを圧迫して痛みを誘発する。同時に筋肉を伸張すると痛みがよりはっきりする。痛みの状態がかなり急性の場合、筋肉を伸張するだけでも誘発になる。

テストとテクニック
伸張とトリガーポイントの圧迫触診（▶図9.8）

鑑別診断ヒント
顔面の痛みが三叉神経枝から生じている可能性もある場合は、さらに広い診断を行ったほうがよい。

関連する内臓
- 肝臓
- 胆嚢
- 胃

テクニック

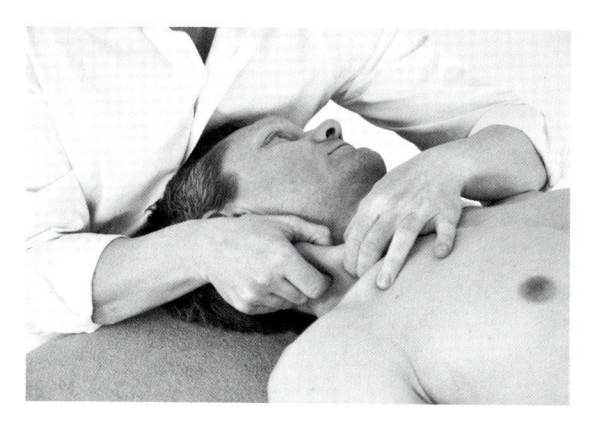

図9.8 筋肉のプレストレッチとして頭部を反対側に側屈し、横断ストレッチして治療する。

9.3
咬 筋

▶**図 9.9**
解剖図 ▶**図 16.3**、p.427

9.3.1 解剖学と関連痛

起 始
- 頬骨弓の前 2/3
- 上顎骨の頬骨突起

停 止
- 下顎角の外面
- 下顎枝の下部

機 能
　下顎の挙上（閉口）

神 経 支 配
　下顎神経（三叉神経から）

トリガーポイントの位置
　筋全体に分布している。

関 連 痛
- 上顎骨と上の大臼歯
- 下顎骨と下の大臼歯
- こめかみから眉毛の上方へ
- 顎関節
- 外耳道

9.3 咬筋

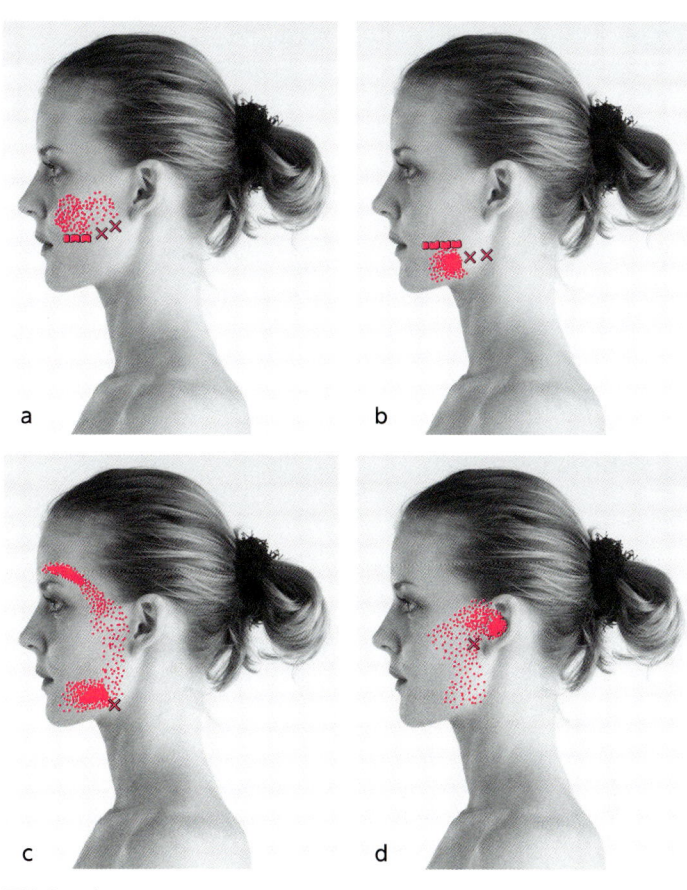

図 9.9 a-d

9.3.2 オステオパシー療法的診察方法

問 診
この筋肉では慢性的な過負荷が主になる。日中やとくに夜間に歯を食いしばり続けることで過負荷が生じる。通常、心身的要素が認められる。「歯噛みする」「歯を食いしばる」といった表現にすでにこの関係が表れている。

患者が睡眠時にマウスピースを使用したり、歯ぎしりをしたりする場合も多い。

同様に咬合不全はすべて慢性的な過負荷になり得る。

所 見
トリガーポイントを圧迫して痛みを誘発する。

テストとテクニック
圧迫触診（▶図9.10）

鑑別診断ヒント
歯を強く食いしばると全身の筋肉が緊張するため、頸椎部や腰仙移行部など、まったく別の個所の筋肉や関節に過負荷が生じる可能性がある。運動器の痛みに治療が効かない場合、咀嚼筋を一度詳しく診たほうがよい。

参 考
咬筋のトリガーポイントで耳鳴りが起こることがある。

テクニック

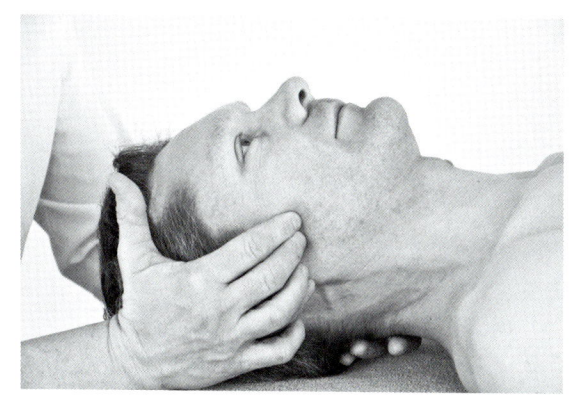

図9.10 抑制と深部摩擦で筋肉を治療する。

9.4
側頭筋

▶図9.11
解剖図 ▶図16.3、p.427

9.4.1 解剖学と関連痛

起始
下側頭線から側頭下稜の側頭窩

停止
下顎骨筋突起の内側部と腹側部

機能
下顎の挙上と後方移動

神経支配
下顎神経（三叉神経から）

トリガーポイントの位置
- TP 1-3：頬骨突起の上方
- TP 4：耳の上方

関連痛
- こめかみから頭頂へ走る
- 眉毛の上方
- 上の歯列
- 眼の奥へ

9.4 側頭筋

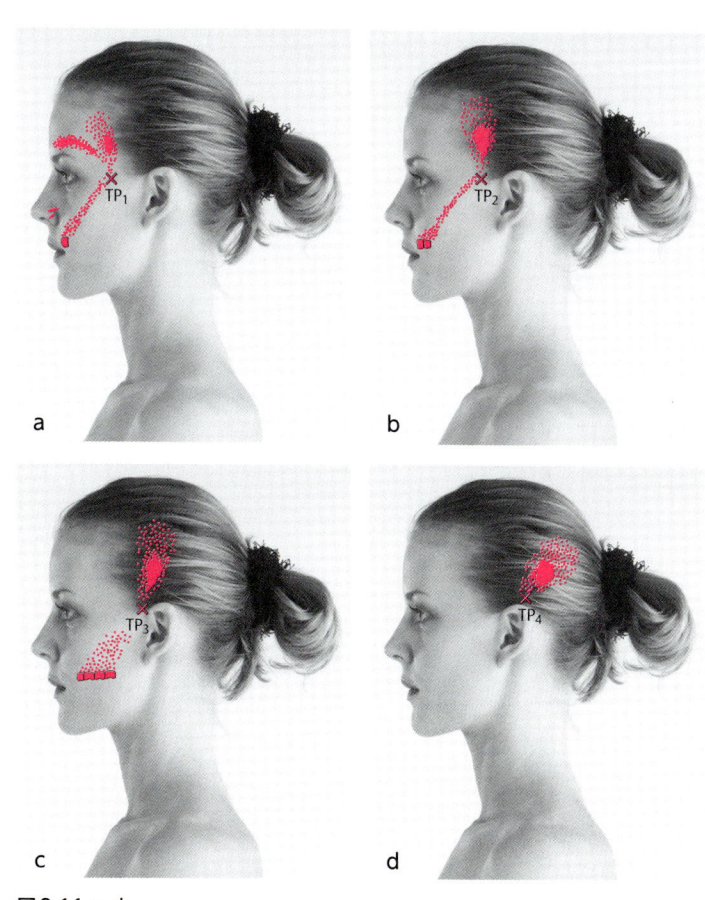

図 9.11 a-d

9.4.2 オステオパシー療法的診察方法

問診
この筋肉では慢性的な過負荷が主になる。日中やとくに夜間に歯を食いしばり続けることで過負荷が生じる。通常、心身的要素が認められる。「歯噛みする」「歯を食いしばる」といった表現にすでにこの関係が表れている。

患者が睡眠時にマウスピースを使用したり、歯ぎしりをしたりする場合も多い。

同様に咬合不全はすべて慢性的な過負荷になり得る。

所見
トリガーポイントを圧迫して痛みを誘発する。

テストとテクニック
圧迫触診（▶図9.12）

鑑別診断ヒント
歯を強く食いしばると全身の筋肉が緊張するため、頸椎部や腰仙移行部など、まったく別の個所の筋肉や関節に過負荷が生じる可能性がある。運動器の痛みに治療が効かない場合、咀嚼筋を一度詳しく診たほうがよい。

テクニック

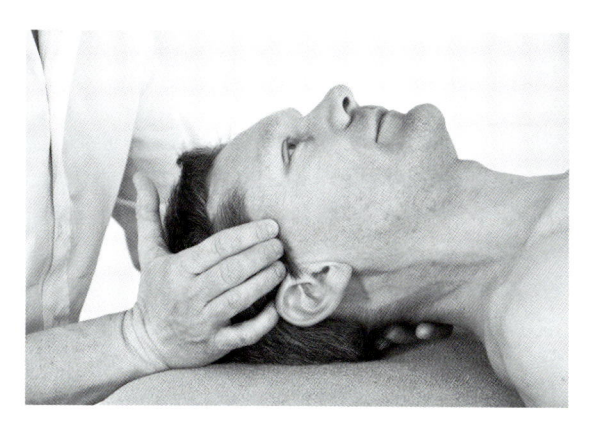

図 9.12 抑制と深部摩擦で筋肉を治療する。

9.5
外側翼突筋

▶**図9.13**
解剖図 ▶**図16.4、p.427**

9.5.1 解剖学と関連痛

起 始
- 蝶形骨の大翼の下面
- 翼状突起の外側板の外面

停 止
- 下顎骨関節突起の下方の翼突窩
- 顎関節の関節円板

機 能
開口(下顎を前方に引き、その際、円板も前方に移動する)

神経支配
下顎神経(三叉神経枝)からの外側翼突筋神経

トリガーポイントの位置
この短筋のトリガーポイントは、口内触診により筋腹のほぼ中央で見つかる。

関連痛
- 顎関節
- 上顎骨

9.5 外側翼突筋

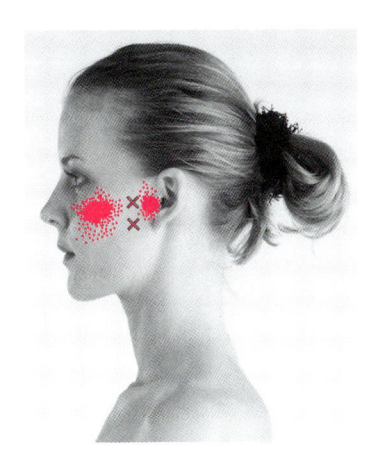

図9.13

9.5.2 オステオパシー療法的診察方法

問 診
　この筋肉では慢性的な過負荷が主になる。日中やとくに夜間に、下顎を前に押した状態で歯を食いしばり続けることで過負荷が生じる。通常、心身的要素が認められる。「歯噛みする」「歯を食いしばる」といった表現にすでにこの関係が表れている。
　患者が睡眠時にマウスピースを使用したり、歯ぎしりをしたりする場合も多い。
　同様に咬合不全はすべて慢性的な過負荷になり得る。

所 見
　トリガーポイントを圧迫して痛みを誘発する。

テストとテクニック
　圧迫触診（▶図9.14）

鑑別診断ヒント
　歯を強く食いしばると全身の筋肉が緊張するため、頸椎部や腰仙移行部など、まったく別の個所の筋肉や関節に過負荷が生じる可能性がある。運動器の痛みに治療が効かない場合、咀嚼筋を一度詳しく診たほうがよい。

テクニック

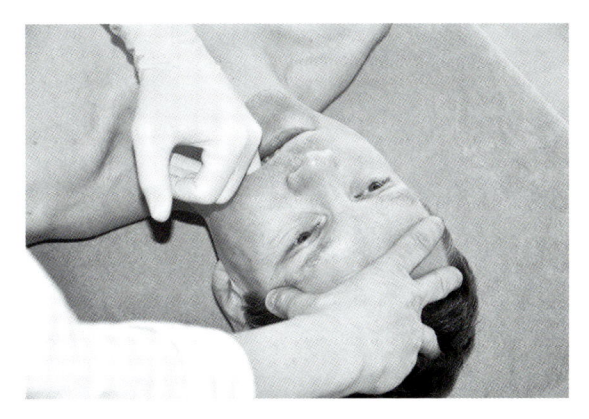

図9.14 抑制で筋肉を治療する。
小指を上の歯列の奥へ入れる。
一番奥の大臼歯の外側を後外側へ向けて圧迫する。

9.6
内側翼突筋

▶図9.15
解剖図 ▶図16.4、p.427

9.6.1 解剖学と関連痛

起始
- 翼状突起の外側板の内面
- 翼突窩
- 上顎結節
- 口蓋骨の錐体突起

停止
　下顎角の内側面

機能
　下顎を前方、上方、外側へ動かす（咀嚼）

神経支配
　下顎神経（三叉神経枝）からの内側翼突筋神経

トリガーポイントの位置
　この短筋のトリガーポイントは、口内触診により筋腹のほぼ中央で見つかる。

関連痛
- 舌
- 咽頭
- 喉頭
- 顎関節

9.6 内側翼突筋

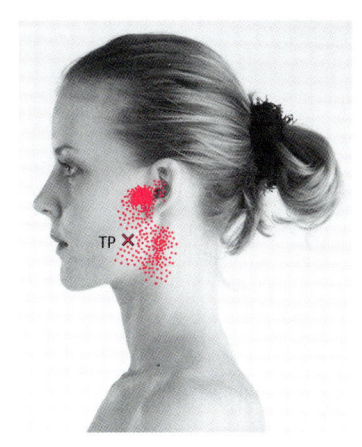

図9.15

9.6.2 オステオパシー療法的診察方法

問 診
この筋肉では慢性的な過負荷が主になる。日中やとくに夜間に歯を食いしばり続けることで過負荷が生じる。通常、心身的要素が認められる。「歯噛みする」「歯を食いしばる」といった表現にすでにこの関係が表れている。

患者が睡眠時にマウスピースを使用したり、歯ぎしりをしたりする場合も多い。

同様に咬合不全はすべて慢性的な過負荷になり得る。

所 見
トリガーポイントを圧迫して痛みを誘発する。

テストとテクニック
圧迫触診（▶図9.16）

鑑別診断ヒント
歯を強く食いしばると全身の筋肉が緊張するため、頸椎部や腰仙移行部など、まったく別の個所の筋肉や関節に過負荷が生じる可能性がある。運動器の痛みに治療が効かない場合、咀嚼筋を一度詳しく診たほうがよい。

9.6 内側翼突筋

テクニック

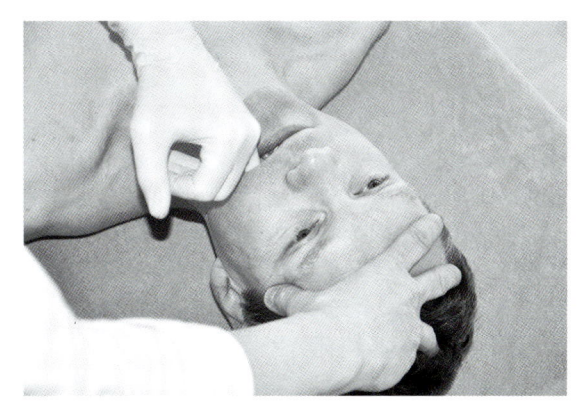

図 9.16　小指で下顎角の方向を触診し、抑制で治療する。

9.7 顎二腹筋

▶**図9.17**
解剖図 ▶**図16.5、p.428**

9.7.1 解剖学と関連痛

起始
- 前腹：オトガイ結合の後面の二腹筋窩
- 後腹：乳様突起の乳突切痕

停止
舌骨外側にある中間腱

機能
- 舌骨の挙上（下顎骨の固定時）
- 下顎骨を下制（舌骨の固定時）
- 嚥下を補助

神経支配
- 前腹：下顎神経（三叉神経から）
- 後腹：顔面神経

トリガーポイントの位置
筋肉の走行部位で、過敏なポイントとして胸鎖乳突筋の内側に触診される。

関連痛
前腹：
- 胸鎖乳突筋の上部へ
- 後頭
- 頸部、下顎骨付近

後腹：
- 下の切歯とその下の下顎骨

9.7 顎二腹筋

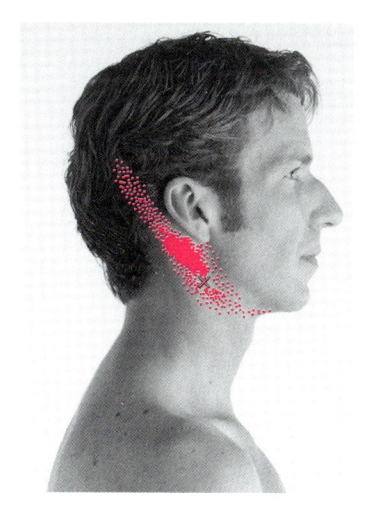

図9.17

トリガーポイント

9.7.2 オステオパシー療法的診察方法

問診
この筋では、睡眠時に舌を口蓋に押し当て続けることで副次的に慢性的な過負荷が生じる。患者がワイヤー付きの矯正具を所有している場合、舌にワイヤーの跡が見られる。
同様に咬合不全はすべて副次的な慢性過負荷になり得る。

所見
トリガーポイントを圧迫して痛みを誘発する。

テストとテクニック
圧迫触診（▶図9.18）

鑑別診断ヒント
舌で口蓋を強く押したり、それを長く続けたりすると（歯の食いしばりと同様に）、全身の筋肉が緊張するため、頸椎部や腰仙移行部など、まったく別の個所の筋肉や関節に過負荷が生じる可能性がある。運動器の痛みに治療が効かない場合、口底筋を一度詳しく診たほうがよい。

参考
口底筋の一部としてこの筋肉は嚥下に関与する。舌を口蓋に押し当てると、口底全体に加え顎二腹筋も反射性収縮を起こす。

テクニック

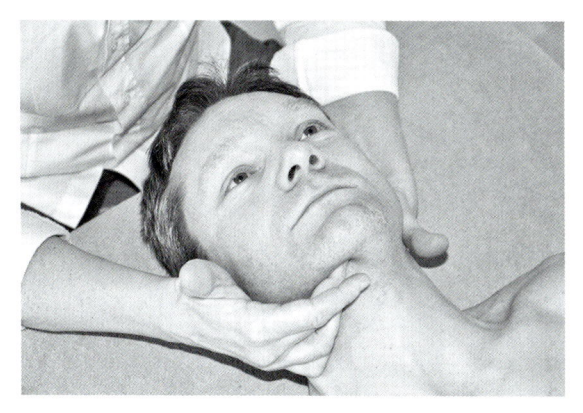

図9.18　前腹のトリガーポイントを治療する。

9　頭部、項部の痛み

9.8
眼輪筋、大頬骨筋、広頸筋

解剖図 ▶ **図16.6、p.429**

9.8.1 解剖学と関連痛

眼輪筋

起始
　眼窩縁の内側、涙嚢壁

停止
　眼瞼靭帯

機能
　眼瞼を閉じる、流涙の補助

トリガーポイントの位置
　眼瞼の上方、眉毛のすぐ下方

関連痛
- 鼻背
- 上唇

大頬骨筋

起始
　頬骨の前面

停止
　口角の外側

機能
　口角を後上方に引く

トリガーポイントの位置
　筋停止部の付近、口角の頭外側

関連痛
　トリガーポイントから鼻の外側と眼の内側を通って額（正中）まで走る

広頸筋

起始
下部頸部・上外部胸部の皮膚

停止
下顎骨の下縁、下部顔面の皮膚、口角

機能
下部顔面・口部の皮膚と下顎を下方に引く

神経支配
顔面神経

トリガーポイントの位置
鎖骨の約2cm上方、胸鎖乳突筋との交差部位

関連痛
- 下顎骨
- 頬
- オトガイ

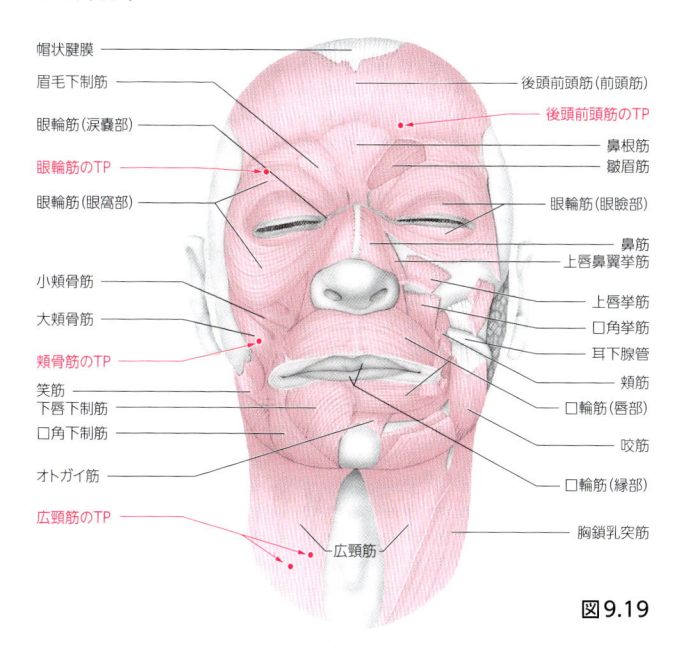

図9.19

9.8.2 オステオパシー療法的診察方法

問 診
これらの筋肉は代表的な表情筋で、何かをこらえるような表情で強い緊張状態になる。問診中にもこの様子が見られることがある。顔面に痛みが起こり、患者が片頭痛だと思っていることも多い。そうした患者には、顔のマッサージを受けたことがあるか、マッサージで痛みが明らかに改善したか、一度聞いてみるとよい。

所 見
トリガーポイントを圧迫して痛みを誘発する。

テストとテクニック
圧迫触診（▶図9.20、9.21）

鑑別診断ヒント
顔面に痛みがある場合は、三叉神経の関与がないかつねに注意する。

参 考
たとえ機嫌が悪くても、楽しい表情をすれば筋肉の緊張が明らかに低下することが知られている。こんなに簡単な場合もある！

9.8 眼輪筋、大頬骨筋、広頸筋

テクニック

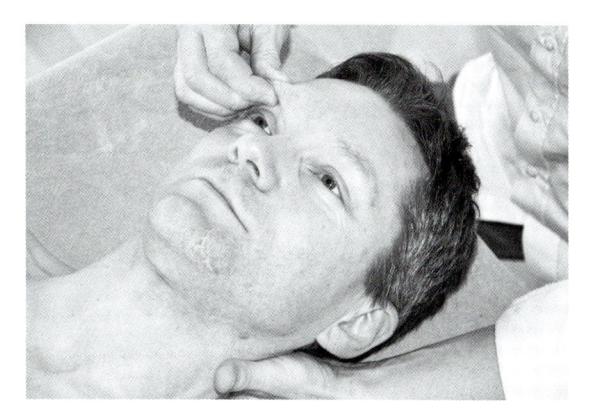

図9.20 眼輪筋のトリガーポイントを治療する。

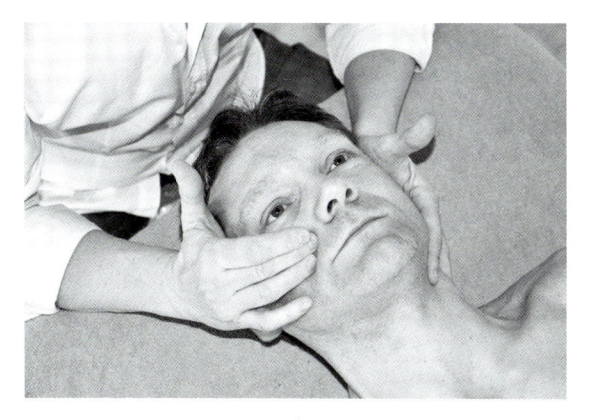

図9.21 大頬骨筋のトリガーポイントを治療する。

　広頸筋は、胸鎖乳突筋および斜角筋群と治療する。

9.9
後頭前頭筋

▶図9.22、9.23
解剖図 ▶図16.6、p.429

9.9.1 解剖学と関連痛

起始
- 最上項線、乳様突起
- 上部顔面筋の線維につながる

停止
　帽状腱膜

機能
- 帽状腱膜の固定
- 額にしわを寄せる

神経支配
　顔面神経

トリガーポイントの位置
- 前頭：眉毛の内側端の上方
- 後頭：上項線の上方、正中線から約4㎝外側

関連痛
　眼窩から頭蓋同側1/2を通って筋肉の走行部位を走る

9.9 後頭前頭筋

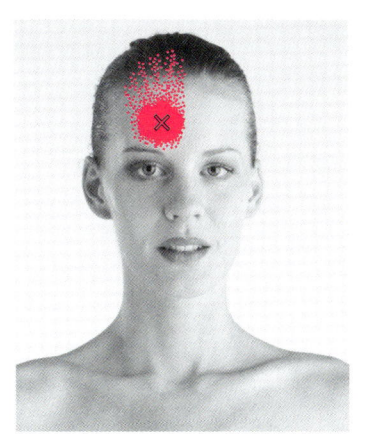

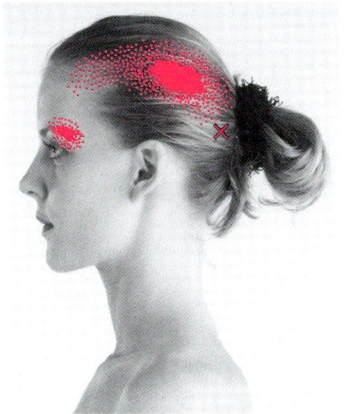

図9.22

図9.23

9.9.2 オステオパシー療法的診察方法

問 診
この筋肉も表情筋で、額にしわを寄せると強い緊張状態になる。問診中にもこの様子が見られることがある。頭痛が起こり、患者が片頭痛だと思っていることも多い。そうした患者には、顔のマッサージを受けたことがあるか、マッサージで痛みが明らかに改善したか、一度聞いてみるとよい。

所 見
トリガーポイントを圧迫して痛みを誘発する。

テストとテクニック
圧迫触診(▶図9.24、9.25)

鑑別診断ヒント
顔面に痛みがある場合は、三叉神経の関与がないかつねに注意する。

参 考
たとえ機嫌が悪くても(!)、楽しい表情をすれば筋肉の緊張が明らかに低下することが知られている。

テクニック

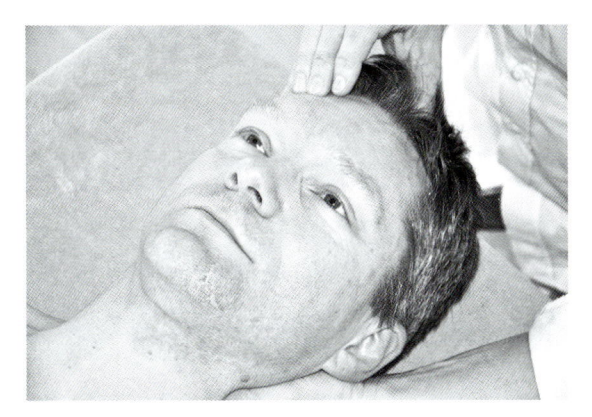

図9.24 抑制と深部摩擦でトリガーポイントを治療する。

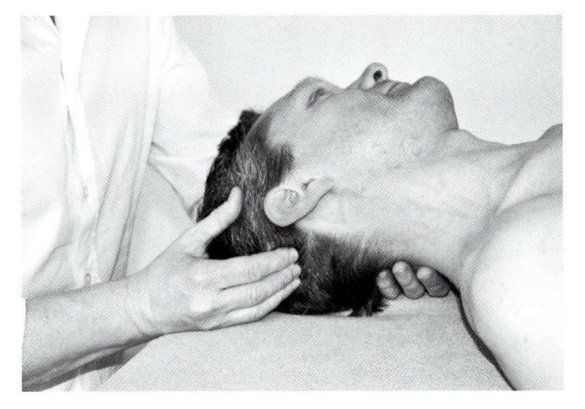

図9.25 抑制と深部摩擦でトリガーポイントを治療する。

9.10
頭板状筋、頸板状筋

▶図9.26
解剖図 ▶図16.7、p.430

9.10.1　解剖学と関連痛

起始
- 頭板状筋：項靭帯、第1-3胸椎の棘突起と棘上靭帯
- 頸板状筋：第3-6胸椎の棘突起と棘上靭帯

停止
- 頭板状筋：後頭骨の外側、乳様突起
- 頸板状筋：第1-3頸椎の後結節

機能
頸椎の伸展と同側回旋

神経支配
- 頭板状筋：C3/4の脊髄神経（後枝）
- 頸板状筋：C5/6の脊髄神経（後枝）

トリガーポイントの位置
- 頭板状筋：軸椎の棘突起とほぼ同高の筋腹
- 頸板状筋：肩・項部の移行部と同高。さらに上方のもう1つのトリガーポイントでは第2/3頸椎と同高の筋停止部付近

触診には、指を僧帽筋から肩甲挙筋の間に滑らせる。

関連痛
- 頭板状筋：頭頂へ（同側）
- 頸板状筋：頭蓋を抜けて眼の奥へ。時には後頭、肩・頸部の移行部に痛みが生じたり、項部の同側を登ったりする

9.10 頭板状筋、頸板状筋

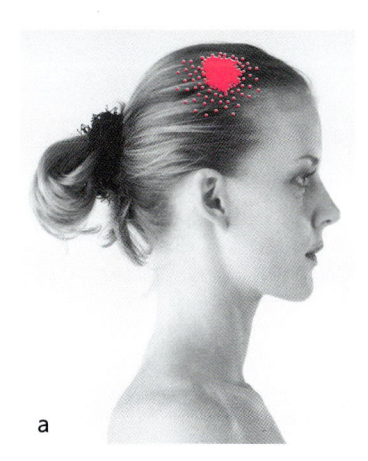

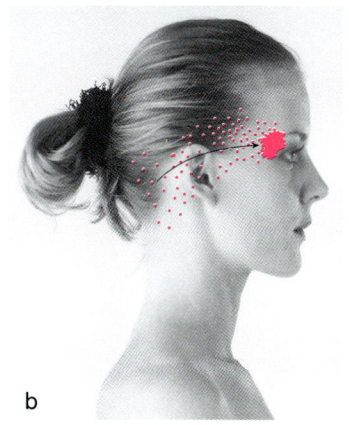

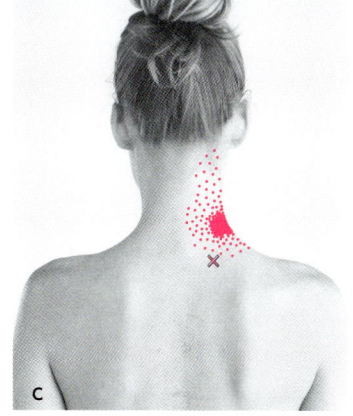

図9.26 a-c

9.10.2 オステオパシー療法的診察方法

問 診
急性的な過負荷は、交通事故や転倒などの外傷性頸椎捻挫で生じることが多い。

慢性的な過負荷は、同一の姿勢や行動によることが多い。一例は「楽な」姿勢で、胸椎が過剰に後彎し、頭部が前に出て伸びている。これによりこめかみ辺りに頭痛が生じ、片頭痛と混同される。

所 見
トリガーポイントを圧迫して痛みを誘発する。

テストとテクニック
圧迫触診（▶図9.27、9.28、9.29）

鑑別診断ヒント
本当の片頭痛とこのトリガーポイントによる頭痛を区別する。

関連する内臓
- 肝臓
- 胆嚢

9.10 頭板状筋、頸板状筋

テクニック

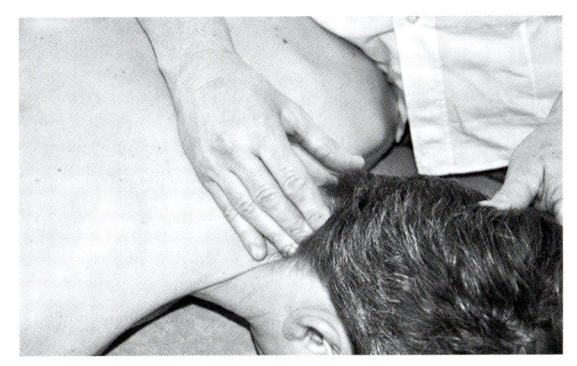

図9.27
筋肉の頭側部にあるトリガーポイントを抑制と深部摩擦で治療する。

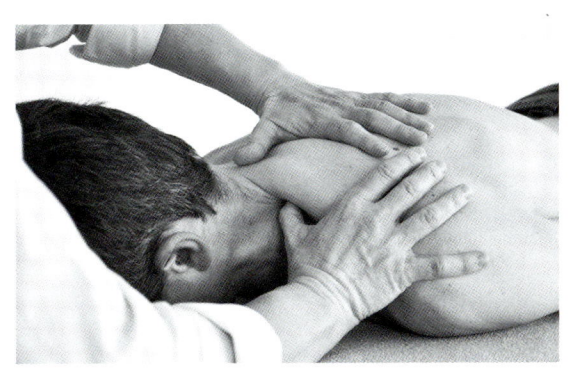

図9.28
筋肉の尾側部にあるトリガーポイントを抑制と深部摩擦で治療する。

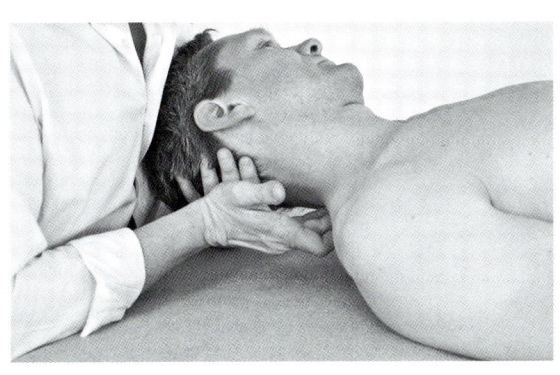

図9.29
プレストレッチとして屈曲と反対側回旋を行い治療する。

9.11
頭半棘筋、頸半棘筋、多裂筋

▶図9.30、9.31
解剖図 ▶図16.7、p.430

9.11.1 解剖学と関連痛

起始
- 半棘筋：横突起
- 多裂筋：椎弓板

停止
- 半棘筋：棘突起（起始から椎骨6個ほど頭側）
- 多裂筋：棘突起（起始から椎骨2-3個ほど頭側）

　これらの筋肉は、第6胸椎から上項線／下項線の辺りを走行している。

機能
　脊柱の伸展と同側側屈

神経支配
　分節の脊髄神経後枝

トリガーポイントの位置
- TP1：第4/5頸椎と同高の項部基部
- TP2：後頭から2-4cm下方
- TP3：上項線のすぐ下方

関連痛
- TP1：項部に沿って後頭下部まで、尾側へは肩甲骨の内側縁まで
- TP2：後頭から頭頂方向へ
- TP3：頭蓋の側面を通ってこめかみ部まで届く帯状の痛み

9.11 頭半棘筋、頸半棘筋、多裂筋

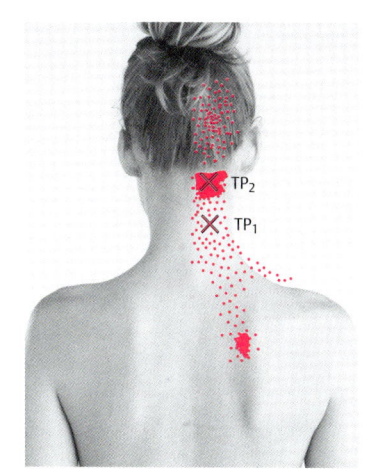

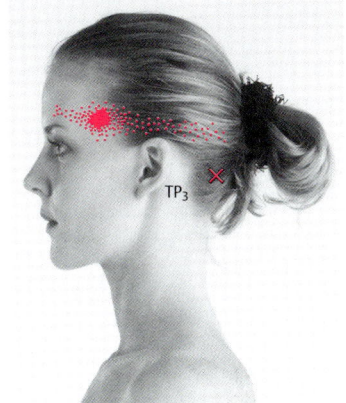

図9.30

図9.31

トリガーポイント

9.11.2 オステオパシー療法的診察方法

問 診
急性的な過負荷は、交通事故や転倒などの外傷性頸椎捻挫で生じることが多い。

慢性的な過負荷は、同一の姿勢や行動によることが多い。一例は「楽な」姿勢で、胸椎が過剰に後彎し、頭部が前に出て伸びている。これによりこめかみ辺りに頭痛が生じ、片頭痛と混同される。

所 見
トリガーポイントを圧迫して痛みを誘発する。

テストとテクニック
圧迫触診（▶図 9.32）

鑑別診断ヒント
本当の片頭痛とこのトリガーポイントによる頭痛を区別する。

関連する内臓
- 心臓
- 肺／気管支

9.11 頭半棘筋、頸半棘筋、多裂筋

テクニック

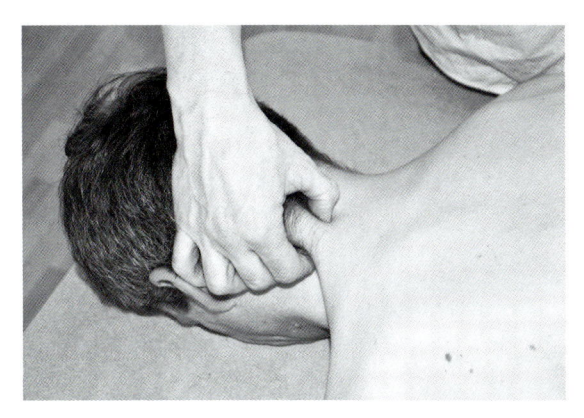

図9.32 抑制と深部摩擦で筋肉を治療する。抓法触診するとよい。

9.12
大後頭直筋、小後頭直筋、下頭斜筋、上頭斜筋

▶図9.33
解剖図▶図16.8、p.431

9.12.1 解剖学と関連痛

起始
- 大後頭直筋：第2頸椎の棘突起
- 小後頭直筋：環椎の後結節
- 下頭斜筋：第2頸椎の棘突起
- 上頭斜筋：環椎の外側塊

停止
- 大後頭直筋：下項線の外1/2
- 小後頭直筋：下項線の内側1/2
- 下頭斜筋：環椎の外側塊
- 上頭斜筋：下項線の外側1/2

機能
- 大後頭直筋：頭部の伸展、環椎後頭関節の同側回旋
- 小後頭直筋：頭部の伸展
- 下頭斜筋：環軸関節の同側回旋
- 上頭斜筋：頭部の側屈

神経支配

後頭下神経（C1の後枝）

トリガーポイントの位置

筋腹で一般的な緊張は触診できるが、トリガーポイントの特定はできない。

関連痛

後頭からこめかみ部を通って眼窩まで。額（同側）。はっきりした位置の特定はできない。

9.12 大後頭直筋、小後頭直筋、下頭斜筋、上頭斜筋

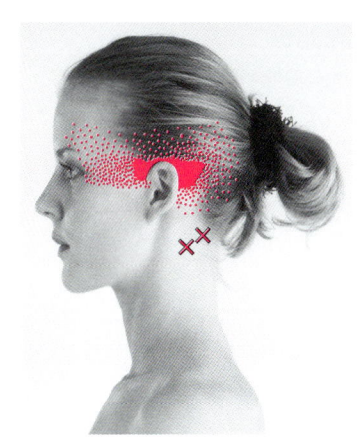

図9.33

9.12.2 オステオパシー療法的診察方法

問 診
　急性的な過負荷は、交通事故や転倒などの外傷性頸椎捻挫で生じることが多い。
　慢性的な過負荷は、パソコン作業時に頭部の角度が同じままなど、同一の姿勢や行動によることが多い。これにより外側に頭痛が生じ、片頭痛と混同される。

所 見
　トリガーポイントを圧迫して痛みを誘発する。

テストとテクニック
　圧迫触診（▶図9.34）

鑑別診断ヒント
　本当の片頭痛とこのトリガーポイントによる頭痛を区別する。

参 考
　頭部関節に可動域制限があると、これらの筋群で反射性過緊張が起こる。患者は朝、頭痛で目を覚ますことがあるが、頸椎の可動域に大きな制限はない。

9.12 大後頭直筋、小後頭直筋、下頭斜筋、上頭斜筋

テクニック

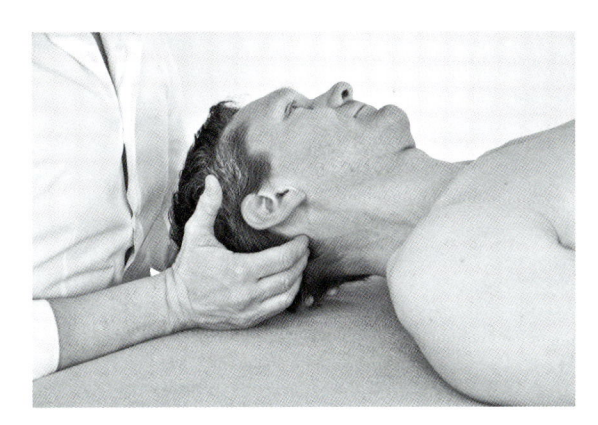

図9.34 抑制と深部摩擦で筋肉を治療する。
筋肉のプレストレッチとして頭部を屈曲し、反対側に回旋する。

9.13
痛みガイド

9章の筋肉は、活動性トリガーポイントにより頭部と項部で痛みを起こす（▶**表9.1、9.2、9.3**および**図9.35、9.36、9.37**）。痛みは以下と混同されることがある。

- 片頭痛
- 顎関節症
- 副鼻腔炎
- 咽頭炎
- 喉頭炎
- 歯科疾患
- 三叉神経痛など

表9.1　頭痛

筋肉	頻度	ページ
僧帽筋	とても高い	p.30
頭板状筋	とても高い	p.66
頸板状筋	とても高い	p.66
頭半棘筋、頸半棘筋	とても高い	p.70
多裂筋	とても高い	p.70
大後頭直筋、小後頭直筋	とても高い	p.74
下頭斜筋、上頭斜筋	とても高い	p.74
咬筋	高い	p.38
側頭筋	高い	p.42
外側翼突筋	高い	p.46
内側翼突筋	高い	p.50
後頭前頭筋	高い	p.62
胸鎖乳突筋	低い	p.34
眼輪筋	低い	p.58
大頬骨筋	低い	p.58
広頸筋	低い	p.58

表9.2　歯痛

筋 肉	頻 度	ページ
咬筋	高い	p.38
側頭筋	高い	p.42

表9.3　項部痛

筋 肉	頻 度	ページ
僧帽筋	とても高い	p.30
頸板状筋	とても高い	p.66
頭半棘筋、頸半棘筋	とても高い	p.70
多裂筋	とても高い	p.70
肩甲挙筋	とても高い	p.82
顎二腹筋	低い	p.54
棘下筋	低い	p.94
上腕二頭筋	低い	p.126
上腕三頭筋	低い	p.134
斜角筋群	低い	p.86

9 頭部、項部の痛み

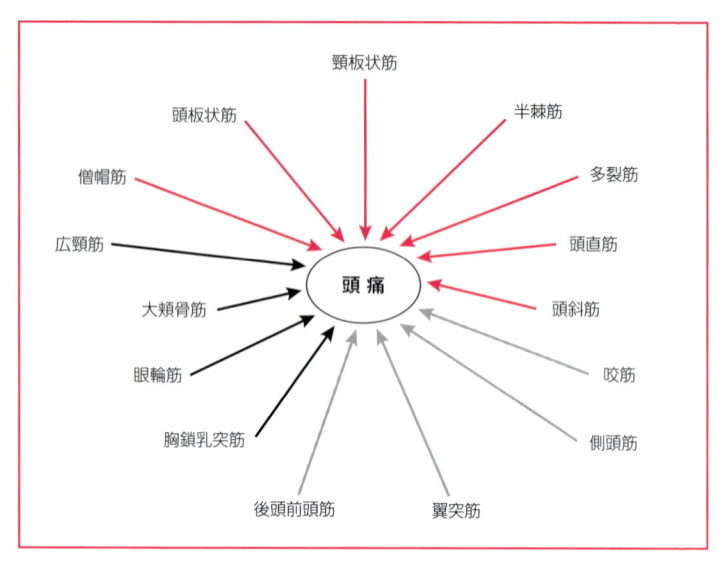

図9.35 頭痛

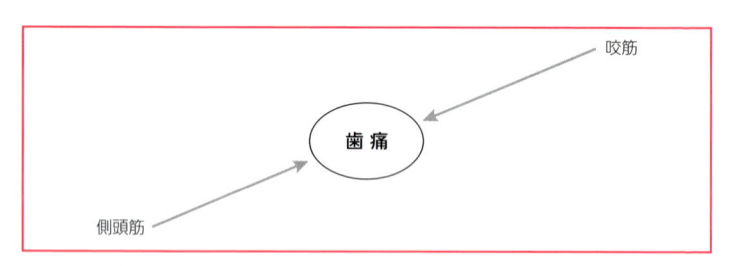

図9.36 歯痛

図の矢印： → ＝ とても高い、→ ＝ 高い、→ ＝ 低い

9.13 痛みガイド

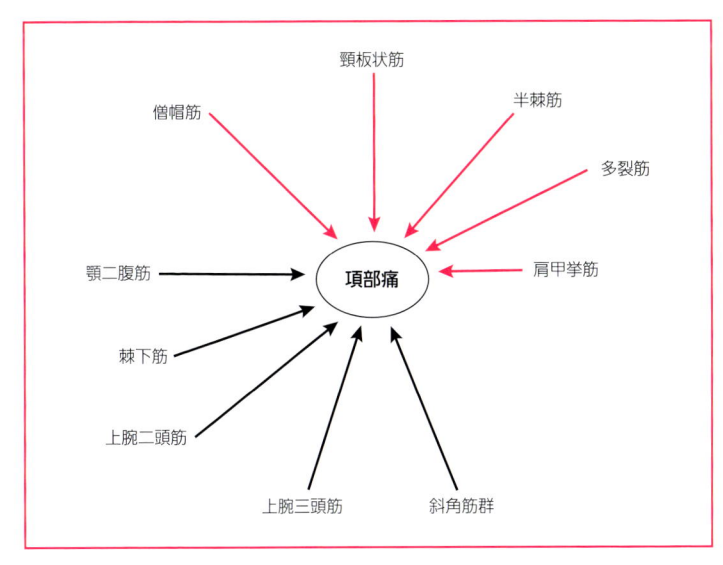

図9.37 項部痛

10　上部胸部と肩、腕の痛み

10.1
肩甲挙筋
▶図10.1
解剖図▶図16.9、p.431

10.1.1 解剖学と関連痛

起始
　第1-4頸椎の後結節

停止
　肩甲骨の内側縁（頭側）

機能
- 肩甲骨下角の内側回旋と上角の頭内側挙上
- 頸椎の伸展（両側収縮）と同側回旋

神経支配
　肩甲背神経（C5）、C3-4の脊髄神経前枝

トリガーポイントの位置
- TP 1：肩・項部の移行部。僧帽筋を後方に押しやると触診可能
- TP 2：肩甲骨上角から約1.3cm上方

関連痛
- 肩・項部の移行部
- 肩甲骨の内側縁
- 肩部の背側

10.1 肩甲挙筋

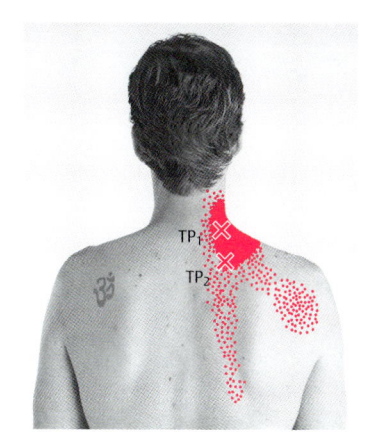

図10.1

10　上部胸部と肩、腕の痛み

10.1.2 オステオパシー療法的診察方法

問 診
　急性的な過負荷は、交通事故や転倒などの外傷性頸椎捻挫で生じることが多い。
　慢性的な過負荷は、パソコン作業時に頭部の角度が同じまま、受話器を肩で挟んでの通話、ソファに座って眠るなど、同一の姿勢や行動によることが多い。
　痛みはとても強く鋭く、肩甲骨の上内角に安静時、動作時に現れる。

所 見
　トリガーポイントを圧迫して痛みを誘発する。同時に筋肉を伸張すると痛みがよりはっきりする。痛みの状態がかなり急性の場合、筋肉を伸張するだけでも誘発になる。

テストとテクニック
　伸張とトリガーポイントの圧迫触診（▶図10.2、10.3）

鑑別診断ヒント
　この筋肉はC3-5の頸椎分節から神経支配を受ける。この分節では椎間板障害が珍しくないため、肩甲骨の上内角の痛みに治療が効かない場合は、頸椎に神経根圧迫がないか調べたほうがよい。

関連する内臓
- 肝臓
- 胆嚢
- 胃
- 心臓

10.1 肩甲挙筋

テクニック

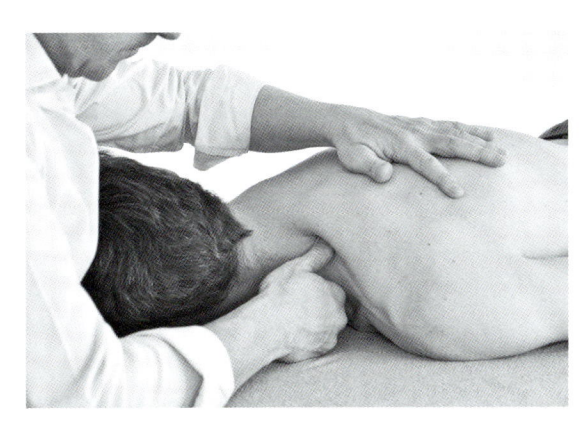

図10.2 抑制と深部摩擦で筋肉を治療する。
胸部に置いた手は肩甲骨を母指の方向に押す。

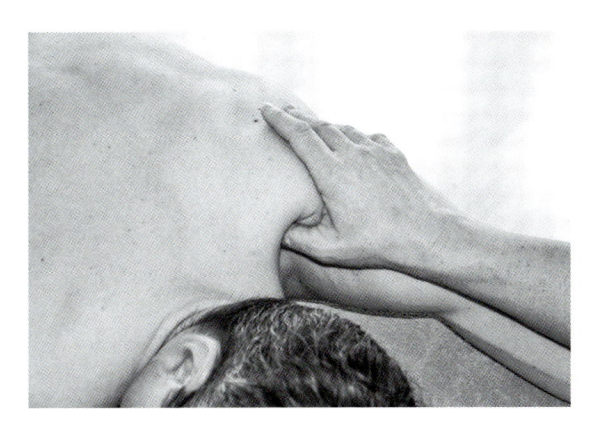

図10.3 抑制と深部摩擦で筋肉を治療する。
筋肉のプレストレッチとして頭部を反対側に側屈し、
腕を高く屈曲する。

10.2 斜角筋群

▶図10.4、10.5
解剖図▶図16.13、p.432

10.2.1 解剖学と関連痛

起始
- 前斜角筋：第3-6頸椎の前結節
- 中斜角筋：第2-7頸椎の後結節
- 後斜角筋：第4-6頸椎の後結節
- 最小斜角筋：第7頸椎の前結節

停止
- 前斜角筋：第1肋骨の前斜角筋結節
- 中斜角筋：第1肋骨の上縁（肋骨頸の付近）
- 後斜角筋：第2肋骨外面の外側後方
- 最小斜角筋：胸膜上膜

機能
- 吸気筋
- 前斜角筋：上記に加え、肋骨の固定時に頸椎の側屈を補助する
- 最小斜角筋：胸膜頂を緊張

神経支配
脊髄神経前枝：
- 前斜角筋：C5-6
- 中斜角筋：C3-8
- 後斜角筋：C6-8
- 最小斜角筋：C7

トリガーポイントの位置
　斜角筋群は大鎖骨上窩にあり、一部は頸椎の横突起で圧縮されている。トリガーポイントは筋内にさまざまな高さで分布する。

10.2 斜角筋群

関連痛
- 胸部
- 上腕・前腕の橈腹・橈背側
- 母指・示指を背側から(最小斜角筋:手背全体)
- 肩甲骨の内側縁

> 注意:
> 斜角筋群の関連痛は、心筋梗塞の痛みのパターンと混同されることがある!

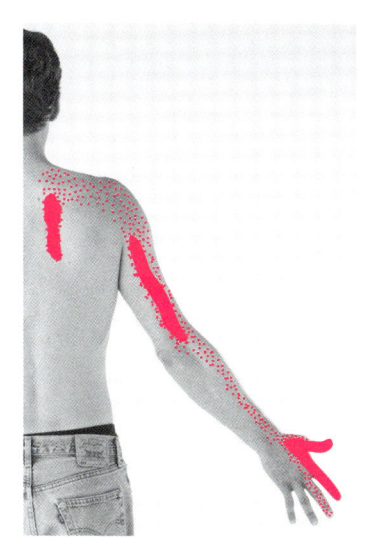

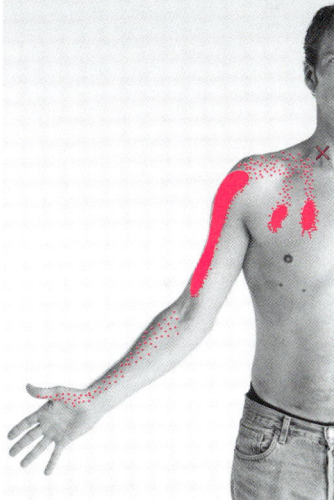

図10.4   図10.5

10.2.2 オステオパシー療法的診察方法

問 診
急性的な過負荷は、交通事故、犬や馬に腕を引っ張られるなどの外傷性頸椎捻挫で生じることが多い。

慢性的な過負荷は、パソコン作業時に頭部の角度が同じまま、受話器を肩で挟んでの通話、ソファに座って眠るなど、同一の姿勢や行動によることが多い。

所 見
トリガーポイントを圧迫して痛みを誘発する。

テストとテクニック
圧迫触診（▶図 10.6、10.7）

鑑別診断ヒント
この関連痛では狭心症や心筋梗塞も考慮に入れ、場合により解明のために受診を勧めたほうがよい。

参 考
狭心症や心筋梗塞には、関連痛以外にも症状がある。狭心症は、身体的な負荷や寒さなどの誘発要因がなくなったり、ニトロスプレーを投与したりすると症状が消えるとされる。

心筋梗塞では、能力低下、自律神経の異常、絶滅感などがある。

関連する内臓
- 斜角筋群、棘上筋、棘下筋、大円筋、小円筋、三角筋は、頸部の椎間板ヘルニア（C4/5、5/6、6/7）からトリガーポイントができることが多い。
- 心臓

テクニック

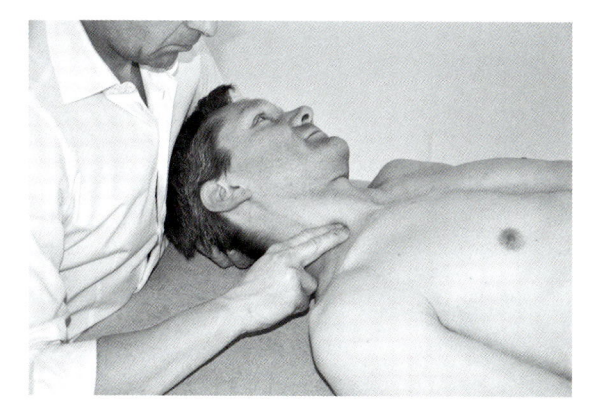

図 10.6 胸鎖乳突筋を内側に押しやり、抑制で前斜角筋を治療する。

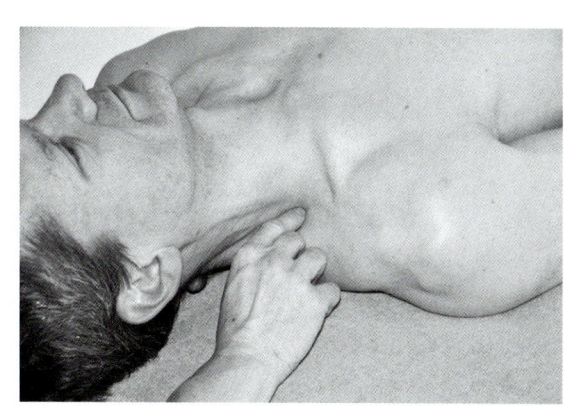

図 10.7 抑制で後斜角筋を治療する。

10.3
棘上筋

▶図10.8、10.9
解剖図 ▶図16.12、p.432

10.3.1 解剖学と関連痛

起始
- 肩甲骨の棘上窩
- 肩甲棘

停止
- 上腕骨大結節（近位面）
- 肩関節包

機能
- 腕の外転
- 肩関節の安定筋

神経支配

肩甲上神経（C5-6）

トリガーポイントの位置

2つのトリガーポイントが肩甲骨の棘上窩ではっきりと触知できる。

関連痛
- 三角筋部の外側
- 外側上顆
- 上腕・前腕の外側
- 肩峰

10.3 棘上筋

図10.8　　　　図10.9

トリガーポイント

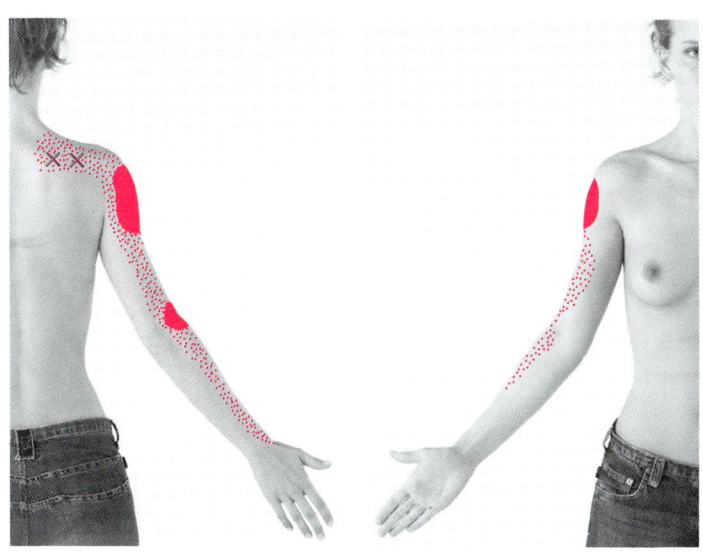

10.3.2 オステオパシー療法的診察方法

問 診
急性的な過負荷は、肩から転倒するなどの外傷から生じる。
慢性的な過負荷は、長時間の頭上作業（天井にペンキを塗る）など、同一の姿勢や行動によることが多い。

所 見
トリガーポイントを圧迫して痛みを誘発する。同時に筋肉を伸張すると痛みがよりはっきりする。痛みの状態がかなり急性の場合、筋肉を伸張するだけでも誘発になる。

テストとテクニック
伸張とトリガーポイントの圧迫触診（▶図10.10）

鑑別診断ヒント
肩疾患が慢性化すると、合併症が起こりやすくなり悪循環が生じる。そのため、肩峰下の石灰沈着と回旋筋腱板断裂（同じく石灰による）がないか鑑別診断したほうがよい。

参 考
肩関節ではトリガーポイント1つのわずかな誘因があるだけで、筋肉が関節を動かす力学に異変が起き、持続することがある。関節力学の変化した筋肉それぞれが過負荷を受け、別のトリガーポイントが発生する。そのため、肩の痛みを誘発する本当の要因を地道に探す。

関連する内臓
- 斜角筋群、棘上筋、棘下筋、大円筋、小円筋、三角筋は、頸部の椎間板ヘルニア（C4/5、5/6、6/7）からトリガーポイントができることが多い。
- 心臓

テクニック

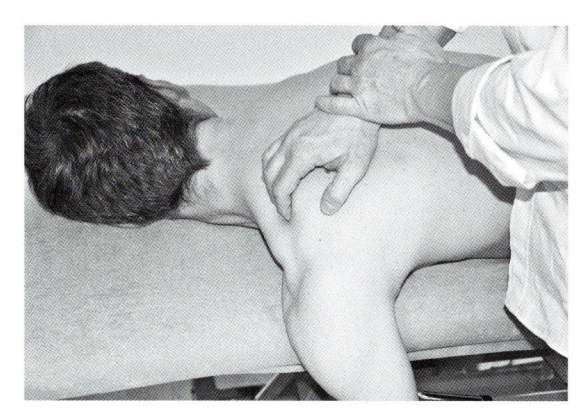

図10.10 抑制と深部摩擦で筋肉を治療する。
腕を垂らして僧帽筋を弛緩すると、棘上筋にアプローチしやすい。

10.4
棘下筋

▶図10.11、10.12
解剖図 ▶図16.12、p.432

10.4.1 解剖学と関連痛

起始
肩甲骨の棘下窩

停止
- 上腕骨大結節（中面）
- 肩関節包

機能
- 腕の外旋
- 肩関節の安定筋

神経支配
肩甲上神経（C5-6）

トリガーポイントの位置
肩甲棘のすぐ下方の棘下窩で、TP 1は肩甲骨の内側縁付近、TP 2はもう少し外側に見つかる。

関連痛
- 肩部の腹側
- 上腕・前腕の腹外側
- 手掌・手背の橈側

10.4 棘下筋

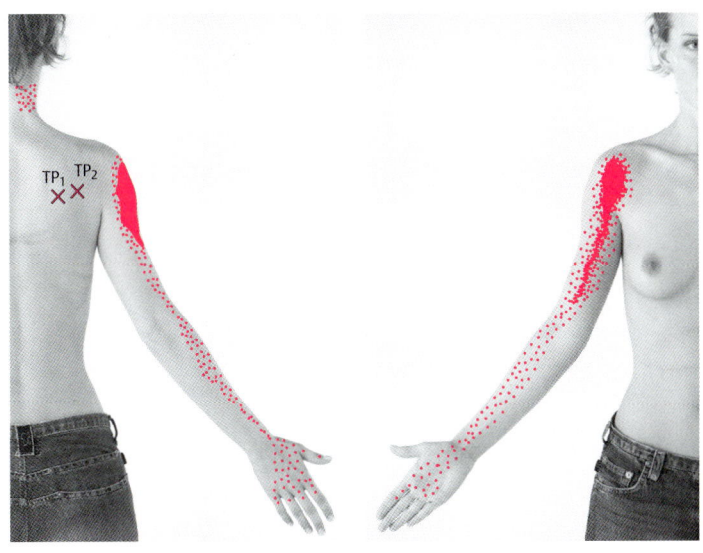

図10.11

図10.12

トリガーポイント

10.4.2 オステオパシー療法的診察方法

問 診
急性的な過負荷は、肩から転倒する、転落しそうになって手すりにつかまる、普段しないスポーツをするなどの外傷から生じる。

慢性的な過負荷は、後ろに手を伸ばしてファイルを取る、マウスでのパソコン作業など、同一の姿勢や行動によることが多い。

所 見
トリガーポイントを圧迫して痛みを誘発する。同時に筋肉を伸張すると痛みがよりはっきりする。痛みの状態がかなり急性の場合、筋肉を伸張するだけでも誘発になる。

テストとテクニック
伸張とトリガーポイントの圧迫触診（▶図10.13）

鑑別診断ヒント
肩疾患が慢性化すると、合併症が起こりやすくなり悪循環が生じる。そのため、肩峰下の石灰沈着と回旋筋腱板断裂（同じく石灰による）がないか鑑別診断したほうがよい。

参 考
肩関節ではトリガーポイント1つのわずかな誘因があるだけで、筋肉が関節を動かす力学に異変が起き、持続することがある。関節力学の変化した筋肉それぞれが過負荷を受け、別のトリガーポイントが発生する。そのため、肩の痛みを誘発する本当の要因を地道に探す。

関連する内臓
- 斜角筋群、棘上筋、棘下筋、大円筋、小円筋、三角筋は、頸部の椎間板ヘルニア（C4/5、5/6、6/7）からトリガーポイントができることが多い。
- 心臓

テクニック

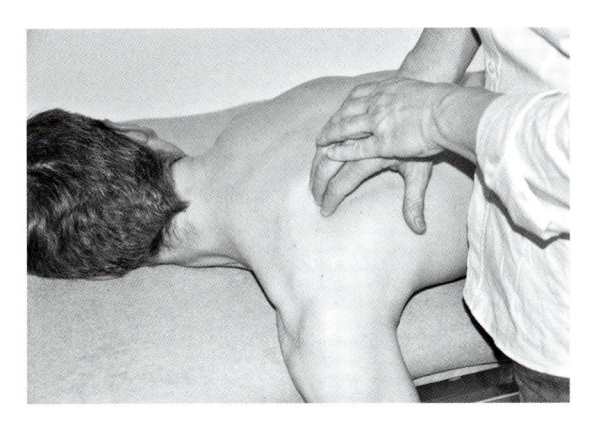

図 10.13　抑制と深部摩擦で筋肉を治療する。

10.5
小円筋

▶**図10.14**
解剖図▶**図16.9、16.10、p.431**

10.5.1 解剖学と関連痛

起始
肩甲骨の外側縁（中1/3）、大円筋の上方

停止
- 上腕骨大結節（下面）
- 肩関節包

機能
- 腕の外旋
- 肩関節の安定筋

神経支配
腋窩神経（C5-6）

トリガーポイントの位置
肩甲骨外側縁の外側で、棘下筋と大円筋の間

関連痛
- 三角筋後部、三角筋停止部のやや上方
- 上腕の後方

10.5 小円筋

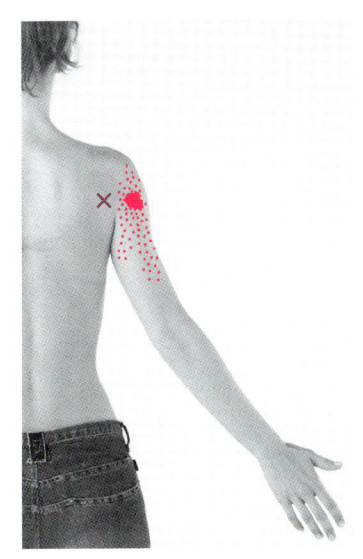

図10.14

トリガーポイント

10.5.2 オステオパシー療法的診察方法

問 診
　急性的な過負荷は、肩から転倒する、転落しそうになって手すりにつかまる、普段しないスポーツをするなどの外傷から生じる。
　慢性的な過負荷は、後ろに手を伸ばしてファイルを取る、マウスでのパソコン作業など、同一の姿勢や行動によることが多い。

所 見
　トリガーポイントを圧迫して痛みを誘発する。同時に筋肉を伸張すると痛みがよりはっきりする。痛みの状態がかなり急性の場合、筋肉を伸張するだけでも誘発になる。

テストとテクニック
　伸張とトリガーポイントの圧迫触診（▶図10.15）

鑑別診断ヒント
　肩疾患が慢性化すると、合併症が起こりやすくなり悪循環が生じる。そのため、肩峰下の石灰沈着と回旋筋腱板断裂（同じく石灰による）がないか鑑別診断したほうがよい。

参 考
　肩関節ではトリガーポイント1つのわずかな誘因があるだけで、筋肉が関節を動かす力学に異変が起き、持続することがある。関節力学の変化した筋肉それぞれが過負荷を受け、別のトリガーポイントが発生する。そのため、肩の痛みを誘発する本当の要因を地道に探す。
　小円筋は肩疾患の治療を成功させるのに重要な筋肉である。この筋に異常があると、肩は完治しない。

関連する内臓
- 斜角筋群、棘上筋、棘下筋、大円筋、小円筋、三角筋は、頸部の椎間板ヘルニア（C4/5、5/6、6/7）からトリガーポイントができることが多い。
- 心臓

テクニック

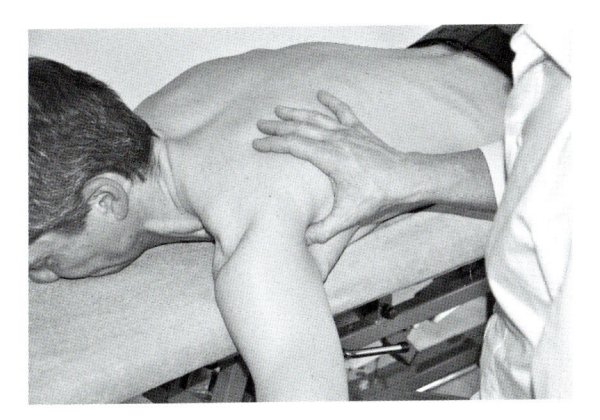

図10.15　抑制と深部摩擦で筋肉を治療する。

10.6
大円筋

▶図10.16
解剖図 ▶図16.9、16.10、p.431

10.6.1 解剖学と関連痛

起始
- 肩甲骨外側縁の遠位1/3（小円筋の下方）
- 肩甲骨の下角

停止
　上腕骨小結節稜

機能
- 内旋
- 内転
- 肩関節の安定筋

神経支配
　肩甲下神経(C5-6)

トリガーポイントの位置
- TP 1：肩甲骨の下角部（▶図16.10）
- TP 2：後腋窩ヒダにある筋腹の外側（▶図16.10）

関連痛
- 三角筋部の背側
- 上腕三頭筋の長頭沿い
- 前腕の背側

10.6 大円筋

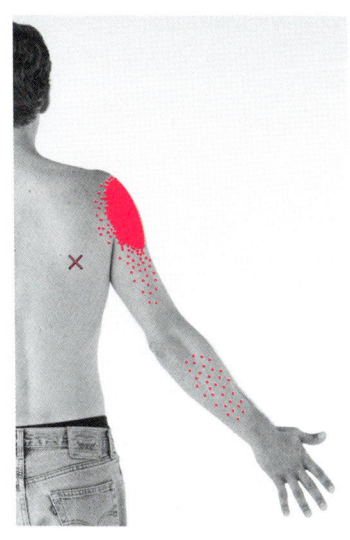

図10.16

10.6.2 オステオパシー療法的診察方法

問 診
　急性的な過負荷は、肩から転倒する、転落しそうになって手すりにつかまる、普段しないスポーツをするなどの外傷から生じる。
　慢性的な過負荷は、後ろに手を伸ばしてファイルを取る、マウスでのパソコン作業など、同一の姿勢や行動によることが多い。

所 見
　トリガーポイントを圧迫して痛みを誘発する。同時に筋肉を伸張すると痛みがよりはっきりする。痛みの状態がかなり急性の場合、筋肉を伸張するだけでも誘発になる。

テストとテクニック
　伸張とトリガーポイントの圧迫触診（▶図10.17）

鑑別診断ヒント
　肩疾患が慢性化すると、合併症が起こりやすくなり悪循環が生じる。そのため、肩峰下の石灰沈着と回旋筋腱板断裂（同じく石灰による）がないか鑑別診断したほうがよい。

参 考
　肩関節ではトリガーポイント1つのわずかな誘因があるだけで、筋肉が関節を動かす力学に異変が起き、持続することがある。関節力学の変化した筋肉それぞれが過負荷を受け、別のトリガーポイントが発生する。そのため、肩の痛みを誘発する本当の要因を地道に探す。

関連する内臓
- 斜角筋群、棘上筋、棘下筋、大円筋、小円筋、三角筋は、頸部の椎間板ヘルニア（C4/5、5/6、6/7）からトリガーポイントができることが多い。
- 心臓

10.6 大円筋

テクニック

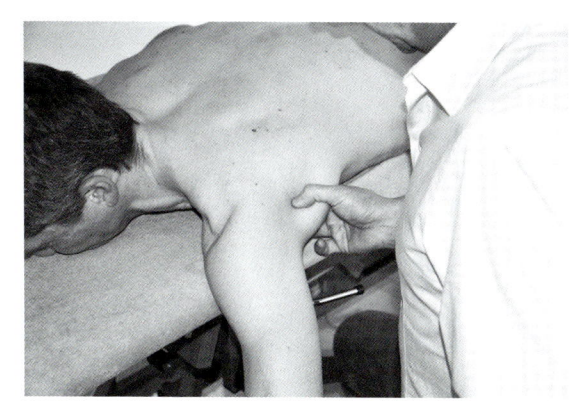

図10.17 抑制と深部摩擦で筋肉を治療する。
筋肉のプレストレッチとして腕を外転する。

10.7
広背筋

▶図10.18
解剖図▶図16.1、p.426

10.7.1 解剖学と関連痛

起始
- 第7胸椎から下の胸椎・腰椎・仙椎の棘突起と棘上靭帯
- 胸腰筋膜
- 腸骨稜（後1/3）
- 第9-12肋骨
- 肩甲骨の下角

停止
上腕骨小結節稜

機能
- 腕の伸展、内旋、内転
- 深吸気と強制呼気

神経支配
胸背神経（C6-8）

トリガーポイントの位置
後腋窩ヒダの自由縁で、高さは肩甲骨外側縁のほぼ中央

関連痛
- 肩甲骨の下角とその周辺で円状に
- 肩部の背側
- 上腕・前腕の背内側。第4・5指を含む

10.7 広背筋

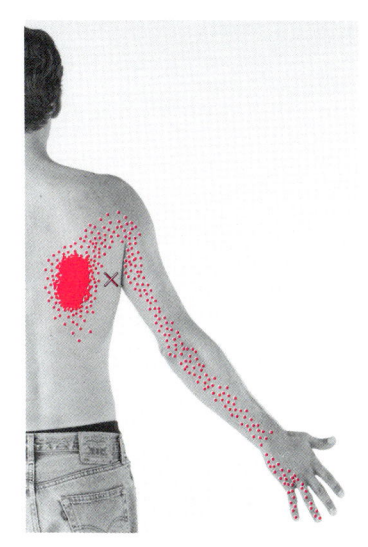

図10.18

10.7.2 オステオパシー療法的診察方法

問 診
急性的、慢性的な過負荷は外傷から生じる。例として、転落しそうになって手すりにつかまる、普段しないスポーツをする、また、庭仕事やフィットネストレーニングのやりすぎなど。

所 見
トリガーポイントを圧迫して痛みを誘発する。同時に筋肉を伸張すると痛みがよりはっきりする。痛みの状態がかなり急性の場合、筋肉を伸張するだけでも誘発になる。

テストとテクニック
伸張とトリガーポイントの圧迫触診（▶図10.19）

鑑別診断ヒント
肩疾患が慢性化すると、合併症が起こりやすくなり悪循環が生じる。そのため、肩峰下の石灰沈着と回旋筋腱板断裂（同じく石灰による）がないか鑑別診断したほうがよい。

参 考
肩関節ではトリガーポイント1つのわずかな誘因があるだけで、筋肉が関節を動かす力学に異変が起き、持続することがある。関節力学の変化した筋肉それぞれが過負荷を受け、別のトリガーポイントが発生する。そのため、肩の痛みを誘発する本当の要因を地道に探す。

10.7 広背筋

テクニック

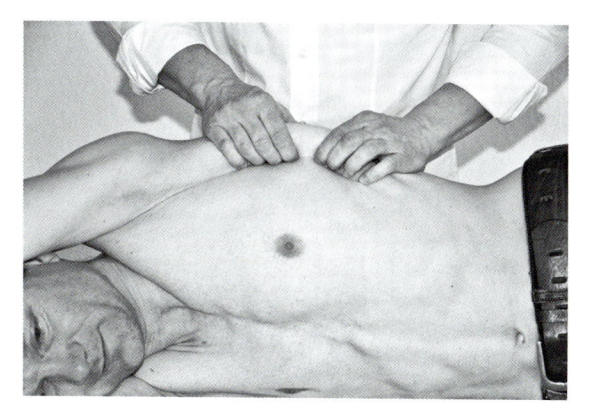

図10.19 抑制と深部摩擦で筋肉を治療する。
筋肉のプレストレッチとして最大外転、屈曲を行う。
抓法触診するとよい。

10　上部胸部と肩、腕の痛み

10.8
肩甲下筋

▶**図10.20**
解剖図 ▶**図16.14**、p.433

10.8.1 解剖学と関連痛

起始
　肩甲下窩

停止
- 上腕骨小結節
- 上腕骨小結節稜（近位）
- 肩関節包

機能
- 内旋
- 肩関節の安定筋

神経支配
　肩甲下神経（C6-7）

トリガーポイントの位置
- 肩甲骨外側縁の付近で肩甲下窩（▶**図16.14**）
- また肩甲下窩で、肩甲骨上角の方向に内側（▶**図16.14**）

関連痛
- 肩の後部
- 肩甲骨の全面
- 上腕の背側を肘まで
- 手関節（背側と掌側）

10.8 肩甲下筋

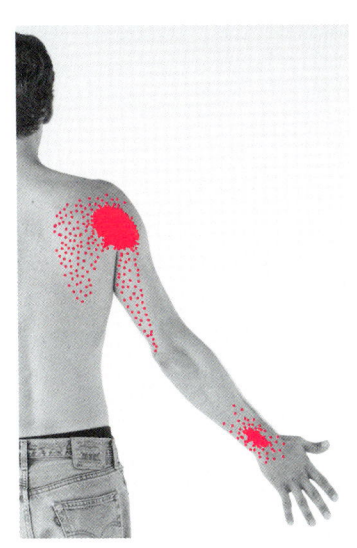

図10.20

10.8.2 オステオパシー療法的診察方法

問 診
急性的な過負荷は、肩から転倒する、転落しそうになって手すりにつかまる、普段しないスポーツをするなどの外傷から生じる。

慢性的な過負荷は、長時間の頭上作業（天井にペンキを塗る）、肩疾患のために防御姿勢で肩を内旋し続けるなど、同一の姿勢や行動によることが多い。

所 見
トリガーポイントを圧迫して痛みを誘発する。同時に筋肉を伸張すると痛みがよりはっきりする。痛みの状態がかなり急性の場合、筋肉を伸張するだけでも誘発になる。

テストとテクニック
伸張とトリガーポイントの圧迫触診（▶図10.21）

鑑別診断ヒント
肩疾患が慢性化すると、合併症が起こりやすくなり悪循環が生じる。そのため、肩峰下の石灰沈着と回旋筋腱板断裂（同じく石灰による）がないか鑑別診断したほうがよい。

参 考
肩関節ではトリガーポイント1つのわずかな誘因があるだけで、筋肉が関節を動かす力学に異変が起き、持続することがある。関節力学の変化した筋肉それぞれが過負荷を受け、別のトリガーポイントが発生する。そのため、肩の痛みを誘発する本当の要因を地道に探す。

肩甲下筋は小円筋と同様に、肩疾患の治療を成功させるのに重要な筋肉である。この筋に異常があると、肩は完治しない。肩の痛みで防御姿勢（内旋）を取り続けることで筋が短縮し負荷に弱くなるため、複数のトリガーポイントが存在することが多い。

10.8 肩甲下筋

テクニック

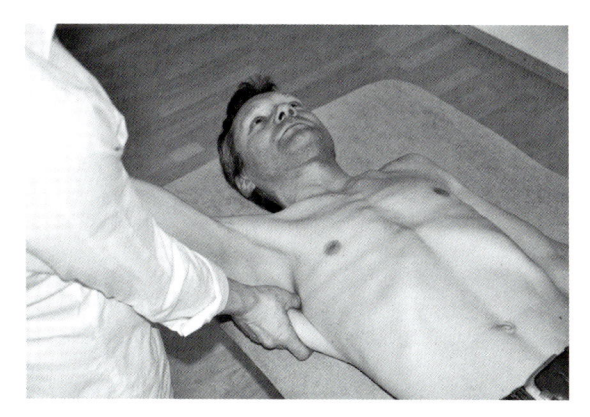

図10.21 抑制と深部摩擦で筋肉を治療する。
肩甲骨を外側へ最大限引くと、筋肉が触診しやすい。

10.9
菱形筋

▶図 **10.22**
解剖図 ▶図 **16.11**、p.432

10.9.1 解剖学と関連痛

起始
- 項靱帯
- 第7頸椎から第5胸椎の棘突起と棘上靱帯

停止
　肩甲骨の内側縁

機能
　肩甲骨の後退

神経支配
　肩甲背神経（C5）

トリガーポイントの位置
　肩甲骨の内側縁沿いと付近

関連痛
- 肩甲骨の内側縁沿いで、肩甲骨と傍脊柱筋群の間
- 肩甲骨の棘上窩

10.9 菱形筋

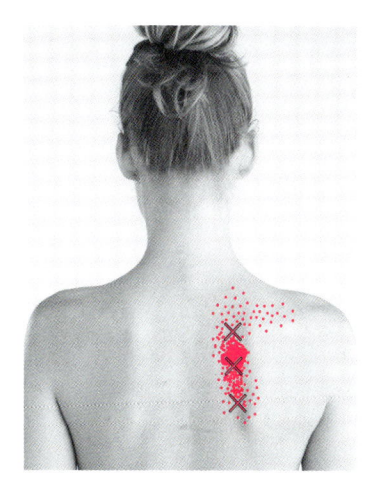

図 10.22

10.9.2 オステオパシー療法的診察方法

問 診
慢性的な過負荷が主になる。座り作業によくある曲がった姿勢（脊柱後彎）など、同一の姿勢や行動による。とくに長時間のパソコン（マウス）作業が組み合わさる場合に著しい。

所 見
トリガーポイントを圧迫して痛みを誘発する。同時に筋肉を伸張すると痛みがよりはっきりする。痛みの状態がかなり急性の場合、筋肉を伸張するだけでも誘発になる。

テストとテクニック
伸張とトリガーポイントの圧迫触診（▶図10.23）

鑑別診断ヒント
背中の痛みは狭心症や心筋梗塞の症状のこともある。

狭心症や心筋梗塞には、関連痛以外にも症状がある。狭心症は、身体的な負荷や寒さなどの誘発要因がなくなったり、ニトロスプレーを投与したりすると症状が消えるとされる。

心筋梗塞では、能力低下、自律神経の異常、絶滅感などがある。

参 考
痛みを誘発する姿勢や行動を長く続けるほど、肩甲骨内の痛みはひどくなる、その結果、椅子でじっとしていられず、つねに座り方を変えたり作業を中断したりする。

関連する内臓
- 心臓

テクニック

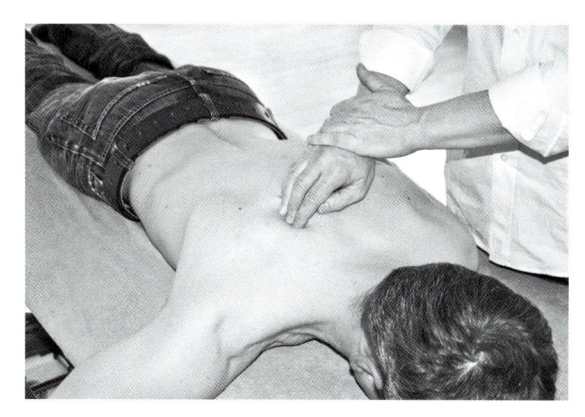

図10.23 抑制と深部摩擦で筋肉を治療する。
肩甲骨が前突して筋肉のプレストレッチとなるよう腕を横たえる。

10.10
三角筋

▶**図10.24、10.25**
解剖図▶**図16.15**、p.433

10.10.1 解剖学と関連痛

起 始
- 鎖骨(外側1/3)
- 肩峰
- 肩甲棘

停 止
三角筋粗面

機 能
- 腕の外転
- 腹側部：屈曲、内旋
- 背側部：伸展、外旋

神 経 支 配
腋窩神経(C5-6)

トリガーポイントの位置
- 腹側のトリガーポイント：肩関節の前にある筋腹の上1/3、筋の前方の境界付近
- 背側のトリガーポイント：筋腹の後縁沿いで下1/2

関 連 痛
- 腹側のトリガーポイント：三角筋部・上腕の前方と外側
- 背側のトリガーポイント：三角筋部・上腕の後方と外側

10.10 三角筋

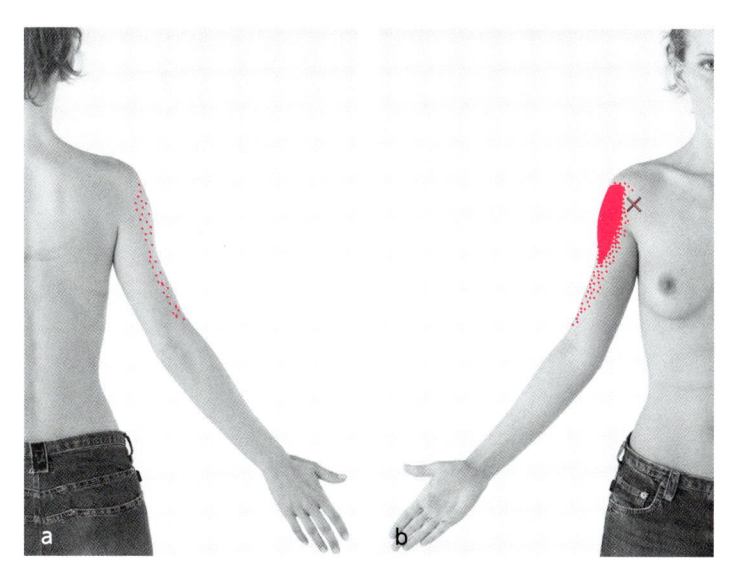

図10.24 a、b

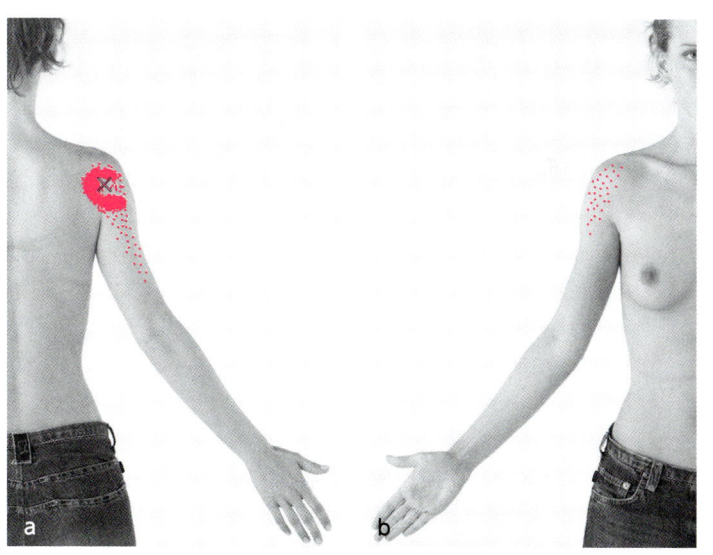

図10.25 a、b

10.10.2 オステオパシー療法的診察方法

問 診
急性的な過負荷は、肩から転倒する、転落しそうになって手すりにつかまる、普段しないスポーツをするなどの外傷から生じる。

慢性的な過負荷は、後ろに手を伸ばしてファイルを取る、長時間の頭上作業、マウスでのパソコン作業など、同一の姿勢や行動によることが多い。

所 見
トリガーポイントを圧迫して痛みを誘発する。同時に筋肉を伸張すると痛みがよりはっきりする。痛みの状態がかなり急性の場合、筋肉を伸張するだけでも誘発になる。

テストとテクニック
伸張とトリガーポイントの圧迫触診（▶図 10.26、10.27）

鑑別診断ヒント
肩疾患が慢性化すると、合併症が起こりやすくなり悪循環が生じる。そのため、肩峰下の石灰沈着と回旋筋腱板断裂（同じく石灰による）がないか鑑別診断したほうがよい。

参 考
肩関節ではトリガーポイント1つのわずかな誘因があるだけで、筋肉が関節を動かす力学に異変が起き、持続することがある。関節力学の変化した筋肉それぞれが過負荷を受け、別のトリガーポイントが発生する。そのため、肩の痛みを誘発する本当の要因を地道に探す。

関連する内臓
- 斜角筋群、棘上筋、棘下筋、大円筋、小円筋、三角筋は、頸部の椎間板ヘルニア（C4/5、5/6、6/7）からトリガーポイントができることが多い。
- 心臓

テクニック

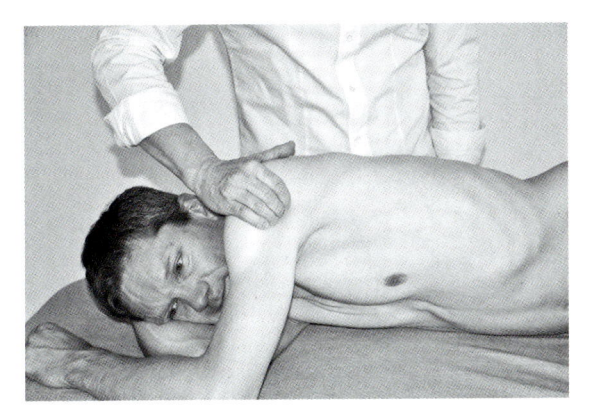

図10.26 抑制と深部摩擦で後方のトリガーポイントを治療する。

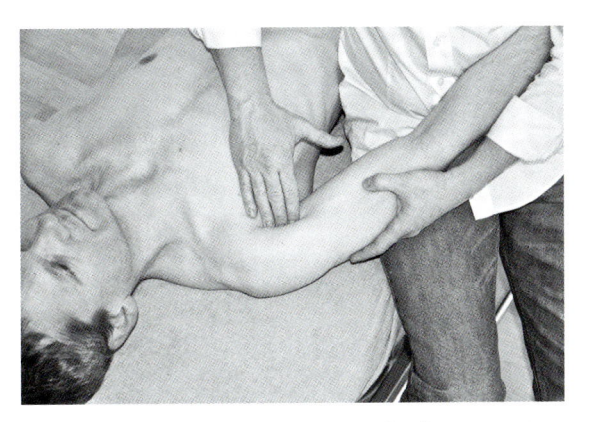

図10.27 抑制と深部摩擦で前方のトリガーポイントを治療する。

10.11
烏口腕筋

▶図10.28
解剖図▶図16.15、p.433

10.11.1 解剖学と関連痛

起始
　肩甲骨の烏口突起

停止
　上腕骨の内側面（近位1/2）

機能
　腕の屈曲、内転

神経支配
　筋皮神経（C5-7）

トリガーポイントの位置
　三角筋と大胸筋の間の腋窩を触診し、筋の頭側部を上腕骨に向かって押す。

関連痛
- 三角筋の前面
- 上腕、前腕、手背で断続的な列

10.11 烏口腕筋

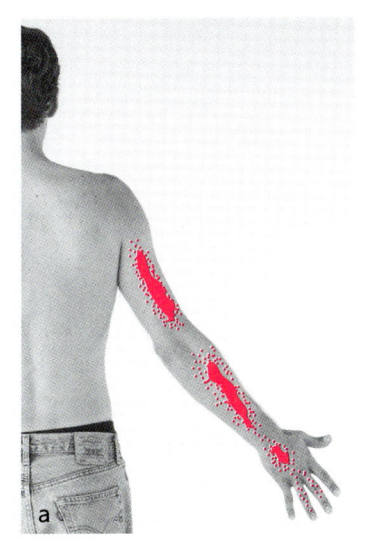

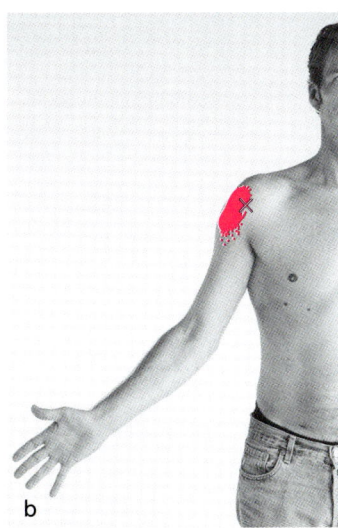

図10.28 a、b

10.11.2 オステオパシー療法的診察方法

問 診
　急性的な過負荷は、肩から転倒する、転落しそうになって手すりにつかまる、普段しないスポーツをする（極端なダンベルトレーニング）などの外傷から生じる。
　慢性的な過負荷は、腕を下げた状態で重い荷物を運ぶなど、同一の姿勢や行動による。

所 見
　トリガーポイントを圧迫して痛みを誘発する。同時に筋肉を伸張すると痛みがよりはっきりする。痛みの状態がかなり急性の場合、筋肉を伸張するだけでも誘発になる。

テストとテクニック
　伸張とトリガーポイントの圧迫触診（▶図 10.29）

鑑別診断ヒント
　肩疾患が慢性化すると、合併症が起こりやすくなり悪循環が生じる。そのため、肩峰下の石灰沈着と回旋筋腱板断裂（同じく石灰による）がないか鑑別診断したほうがよい。

参 考
　肩関節ではトリガーポイント1つのわずかな誘因があるだけで、筋肉が関節を動かす力学に異変が起き、持続することがある。関節力学の変化した筋肉それぞれが過負荷を受け、別のトリガーポイントが発生する。そのため、肩の痛みを誘発する本当の要因を地道に探す。

10.11 烏口腕筋

テクニック

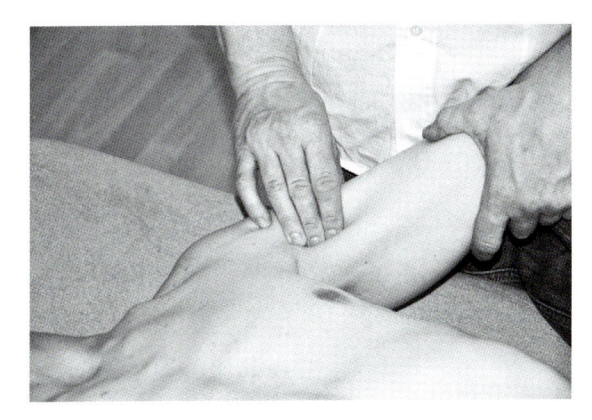

図10.29 抑制と深部摩擦で筋肉を治療する。
筋肉のプレストレッチとして腕を外転する。

10.12 上腕二頭筋

▶**図10.30**
解剖図 ▶**図16.15**、p.433

10.12.1 解剖学と関連痛

起始
- 長頭：肩甲骨の関節上結節
- 短頭：肩甲骨の烏口突起

停止
- 橈骨粗面
- 上腕二頭筋腱膜

機能
- 腕の屈曲
- 肘の屈曲
- 前腕の回外

神経支配
筋皮神経（C5-6）

トリガーポイントの位置
筋肉の遠位 1/3

関連痛
- 三角筋部の腹側
- 上腕の腹側で、筋肉の走行部位
- 前肘部
- 肩甲上部

10.12 上腕二頭筋

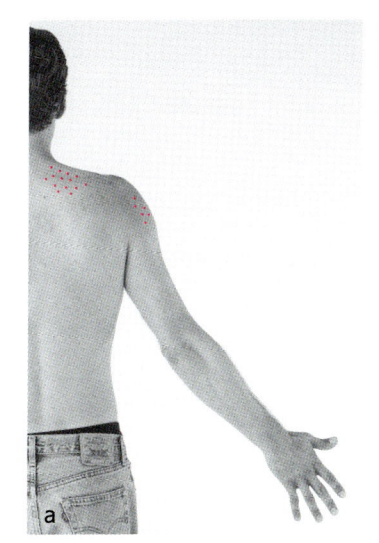

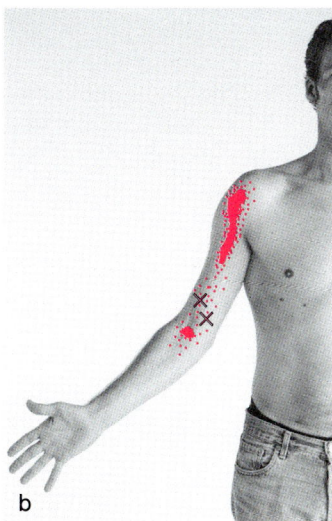

図10.30 a、b

10.12.2 オステオパシー療法的診察方法

問 診
　急性的な過負荷は、肩から転倒する、転落しそうになって手すりにつかまる、普段しないスポーツをする（極端なダンベルトレーニングやヨガ）などの外傷から生じる。
　慢性的な過負荷は、重い荷物を高く持ち上げるなど、同一の姿勢や行動による。

所 見
　トリガーポイントを圧迫して痛みを誘発する。同時に筋肉を伸張すると痛みがよりはっきりする。痛みの状態がかなり急性の場合、筋肉を伸張するだけでも誘発になる。

テストとテクニック
　伸張とトリガーポイントの圧迫触診（▶図10.31）

鑑別診断ヒント
　肩疾患が慢性化すると、合併症が起こりやすくなり悪循環が生じる。そのため、肩峰下の石灰沈着と回旋筋腱板断裂（同じく石灰による）がないか鑑別診断したほうがよい。

参 考
　肩関節ではトリガーポイント1つのわずかな誘因があるだけで、筋肉が関節を動かす力学に異変が起き、持続することがある。関節力学の変化した筋肉それぞれが過負荷を受け、別のトリガーポイントが発生する。そのため、肩の痛みを誘発する本当の要因を地道に探す。

10.12 上腕二頭筋

テクニック

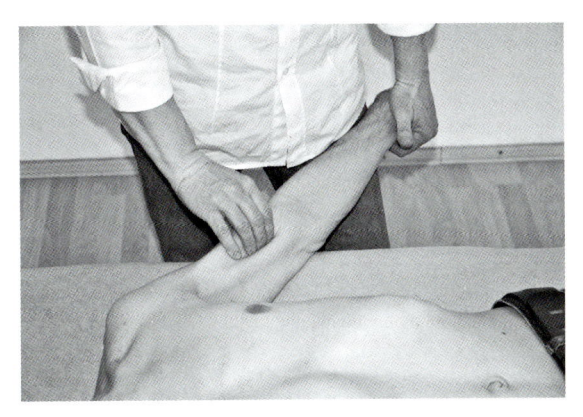

図 10.31 抑制と深部摩擦で筋肉を治療する。
肘の伸展と回内で筋肉をプレストレッチする。

10 上部胸部と肩、腕の痛み

10.13
上腕筋

▶図10.32
解剖図 ▶図16.16、p.434

10.13.1 解剖学と関連痛

起始
上腕骨の前面（遠位1/2）

停止
- 尺骨粗面
- 鈎状突起

機能
肘関節の屈曲

神経支配
- 筋皮神経（C5-6）
- 橈骨神経（C7）

トリガーポイントの位置
- TP 1：前肘部の少し上方（▶図16.16）
- TP 2：筋腹の上1/2（▶図16.16）

関連痛
- 母指の手根中手関節部と基部の手背
- 前肘部
- 上腕・三角筋部の腹側

10.13 上腕筋

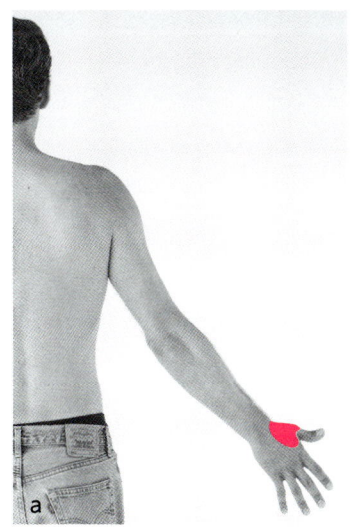

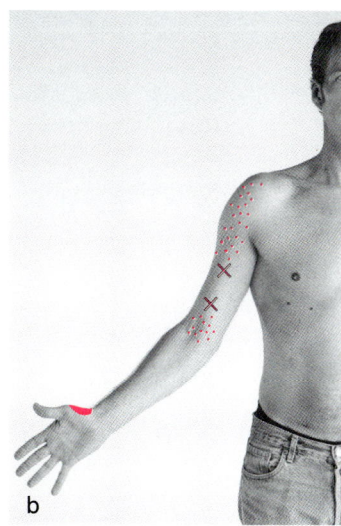

図 10.32 a、b

トリガーポイント

10.13.2 オステオパシー療法的診察方法

問 診
急性的な過負荷は、転落しそうになって手すりにつかまる、普段しないスポーツをする(極端なダンベルトレーニングやヨガ)などの外傷から生じる。
慢性的な過負荷は、重い荷物を高く持ち上げる、肘を最大に屈曲して眠るなど、同一の姿勢や行動による。

所 見
トリガーポイントを圧迫して痛みを誘発する。同時に筋肉を伸張すると痛みがよりはっきりする。痛みの状態がかなり急性の場合、筋肉を伸張するだけでも誘発になる。

テストとテクニック
伸張とトリガーポイントの圧迫触診(▶図10.33)

参 考
肘の痛みには多くの筋肉がかかわる。鑑別には根気と時間が要る。このことは患者にも知ってもらう必要がある。再生に時間がかかるほど、痛みも長引くからである。大事なのは、誘発要因を見極め、治療期間中に取り除くことである。場合によっては、何か月かスポーツで身体を動かしてもらう。

軟部疾患は(肘の痛みは大方がこれ)、問題のある組織を慎重に扱わなければならない。鎮痛剤、固定、照射処置の過度な適用はよく考える必要がある。こうした治療では疾患が根本的に改善しないことが非常に多い。

10.13 上腕筋

テクニック

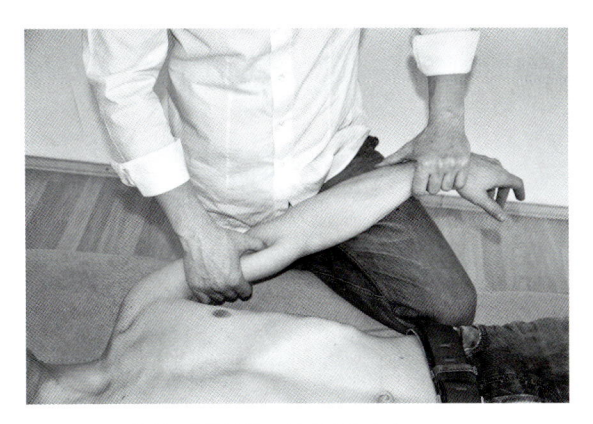

図10.33 抑制と深部摩擦で筋肉を治療する。
肘の伸展で筋肉をプレストレッチする。

10.14
上腕三頭筋
▶**図10.34、10.35、解剖図**▶**図16.15、p.433**

10.14.1 解剖学と関連痛

起始
- 長頭：肩甲骨の関節下結節
- 外側頭：上腕骨後面(近位1/2)
- 内側頭：上腕骨後面(遠位1/2)、橈骨神経溝の下内側

停止
- 肘頭
- 肘関節包

機能
- 肘の伸展
- 肩関節の安定筋

神経支配
橈骨神経(C7-8)

トリガーポイントの位置
- TP1：長頭で、大円筋と長頭が交差する位置から約2-3cm遠位
- TP2：内側頭で、筋の外側縁の外側上顆から約4-6cm上方
- TP3：外側頭で、筋の外側縁、上腕のほぼ中央。つまり上腕背側の橈骨神経の触診点と同高
- TP4：内側頭で、肘頭のやや上方
- TP5：内側頭の内側縁で、内側上顆のやや上方

関連痛
- TP1：上腕の背側、肩部の背側を項部まで、前腕の背側を手背まで(肘は除く)
- TP2：外側上顆、前腕の橈側
- TP3：上腕の背側、前腕の背側、第4・5指(背側)
- TP4：肘頭
- TP5：内側上顆、前腕の腹内側、第4・5指(掌側)

10.14 上腕三頭筋

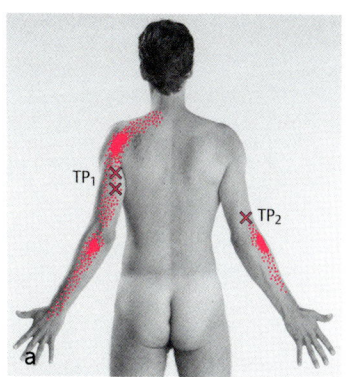

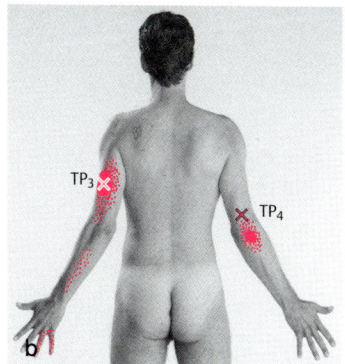

図 10.34 a、b

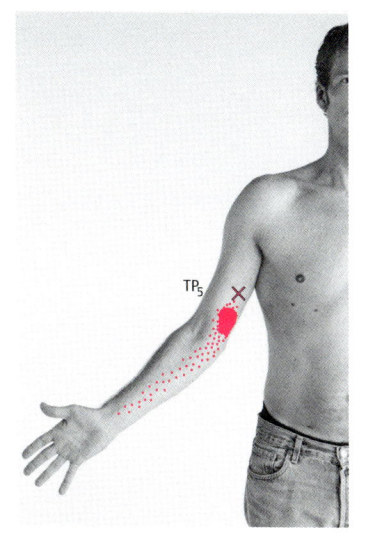

図 10.35

10.14.2 オステオパシー療法的診察方法

問 診
急性的な過負荷は、普段しないスポーツ（極端なダンベルトレーニングやヨガ）、外傷などから生じる。

慢性的な過負荷は、重い荷物を頭より高く持ち上げるなど、同一の姿勢や行動による。

所 見
トリガーポイントを圧迫して痛みを誘発する。同時に筋肉を伸張すると痛みがよりはっきりする。痛みの状態がかなり急性の場合、筋肉を伸張するだけでも誘発になる。

テストとテクニック
伸張とトリガーポイントの圧迫触診（▶図10.36、10.37）

鑑別診断ヒント
肩疾患が慢性化すると、合併症が起こりやすくなり悪循環が生じる。そのため、肩峰下の石灰沈着と回旋筋腱板断裂（同じく石灰による）がないか鑑別診断したほうがよい。

参 考
肩関節ではトリガーポイント1つのわずかな誘因があるだけで、筋肉が関節を動かす力学に異変が起き、持続することがある。関節力学の変化した筋肉それぞれが過負荷を受け、別のトリガーポイントが発生する。そのため、肩の痛みを誘発する本当の要因を地道に探す。

テクニック

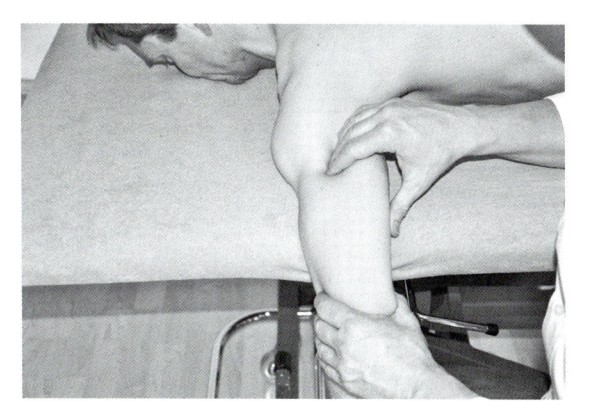

図10.36 抑制と深部摩擦で近位のトリガーポイントを治療する。肘の屈曲で筋肉をプレストレッチする。

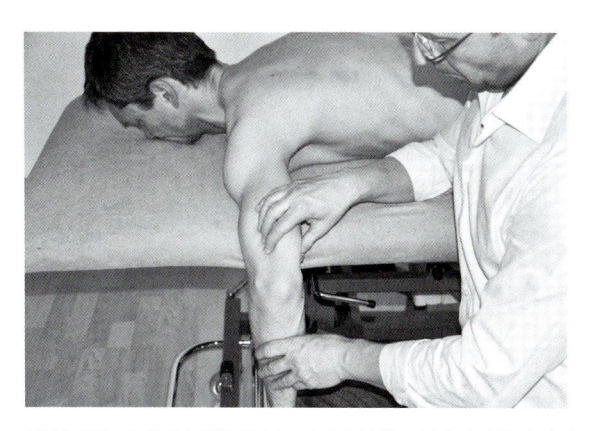

図10.37 抑制と深部摩擦で遠位のトリガーポイントを治療する。肘の屈曲で筋肉をプレストレッチする。

10.15
肘筋

▶**図10.38**
解剖図▶**図16.15**、p.433

10.15.1 解剖学と関連痛

起始
上腕骨の外側上顆(背側面)

停止
肘関節包

機能
関節包の緊張(肘の伸展時に関節包が挟まれるのを防ぐ)

神経支配
橈骨神経(C6-8)

トリガーポイントの位置
橈骨輪状靭帯のやや遠位

関連痛
外側上顆

10.15 肘筋

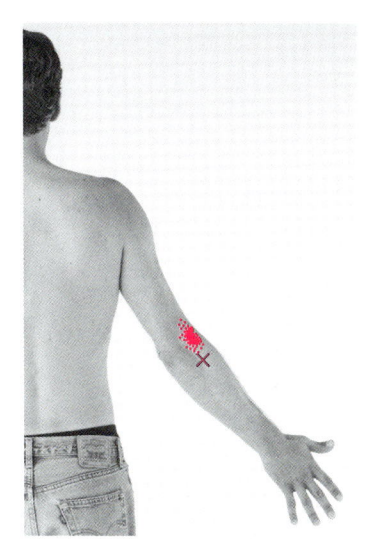

図 10.38

10.15.2 オステオパシー療法的診察方法

問 診
慢性的な過負荷は、普段しないスポーツ(極端なダンベルトレーニングやヨガ)などから生じる。

所 見
トリガーポイントを圧迫して痛みを誘発する。

テストとテクニック
圧迫触診(▶図 **10.39**)

参 考
肘の痛みには多くの筋肉がかかわる。鑑別には根気と時間が要る。このことは患者にも知ってもらう必要がある。再生に時間がかかるほど、痛みも長引くからである。大事なのは、誘発要因を見極め、治療期間中に取り除くことである。場合によっては、何か月かスポーツで身体を動かしてもらう。

10.15 肘筋

テクニック

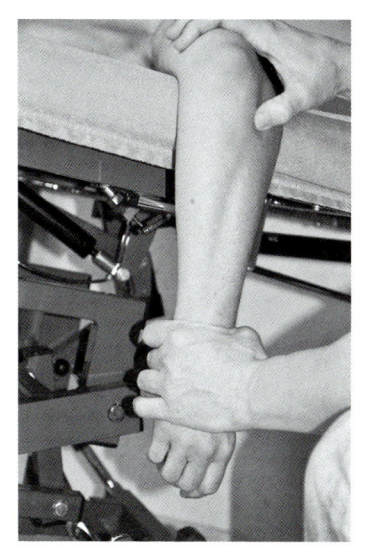

図 10.39 外側上顆の抑制で筋肉を治療する。

10.16
痛みガイド

▶表10.1、10.2、10.3および図10.40、10.41、10.42

表10.1 上部胸部の痛み

筋肉	頻度	ページ
菱形筋	とても高い	p.114
頭半棘筋、頸半棘筋	とても高い	p.70
多裂筋	とても高い	p.70
上後鋸筋	とても高い	p.234
僧帽筋	とても高い	p.30
斜角筋群	高い	p.86
脊柱起立筋	高い	p.246
腹直筋	高い	p.252
肩甲挙筋	低い	p.82
肩甲下筋	低い	p.110
前鋸筋	低い	p.242

表10.2 肩・上腕の痛み

筋肉	頻度	ページ
棘上筋	とても高い	p.90
棘下筋	とても高い	p.94
小円筋	とても高い	p.98
大円筋	とても高い	p.102
肩甲下筋	とても高い	p.110
斜角筋群	高い	p.86
三角筋	高い	p.118
上腕二頭筋	高い	p.126
小胸筋	高い	p.222
鎖骨下筋	高い	p.226
広背筋	低い	p.106

表10.2 続き

筋肉	頻度	ページ
烏口腕筋	低い	p.122
上腕筋	低い	p.130
上腕三頭筋	低い	p.134
胸骨筋	低い	p.230
上後鋸筋	低い	p.234

表10.3 肘の痛み

筋肉	頻度	ページ
腕橈骨筋	とても高い	p.146
長橈側手根伸筋	とても高い	p.150
(総)指伸筋	とても高い	p.162
回外筋	とても高い	p.170
棘上筋	高い	p.90
上腕二頭筋	高い	p.126
上腕三頭筋	高い	p.134
肘筋	高い	p.138
上後鋸筋	高い	p.234
大胸筋	低い	p.217
小胸筋	低い	p.222
鎖骨下筋	低い	p.226
下後鋸筋	低い	p.238
胸骨筋	低い	p.230
前鋸筋	低い	p.242
斜角筋群	低い	p.86
棘下筋	低い	p.94
広背筋	低い	p.106

10 上部胸部と肩、腕の痛み

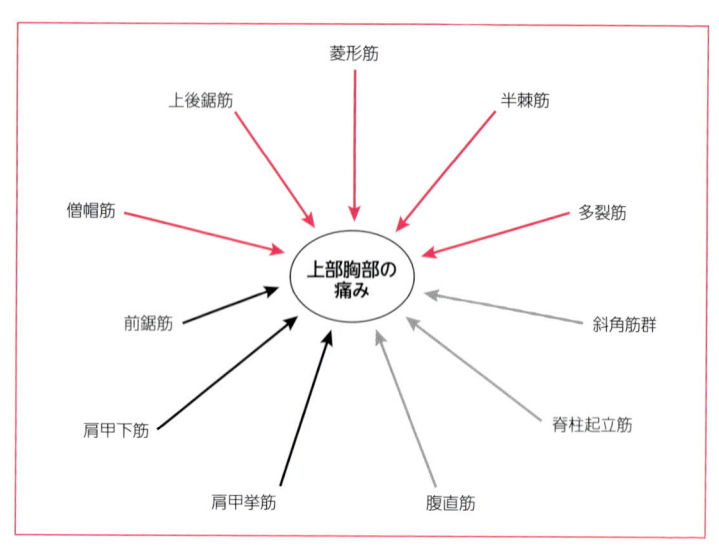

図10.40 上部胸部の痛み

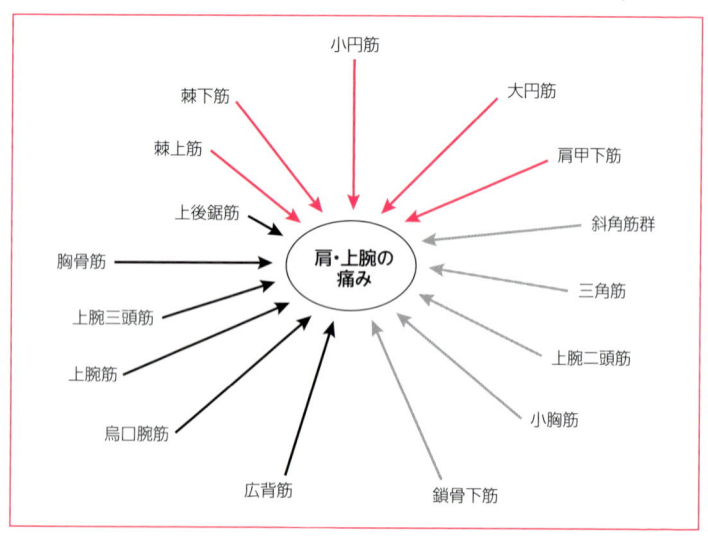

上部胸部の痛み:
- 菱形筋
- 上後鋸筋
- 半棘筋
- 僧帽筋
- 多裂筋
- 前鋸筋
- 斜角筋群
- 肩甲下筋
- 脊柱起立筋
- 肩甲挙筋
- 腹直筋

図10.41 肩・上腕の痛み

肩・上腕の痛み:
- 小円筋
- 棘下筋
- 大円筋
- 棘上筋
- 肩甲下筋
- 上後鋸筋
- 斜角筋群
- 胸骨筋
- 三角筋
- 上腕三頭筋
- 上腕二頭筋
- 上腕筋
- 小胸筋
- 烏口腕筋
- 広背筋
- 鎖骨下筋

10.16 痛みガイド

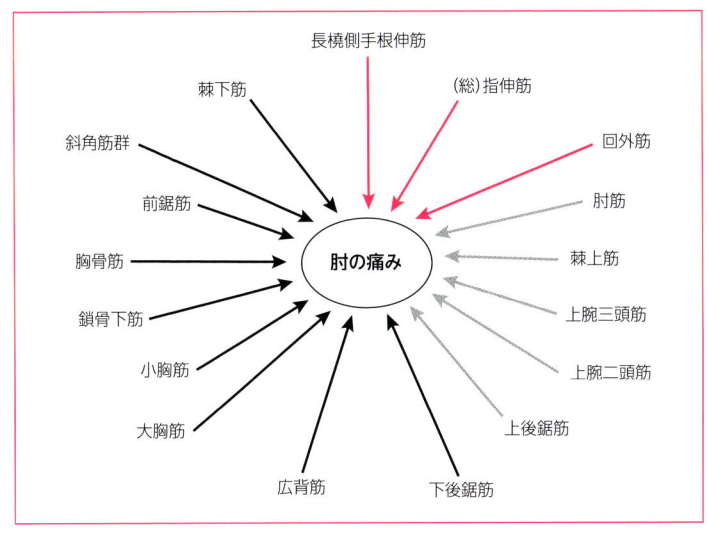

図10.42 肘の痛み

図の矢印： → = とても高い、→ = 高い、→ = 低い

肘の痛みに関連する筋：
- 長橈側手根伸筋
- 棘下筋
- (総)指伸筋
- 斜角筋群
- 回外筋
- 前鋸筋
- 肘筋
- 胸骨筋
- 棘上筋
- 鎖骨下筋
- 上腕三頭筋
- 小胸筋
- 上腕二頭筋
- 大胸筋
- 上後鋸筋
- 広背筋
- 下後鋸筋

トリガーポイント

11　肘、指の痛み

11.1
腕橈骨筋
▶**図11.1**
解剖図▶**図16.17、p.434**

11.1.1 解剖学と関連痛

起始
- 上腕骨の顆上稜（上2/3）
- 外側筋間中隔

停止
橈骨の茎状突起

機能
- 肘関節の屈曲
- 前腕を回外と回内の中間位に持っていく

神経支配
橈骨神経（C5-6）

トリガーポイントの位置
前腕橈側の橈骨頭から1-2cm遠位、筋腹のほぼ中央

関連痛
- 母指の手根中手関節から示指の中手指節関節の手背
- 外側上顆
- 前腕の橈側

11.1 腕橈骨筋

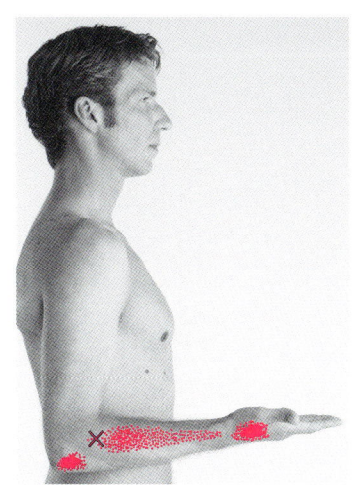

図 11.1

トリガーポイント

11.1.2 オステオパシー療法的診察方法

問診
　急性的な過負荷は、普段しない動作を何度もしたり、何かの動きを集中的に行ったりした結果のことがある。ギターの演奏、ゴルフ、テニスなど、ものをつかむ動作を力を込めてくりかえした場合がある。

　普段しない手作業や集中的な手作業も、急性的な過負荷になり得る。庭仕事、生け垣の刈り込み、ねじ回しなど。

　慢性的な過負荷は、普段しないスポーツ（極端なダンベルトレーニング、ゴルフ、テニス、スカッシュなど）から生じる。

所見
　トリガーポイントを圧迫して痛みを誘発する。同時に筋肉を伸張すると痛みがよりはっきりする。痛みの状態がかなり急性の場合、筋肉を伸張するだけでも誘発になる。

テストとテクニック
　伸張とトリガーポイントの圧迫触診（▶**図11.2**）

参考
　肘の痛みには多くの筋肉がかかわる。鑑別には根気と時間が要る。このことは患者にも知ってもらう必要がある。再生に時間がかかるほど、痛みも長引くからである。大事なのは、誘発要因を見極め、治療期間中に取り除くことである。場合によっては、何か月かスポーツで身体を動かしてもらう。

テクニック

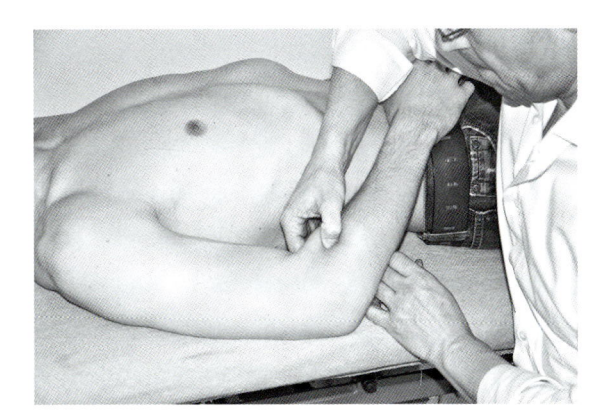

図11.2 抑制と深部摩擦でトリガーポイントを治療する。
ここでは抓法触診するとよい。

11.2
長橈側手根伸筋

▶**図11.3**
解剖図▶**図16.18**、p.434

11.2.1 解剖学と関連痛

起 始
- 上腕骨の外側顆上稜（遠位1/3）
- 外側筋間中隔

停 止
第2中手骨底（伸側）

機 能
手関節の背側伸展と橈側外転

神 経 支 配
橈骨神経（C6-7）

トリガーポイントの位置
橈骨頭から1-2cm遠位、腕橈骨筋のトリガーポイントとほぼ同高だが、さらに尺側

関 連 痛
- 外側上顆
- 手関節・手背の橈側1/2、第1-3中手骨の部分

関連する内臓
なし

11.2 長橈側手根伸筋

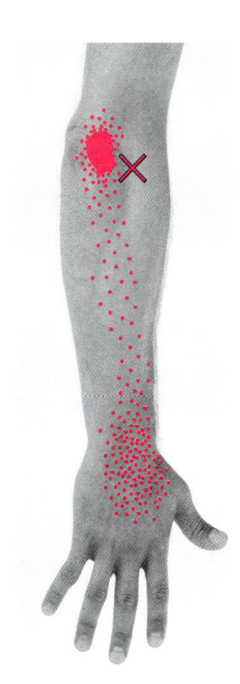

図11.3

11.2.2 オステオパシー療法的診察方法

問 診
　急性的な過負荷は、普段しない動作を何度もしたり、何かの動きを集中的に行ったりした結果のことがある。ギターの演奏、ゴルフ、テニスなど、ものをつかむ動作を力を込めてくりかえした場合がある。

　普段しない手作業や集中的な手作業も、急性的な過負荷になり得る。庭仕事、生け垣の刈り込み、ねじ回しなど。

　慢性的な過負荷は、普段しないスポーツ（極端なダンベルトレーニング、ゴルフ、テニス、スカッシュなど）、また手作業や家事（編みもの、拭き掃除）から生じる。

所 見
　トリガーポイントを圧迫して痛みを誘発する。同時に筋肉を伸張すると痛みがよりはっきりする。痛みの状態がかなり急性の場合、筋肉を伸張するだけでも誘発になる。

テストとテクニック
　伸張とトリガーポイントの圧迫触診（▶図11.4）

参 考
　肘の痛みには多くの筋肉がかかわる。鑑別には根気と時間が要る。このことは患者にも知ってもらう必要がある。再生に時間がかかるほど、痛みも長引くからである。大事なのは、誘発要因を見極め、治療期間中に取り除くことである。場合によっては、何か月かスポーツなどで身体を動かしてもらう。

　さまざまな動作で肘の痛みは起こる。発生メカニズムとしては、動きの反復、急性・慢性的な過負荷がポイントになる。人間にはものをつかめる手がある。たいてい回内を伴いながらほぼ1日中、屈曲動作を行っている。さらに、前腕の伸筋と回外筋がそれに対する形で活動しているため、前腕のすべての筋群で過負荷状態が起こり得る。

11.2 長橈側手根伸筋

テクニック

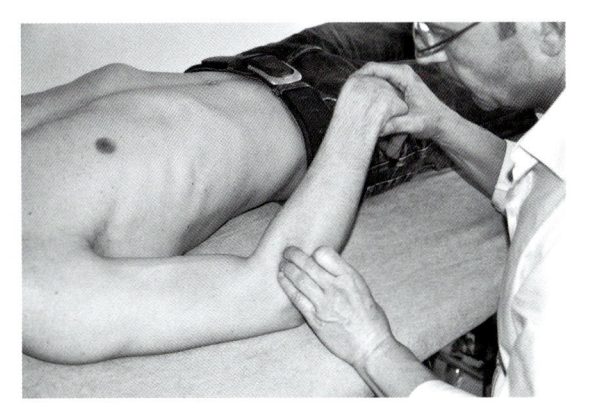

図11.4 抑制と深部摩擦で筋肉を治療する。
掌屈で筋肉をプレストレッチする。

11.3
短橈側手根伸筋

▶**図11.5**
解剖図▶**図16.18**、p.434

11.3.1 解剖学と関連痛

起始
　上腕骨の外側上顆（腹側面）

停止
　第3中手骨底（伸側）

機能
　手関節の背側伸展と橈側外転

神経支配
　橈骨神経（C7-8）

トリガーポイントの位置
　橈骨頭から約5-6cm遠位（筋腹のほぼ中央）

関連痛
　手関節・手背の中央部

11.3 短橈側手根伸筋

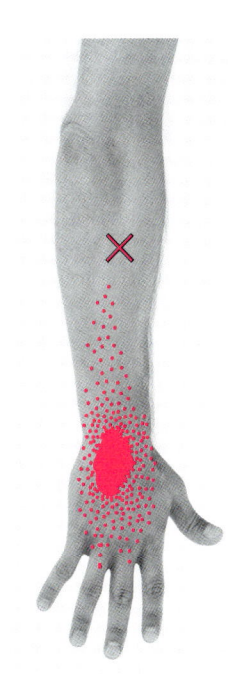

図11.5

11.3.2 オステオパシー療法的診察方法

問 診
　急性的な過負荷は、普段しない動作を何度もしたり、何かの動きを集中的に行ったりした結果のことがある。ギターの演奏、ゴルフ、テニスなど、ものをつかむ動作を力を込めてくりかえした場合がある。

　普段しない手作業や集中的な手作業も、急性的な過負荷になり得る。庭仕事、生け垣の刈り込み、ねじ回しなど。

　慢性的な過負荷は、普段しないスポーツ（極端なダンベルトレーニング、ゴルフ、テニス、スカッシュなど）、また手作業や家事（編みもの、拭き掃除）から生じる。

所 見
　トリガーポイントを圧迫して痛みを誘発する。同時に筋肉を伸張すると痛みがよりはっきりする。痛みの状態がかなり急性の場合、筋肉を伸張するだけでも誘発になる。

テストとテクニック
　伸張とトリガーポイントの圧迫触診（▶**図11.6**）

参 考
　肘の痛みには多くの筋肉がかかわる。鑑別には根気と時間が要る。このことは患者にも知ってもらう必要がある。再生に時間がかかるほど、痛みも長引くからである。大事なのは、誘発要因を見極め、治療期間中に取り除くことである。場合によっては、何か月かスポーツなどで身体を動かしてもらう。

　さまざまな動作で肘の痛みは起こる。発生メカニズムとしては、動きの反復、急性・慢性的な過負荷がポイントになる。人間にはものをつかめる手がある。たいてい回内を伴いながらほぼ1日中、屈曲動作を行っている。さらに、前腕の伸筋と回外筋がそれに対する形で活動しているため、前腕のすべての筋群で過負荷状態が起こり得る。

テクニック

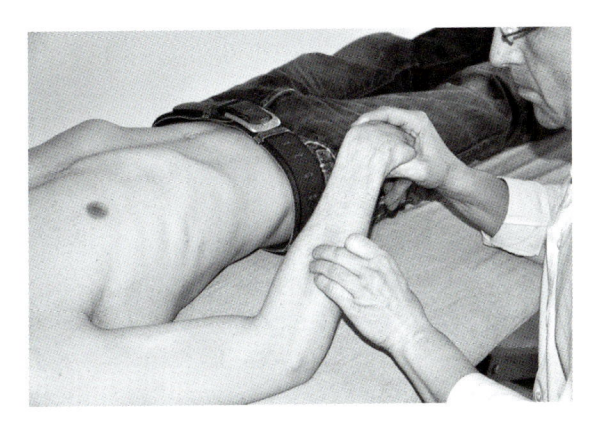

図 11.6 抑制と深部摩擦で筋肉を治療する。
掌屈で筋肉をプレストレッチする。

11.4
尺側手根伸筋

▶**図11.7**
解剖図 ▶**図16.18、p.434**

11.4.1 解剖学と関連痛

起 始
上腕骨の外側上顆（腹側面）

停 止
第5中手骨底

機 能
手関節の背側伸展と尺側外転

神 経 支 配
橈骨神経（C7-8）

トリガーポイントの位置
外側上顆から約7-8cm遠位

関 連 痛
手関節の尺側1/2

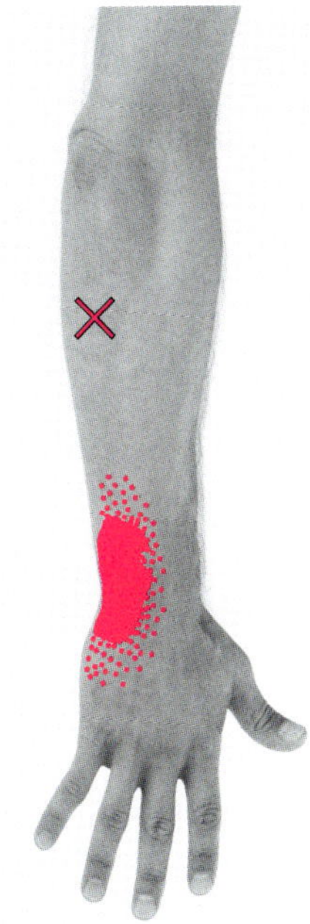

11.4 尺側手根伸筋

図11.7

11.4.2 オステオパシー療法的診察方法

問 診
　急性的な過負荷は、普段しない動作を何度もしたり、何かの動きを集中的に行ったりした結果のことがある。ギターの演奏、ゴルフ、テニスなど、ものをつかむ動作を力を込めてくりかえした場合がある。

　普段しない手作業や集中的な手作業も、急性的な過負荷になり得る。庭仕事、生け垣の刈り込み、ねじ回しなど。

　慢性的な過負荷は、普段しないスポーツ（極端なダンベルトレーニング、ゴルフ、テニス、スカッシュなど）、また手作業や家事（編みもの、拭き掃除）から生じる。

所 見
　トリガーポイントを圧迫して痛みを誘発する。同時に筋肉を伸張すると痛みがよりはっきりする。痛みの状態がかなり急性の場合、筋肉を伸張するだけでも誘発になる。

テストとテクニック
　伸張とトリガーポイントの圧迫触診（▶**図11.8**）

参 考
　肘の痛みには多くの筋肉がかかわる。鑑別には根気と時間が要る。このことは患者にも知ってもらう必要がある。再生に時間がかかるほど、痛みも長引くからである。大事なのは、誘発要因を見極め、治療期間中に取り除くことである。場合によっては、何か月かスポーツなどで身体を動かしてもらう。

　さまざまな動作で肘の痛みは起こる。発生メカニズムとしては、動きの反復、急性・慢性的な過負荷がポイントになる。人間にはものをつかめる手がある。たいてい回内を伴いながらほぼ1日中、屈曲動作を行っている。さらに、前腕の伸筋と回外筋がそれに対する形で活動しているため、前腕のすべての筋群で過負荷状態が起こり得る。

テクニック

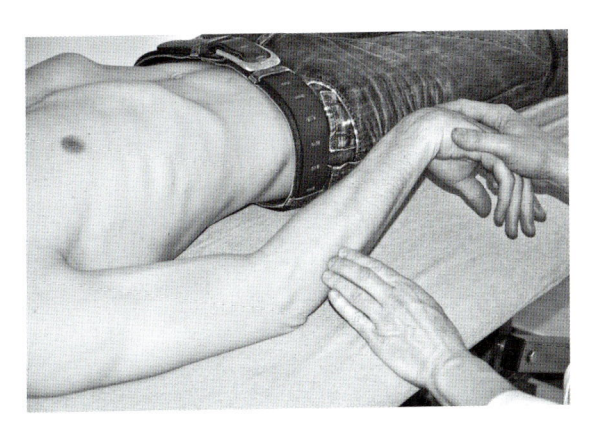

図11.8 抑制と深部摩擦で筋肉を治療する。
掌屈で筋肉をプレストレッチする。

11.5
(総)指伸筋

▶**図11.9**
解剖図▶**図16.18、p.434**

11.5.1 解剖学と関連痛

起始
　上腕骨の外側上顆(腹側面)

停止
　第2-5指の中節骨・末節骨（4つの筋腱が指背腱膜につながり間接的に）

機能
　指関節の伸展

神経支配
　橈骨神経(C7-8)

トリガーポイントの位置
- 中指のトリガーポイント：橈骨頭から3-4㎝遠位でやや背側
- 薬指と小指のトリガーポイント：中指のTPよりやや遠位、筋腹深く

関連痛
- 外側上顆(薬指や小指のTPで発生することがある)
- 前腕の背側
- 手関節
- 手背
- 指(末節骨を除く)

　トリガーポイントの位置によって、違う指で関連痛を感じる。

11.5 (総)指伸筋

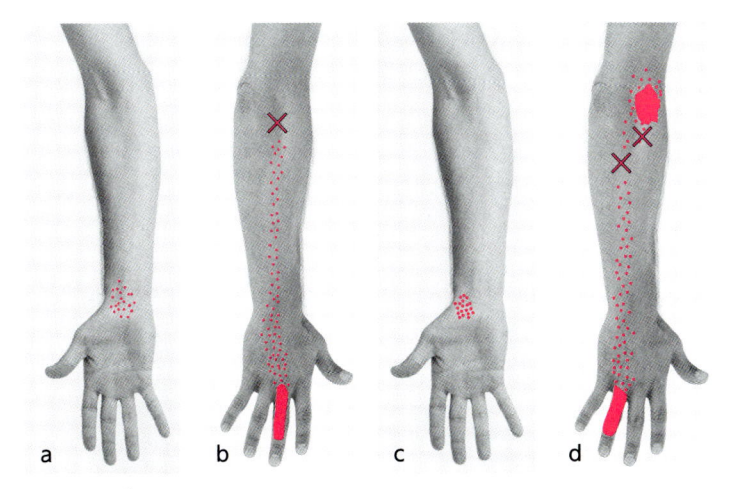

図11.9 a-d

11.5.2 オステオパシー療法的診察方法

問 診
　急性的な過負荷は、普段しない動作を何度もしたり、何かの動きを集中的に行ったりした結果のことがある。ギターの演奏、ゴルフ、テニスなど、ものをつかむ動作を力を込めてくりかえした場合がある。
　普段しない手作業や集中的な手作業も、急性的な過負荷になり得る。庭仕事、生け垣の刈り込み、ねじ回しなど。
　慢性的な過負荷は、普段しないスポーツ（極端なダンベルトレーニング、ゴルフ、テニス、スカッシュなど）、また手作業や家事（編みもの、拭き掃除）から生じる。
　マウスを使ったパソコン作業時に無理な手の形をしていると、この筋肉にとくに負担がかかる。

所 見
　トリガーポイントを圧迫して痛みを誘発する。同時に筋肉を伸張すると痛みがよりはっきりする。痛みの状態がかなり急性の場合、筋肉を伸張するだけでも誘発になる。

テストとテクニック
　伸張とトリガーポイントの圧迫触診（▶図11.10）

参 考
　肘の痛みには多くの筋肉がかかわる。鑑別には根気と時間が要る。このことは患者にも知ってもらう必要がある。再生に時間がかかるほど、痛みも長引くからである。大事なのは、誘発要因を見極め、治療期間中に取り除くことである。場合によっては、何か月かスポーツなどで身体を動かしてもらう。
　さまざまな動作で肘の痛みは起こる。発生メカニズムとしては、動きの反復、急性・慢性的な過負荷がポイントになる。人間にはものをつかめる手がある。たいてい回内を伴いながらほぼ1日中、屈曲動作を行っている。さらに、前腕の伸筋と回外筋がそれに対する形で活動しているため、前腕のすべての筋群で過負荷状態が起こり得る。

11.5 (総)指伸筋

テクニック

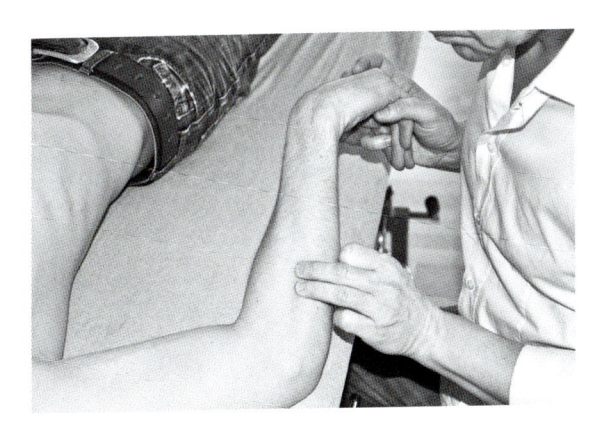

図11.10 抑制と深部摩擦で筋肉を治療する。
掌屈と指の屈曲で筋肉をプレストレッチする。

11 肘、指の痛み

11.6
示指伸筋

▶**図11.11**
解剖図 ▶**図16.18**、p.434

11.6.1 解剖学と関連痛

起始
- 尺骨の後面（遠位部）
- 骨間膜

停止
示指の指背腱膜につながる

機能
示指の伸展

神経支配
橈骨神経（C7-8）

トリガーポイントの位置
筋の遠位1/2、橈骨と尺骨の間の前腕中央

関連痛
手関節・手背の橈側

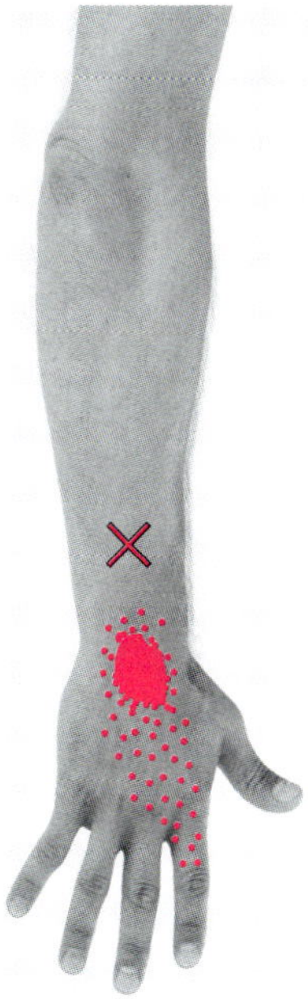

11.6 示指伸筋

トリガーポイント

図11.11

11.6.2 オステオパシー療法的診察方法

問診
　急性的な過負荷は、普段しない動作を何度もしたり、何かの動きを集中的に行ったりした結果のことがある。ギターの演奏、ゴルフ、テニスなど、ものをつかむ動作を力を込めてくりかえした場合がある。

　普段しない手作業や集中的な手作業も、急性的な過負荷になり得る。庭仕事、生け垣の刈り込み、ねじ回しなど。

　慢性的な過負荷は、普段しないスポーツ（極端なダンベルトレーニング、ゴルフ、テニス、スカッシュなど）、また手作業や家事（編みもの、拭き掃除）から生じる。

　マウスを使ったパソコン作業時に無理な手の形をしていると、この筋肉にとくに負担がかかる。

所見
　トリガーポイントを圧迫して痛みを誘発する。同時に筋肉を伸張すると痛みがよりはっきりする。痛みの状態がかなり急性の場合、筋肉を伸張するだけでも誘発になる。

テストとテクニック
　伸張とトリガーポイントの圧迫触診（▶図 11.12）

参考
　肘の痛みには多くの筋肉がかかわる。鑑別には根気と時間が要る。このことは患者にも知ってもらう必要がある。再生に時間がかかるほど、痛みも長引くからである。大事なのは、誘発要因を見極め、治療期間中に取り除くことである。場合によっては、何か月かスポーツなどで身体を動かしてもらう。

　さまざまな動作で肘の痛みは起こる。発生メカニズムとしては、動きの反復、急性・慢性的な過負荷がポイントになる。人間にはものをつかめる手がある。たいてい回内を伴いながらほぼ１日中、屈曲動作を行っている。さらに、前腕の伸筋と回外筋がそれに対する形で活動しているため、前腕のすべての筋群で過負荷状態が起こり得る。

11.6 示指伸筋

テクニック

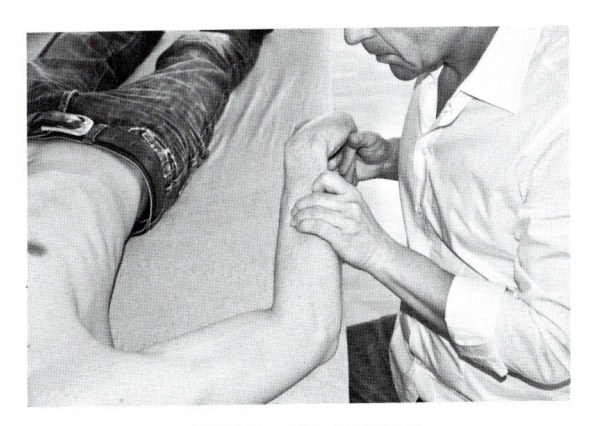

図11.12 抑制と深部摩擦で筋肉を治療する。
掌屈と指の屈曲で筋肉をプレストレッチする。

11.7
回外筋

▶**図11.13**
解剖図▶**図16.19**、p.435

11.7.1 解剖学と関連痛

起始
- 尺骨の回外筋稜
- 上腕骨の外側上顆
- 橈側側副靱帯
- 橈骨輪状靱帯

停止
橈骨頸と橈骨体(橈骨粗面から円回内筋停止部の間)

機能
前腕の回外

神経支配
橈骨神経(C5-6)

トリガーポイントの位置
上腕二頭筋腱のやや外側で遠位、橈骨腹側の回外筋表面

関連痛
- 外側上顆。肘の外側部に広がる
- 第1・2中手骨の間の手背
- 母指基節骨の背側

11.7 回外筋

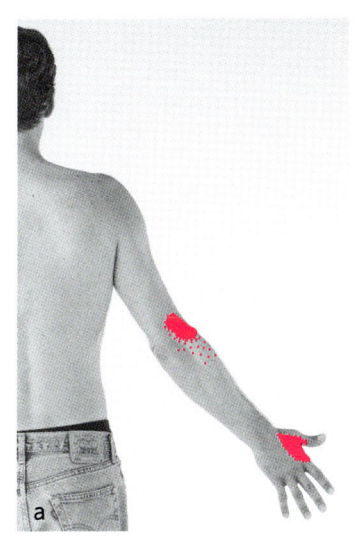

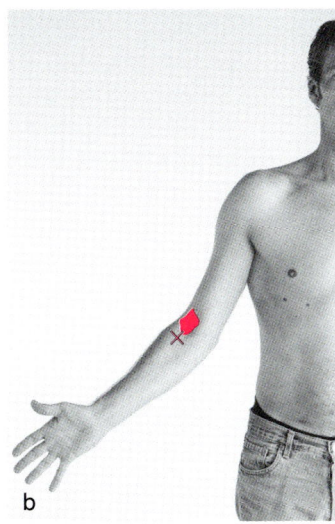

図11.13 a、b

11.7.2 オステオパシー療法的診察方法

問 診
　急性的な過負荷は、普段しない動作を何度もしたり、何かの動きを集中的に行ったりした結果のことがある。ギターの演奏、ゴルフ、テニスなど、ものをつかむ動作を力を込めてくりかえした場合がある。

　普段しない手作業や集中的な手作業も、急性的な過負荷になり得る。庭仕事、生け垣の刈り込み、ねじ回しなど。

　慢性的な過負荷は、普段しないスポーツ（極端なダンベルトレーニング、ゴルフ、テニス、スカッシュなど）、また手作業や家事（編みもの、拭き掃除）から生じる。

所 見
　トリガーポイントを圧迫して痛みを誘発する。同時に筋肉を伸張すると痛みがよりはっきりする。痛みの状態がかなり急性の場合、筋肉を伸張するだけでも誘発になる。

テストとテクニック
　伸張とトリガーポイントの圧迫触診（▶**図11.14**）

参 考
　肘の痛みには多くの筋肉がかかわる。鑑別には根気と時間が要る。このことは患者にも知ってもらう必要がある。再生に時間がかかるほど、痛みも長引くからである。大事なのは、誘発要因を見極め、治療期間中に取り除くことである。場合によっては、何か月かスポーツなどで身体を動かしてもらう。

　さまざまな動作で肘の痛みは起こる。発生メカニズムとしては、動きの反復、急性・慢性的な過負荷がポイントになる。人間にはものをつかめる手がある。たいてい回内を伴いながらほぼ1日中、屈曲動作を行っている。さらに、前腕の伸筋と回外筋がそれに対する形で活動しているため、前腕のすべての筋群で過負荷状態が起こり得る。

テクニック

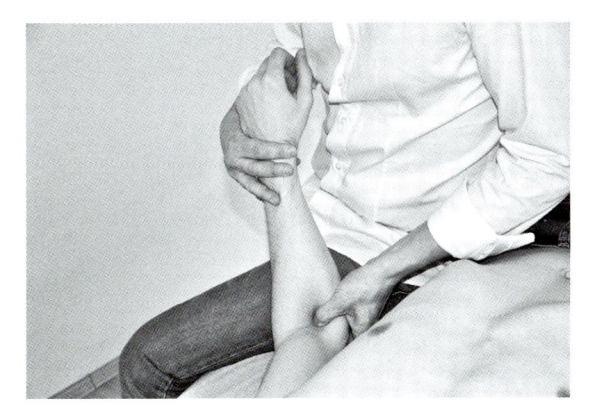

図 11.14 抑制と深部摩擦で筋肉を治療する。
回内で筋肉をプレストレッチする。

11.8
長掌筋

▶**図11.15**
解剖図▶**図16.17**、p.434

11.8.1 解剖学と関連痛

起始
上腕骨の内側上顆

停止
- 屈筋支帯
- 手掌腱膜

機能
手掌腱膜の緊張

神経支配
正中神経（C7-8）

トリガーポイントの位置
前腕腹側で近位・中1/3の移行部

関連痛
- 手掌
- 前腕前方の遠位1/2

11.8 長掌筋

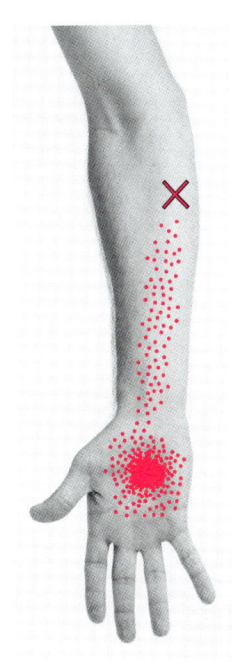

図11.15

11.8.2 オステオパシー療法的診察方法

問 診
　急性的な過負荷は、普段しない動作を何度もしたり、何かの動きを集中的に行ったりした結果のことがある。ギターの演奏、ゴルフ、テニスなど、ものをつかむ動作を力を込めてくりかえした場合がある。

　普段しない手作業や集中的な手作業も、急性的な過負荷になり得る。庭仕事、生け垣の刈り込み、ねじ回しなど。

　慢性的な過負荷は、普段しないスポーツ（極端なダンベルトレーニング、ゴルフ、テニス、スカッシュなど）、また手作業や家事（編みもの、拭き掃除）から生じる。

所 見
　トリガーポイントを圧迫して痛みを誘発する。同時に筋肉を伸張すると痛みがよりはっきりする。痛みの状態がかなり急性の場合、筋肉を伸張するだけでも誘発になる。

テストとテクニック
　伸張とトリガーポイントの圧迫触診（▶**図11.16**）

参 考
　肘の痛みには多くの筋肉がかかわる。鑑別には根気と時間が要る。このことは患者にも知ってもらう必要がある。再生に時間がかかるほど、痛みも長引くからである。大事なのは、誘発要因を見極め、治療期間中に取り除くことである。場合によっては、何か月かスポーツなどで身体を動かしてもらう。

　さまざまな動作で肘の痛みは起こる。発生メカニズムとしては、動きの反復、急性・慢性的な過負荷がポイントになる。人間にはものをつかめる手がある。たいてい回内を伴いながらほぼ1日中、屈曲動作を行っている。さらに、前腕の伸筋と回外筋がそれに対する形で活動しているため、前腕のすべての筋群で過負荷状態が起こり得る。

テクニック

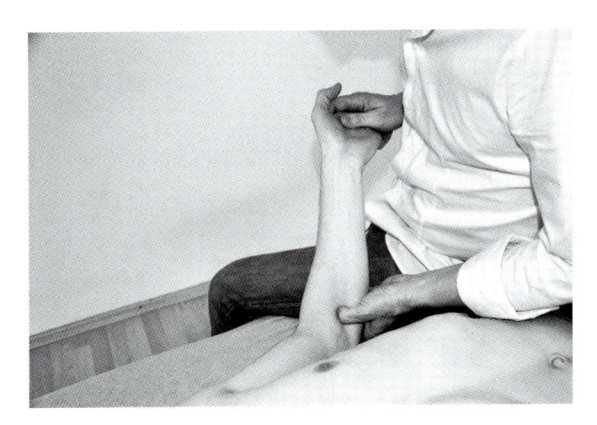

図 11.16 抑制と深部摩擦で筋肉を治療する。
背側伸展と指の伸展で筋肉をプレストレッチする。
これにより手掌腱膜を伸張する。

11.9
橈側手根屈筋

▶図11.17
解剖図 ▶図16.17、p.434

11.9.1 解剖学と関連痛

起始
上腕骨の内側上顆

停止
- 第2・3中手骨底
- 舟状骨

機能
- 掌屈
- 橈側外転

神経支配
正中神経（C6-7）

トリガーポイントの位置
筋腹の中央（前腕腹側の中央で近位1/2）

関連痛
- 手関節の腹側部で母指球と小指球の間
- 手掌の近位1/2
- 前腕の遠位1/2で細長く

11.9 橈側手根屈筋

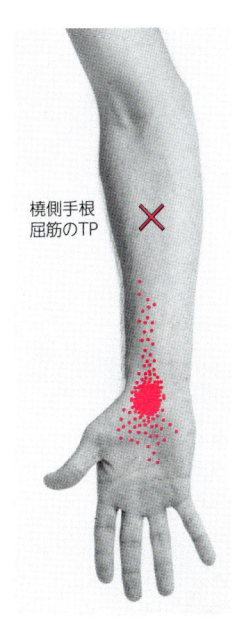

図11.17

11.9.2 オステオパシー療法的診察方法

問 診
　急性的な過負荷は、普段しない動作を何度もしたり、何かの動きを集中的に行ったりした結果のことがある。ギターの演奏、ゴルフ、テニスなど、ものをつかむ動作を力を込めてくりかえした場合がある。

　普段しない手作業や集中的な手作業も、急性的な過負荷になり得る。庭仕事、生け垣の刈り込み、ねじ回しなど。

　慢性的な過負荷は、普段しないスポーツ（極端なダンベルトレーニング、ゴルフ、テニス、スカッシュなど）、また手作業や家事（編みもの、拭き掃除）から生じる。

所 見
　トリガーポイントを圧迫して痛みを誘発する。同時に筋肉を伸張すると痛みがよりはっきりする。痛みの状態がかなり急性の場合、筋肉を伸張するだけでも誘発になる。

テストとテクニック
　伸張とトリガーポイントの圧迫触診（▶図11.18）

参 考
　肘の痛みには多くの筋肉がかかわる。鑑別には根気と時間が要る。このことは患者にも知ってもらう必要がある。再生に時間がかかるほど、痛みも長引くからである。大事なのは、誘発要因を見極め、治療期間中に取り除くことである。場合によっては、何か月かスポーツなどで身体を動かしてもらう。

　さまざまな動作で肘の痛みは起こる。発生メカニズムとしては、動きの反復、急性・慢性的な過負荷がポイントになる。人間にはものをつかめる手がある。たいてい回内を伴いながらほぼ１日中、屈曲動作を行っている。さらに、前腕の伸筋と回外筋がそれに対する形で活動しているため、前腕のすべての筋群で過負荷状態が起こり得る。

11.9 橈側手根屈筋

テクニック

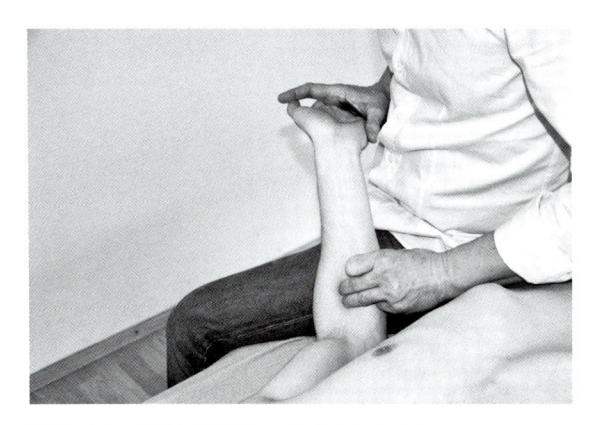

図11.18 抑制と深部摩擦で筋肉を治療する。
手の伸展で筋肉をプレストレッチする。

11.10
尺側手根屈筋

▶**図11.19**
解剖図 ▶**図16.17**、p.434

11.10.1 解剖学と関連痛

起始
- 上腕骨の内側上顆
- 肘頭
- 尺骨の後縁
- 前腕筋膜

停止
- 豆状骨
- 有鉤骨鉤
- 豆鉤靭帯と豆中手靭帯を経て第5中手骨底に

機能
- 掌屈
- 尺側外転

神経支配
尺骨神経(C6-7)

トリガーポイントの位置
筋腹の中央、前腕腹側の尺側縁で近位1/2

関連痛
- 手関節の腹側部で小指球の尺側縁部
- 手掌の近位1/2（小指球部）
- 前腕の遠位1/2で細長く

11.10 尺側手根屈筋

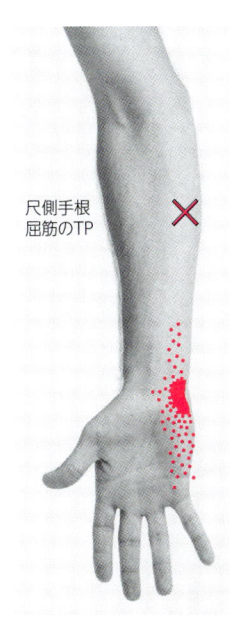

図11.19

11.10.2 オステオパシー療法的診察方法

問診
　急性的な過負荷は、普段しない動作を何度もしたり、何かの動きを集中的に行ったりした結果のことがある。ギターの演奏、ゴルフ、テニスなど、ものをつかむ動作を力を込めてくりかえした場合がある。

　普段しない手作業や集中的な手作業も、急性的な過負荷になり得る。庭仕事、生け垣の刈り込み、ねじ回しなど。

　慢性的な過負荷は、普段しないスポーツ（極端なダンベルトレーニング、ゴルフ、テニス、スカッシュなど）、また手作業や家事（編みもの、拭き掃除）から生じる。

所見
　トリガーポイントを圧迫して痛みを誘発する。同時に筋肉を伸張すると痛みがよりはっきりする。痛みの状態がかなり急性の場合、筋肉を伸張するだけでも誘発になる。

テストとテクニック
　伸張とトリガーポイントの圧迫触診（▶図11.20）

参考
　肘の痛みには多くの筋肉がかかわる。鑑別には根気と時間が要る。このことは患者にも知ってもらう必要がある。再生に時間がかかるほど、痛みも長引くからである。大事なのは、誘発要因を見極め、治療期間中に取り除くことである。場合によっては、何か月かスポーツなどで身体を動かしてもらう。

　さまざまな動作で肘の痛みは起こる。発生メカニズムとしては、動きの反復、急性・慢性的な過負荷がポイントになる。人間にはものをつかめる手がある。たいてい回内を伴いながらほぼ1日中、屈曲動作を行っている。さらに、前腕の伸筋と回外筋がそれに対する形で活動しているため、前腕のすべての筋群で過負荷状態が起こり得る。

11.10 尺側手根屈筋

テクニック

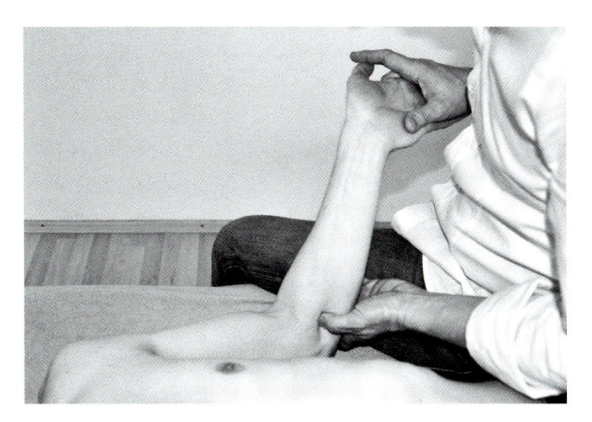

図11.20 抑制と深部摩擦で筋肉を治療する。
手の背側伸展で筋肉をプレストレッチする。

11.11
浅指屈筋、深指屈筋

11.11.1 解剖学と関連痛

浅指屈筋

▶図11.21　解剖図 ▶図16.19、p.435

起始
- 上腕骨の内側上顆(肘の内側側副靭帯まで)
- 尺骨の鉤状突起(内側縁)
- 斜索
- 橈骨の前面で斜線沿い

停止
第2-5指の中節骨の側面

機能
- 第2-5指の近位指節間関節・中手指節関節の屈曲
- 手関節の屈曲

神経支配
正中神経(C7-8)

トリガーポイントの位置
前腕腹側の近位1/2、橈側手根屈筋と尺側手根屈筋のトリガーポイントを結ぶ線上

関連痛
第3-5指の掌面(個々に痛むこともある)

深指屈筋

▶図11.21　解剖図 ▶図16.20、p.435

起始
- 肘頭(内側)
- 尺骨の前面と内側面
- 骨間膜

11.11 浅指屈筋、深指屈筋

停 止
第2-5指の末節骨

機 能
- すべての指関節の屈曲
- 手関節の屈曲

神経支配
- 正中神経(C6-7)
- 尺骨神経(C7-8)

トリガーポイントの位置
前腕腹側の近位1/2、橈側手根屈筋と尺側手根屈筋のトリガーポイントを結ぶ線上

関連痛
第3-5指の掌面(個々に痛むこともある)

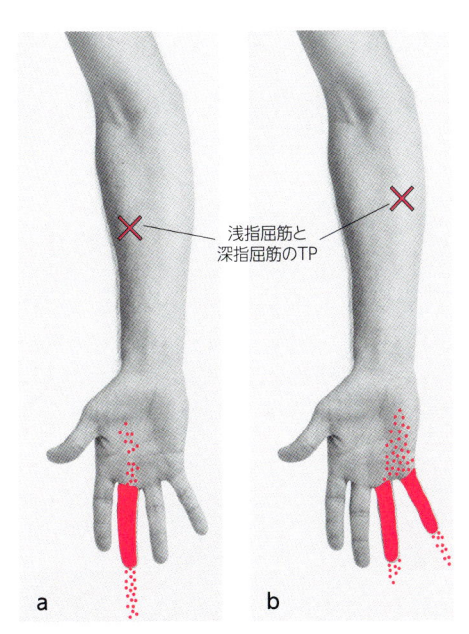

浅指屈筋と深指屈筋のTP

図11.21 a、b

11.11.2 オステオパシー療法的診察方法

問 診
　急性的な過負荷は、普段しない動作を何度もしたり、何かの動きを集中的に行ったりした結果のことがある。ギターの演奏、ゴルフ、テニスなど、ものをつかむ動作を力を込めてくりかえした場合がある。
　普段しない手作業や集中的な手作業も、急性的な過負荷になり得る。庭仕事、生け垣の刈り込み、ねじ回しなど。
　慢性的な過負荷は、普段しないスポーツ（極端なダンベルトレーニング、ゴルフ、テニス、スカッシュなど）、また手作業や家事（編みもの、拭き掃除）から生じる。

所 見
　トリガーポイントを圧迫して痛みを誘発する。同時に筋肉を伸張すると痛みがよりはっきりする。痛みの状態がかなり急性の場合、筋肉を伸張するだけでも誘発になる。

テストとテクニック
　伸張とトリガーポイントの圧迫触診（▶図11.22）

参 考
　肘の痛みには多くの筋肉がかかわる。鑑別には根気と時間が要る。このことは患者にも知ってもらう必要がある。再生に時間がかかるほど、痛みも長引くからである。大事なのは、誘発要因を見極め、治療期間中に取り除くことである。場合によっては、何か月かスポーツなどで身体を動かしてもらう。
　さまざまな動作で肘の痛みは起こる。発生メカニズムとしては、動きの反復、急性・慢性的な過負荷がポイントになる。人間にはものをつかめる手がある。たいてい回内を伴いながらほぼ1日中、屈曲動作を行っている。さらに、前腕の伸筋と回外筋がそれに対する形で活動しているため、前腕のすべての筋群で過負荷状態が起こり得る。

11.11 浅指屈筋、深指屈筋

テクニック

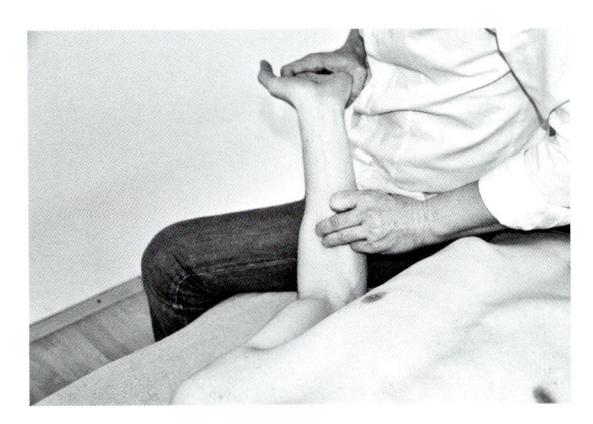

図11.22 抑制と深部摩擦で筋肉を治療する。
手の背側伸展で筋肉をプレストレッチする。

11.12
長母指屈筋

▶図 11.23
解剖図 ▶図 16.20、p.435

11.12.1 解剖学と関連痛

起 始
- 橈骨の前面（斜線の遠位）
- 骨間膜

停 止
母指の末節骨底

機 能
母指末節骨の屈曲

神 経 支 配
正中神経（C 7-8）

トリガーポイントの位置
手関節のやや近位、前腕の正中線の橈側

関 連 痛
母指の腹側面

11.12 長母指屈筋

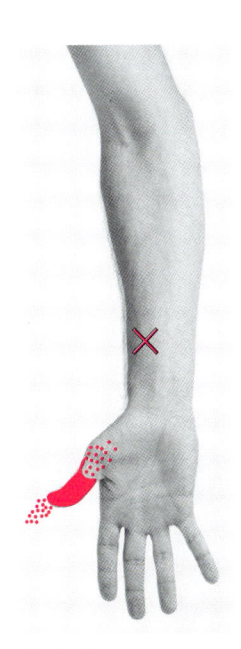

図11.23

トリガーポイント

11.12.2 オステオパシー療法的診察方法

問診
急性的な過負荷は、普段しない動作を何度もしたり、何かの動きを集中的に行ったりした結果のことがある。ギターの演奏、ゴルフ、テニスなど、ものをつかむ動作を力を込めてくりかえした場合がある。

普段しない手作業や集中的な手作業も、急性的な過負荷になり得る。庭仕事、生け垣の刈り込み、ねじ回しなど。

慢性的な過負荷は、普段しないスポーツ（極端なダンベルトレーニング、ゴルフ、テニス、スカッシュなど）、また手作業や家事（編みもの、拭き掃除）から生じる。

所見
トリガーポイントを圧迫して痛みを誘発する。同時に筋肉を伸張すると痛みがよりはっきりする。痛みの状態がかなり急性の場合、筋肉を伸張するだけでも誘発になる。

テストとテクニック
伸張とトリガーポイントの圧迫触診（▶図11.24）

参考
人間は手の母指を対立できる唯一の霊長類である。母指の対立により、ものをきちんとつかむことができる。その結果として母指の筋群はどれも発達しているが、過負荷に弱くもある。これは母指球の筋群を重点的に触診するとわかる。そこにはほぼ必ず潜在性トリガーポイントがあり、筋群が過使用されればすぐに活動性に変わり得る。

テクニック

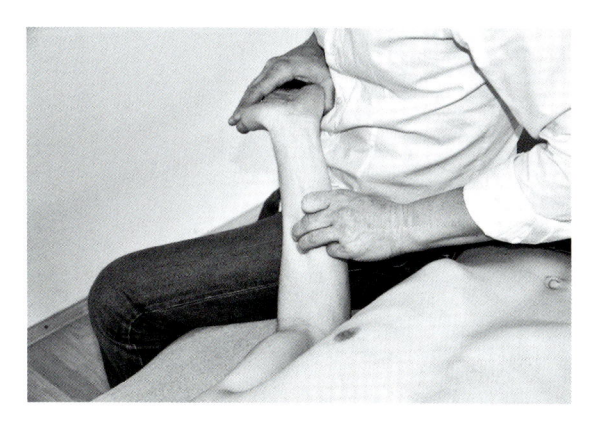

図11.24 抑制と深部摩擦で筋肉を治療する。
背側伸展と母指の伸展で筋肉をプレストレッチする。

11.13
円回内筋

▶**図11.25**
解剖図▶**図16.15、p.433**

11.13.1 解剖学と関連痛

起 始
- 上腕骨の内側上顆
- 内側上腕筋間中隔
- 尺骨の鉤状突起

停 止
回内筋粗面

機 能
- 前腕の回内
- 肘関節の屈曲

神経支配
正中神経(C6-7)

トリガーポイントの位置
前肘部の付近、上腕二頭筋腱膜の尺側

関 連 痛
- 手関節の腹側・橈側部
- 前腕の橈側・腹側1/2

11.13 円回内筋

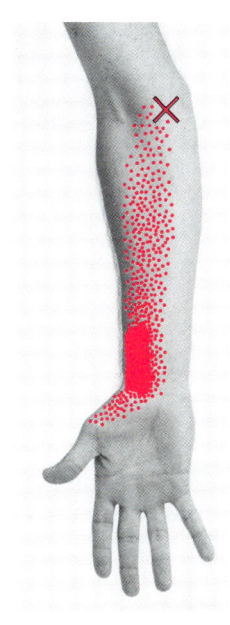

図 11.25

11.13.2 オステオパシー療法的診察方法

問 診
　急性的な過負荷は、普段しない動作を何度もしたり、何かの動きを集中的に行ったりした結果のことがある。ギターの演奏、ゴルフ、テニスなど、ものをつかむ動作を力を込めてくりかえした場合がある。

　普段しない手作業や集中的な手作業も、急性的な過負荷になり得る。庭仕事、生け垣の刈り込み、ねじ回しなど。

　慢性的な過負荷は、普段しないスポーツ（極端なダンベルトレーニング、ゴルフ、テニス、スカッシュなど）、また手作業や家事（編みもの、拭き掃除）から生じる。

所 見
　トリガーポイントを圧迫して痛みを誘発する。同時に筋肉を伸張すると痛みがよりはっきりする。痛みの状態がかなり急性の場合、筋肉を伸張するだけでも誘発になる。

テストとテクニック
　伸張とトリガーポイントの圧迫触診（▶図11.26）

参 考
　肘の痛みには多くの筋肉がかかわる。鑑別には根気と時間が要る。このことは患者にも知ってもらう必要がある。再生に時間がかかるほど、痛みも長引くからである。大事なのは、誘発要因を見極め、治療期間中に取り除くことである。場合によっては、何か月かスポーツなどで身体を動かしてもらう。

　さまざまな動作で肘の痛みは起こる。発生メカニズムとしては、動きの反復、急性・慢性的な過負荷がポイントになる。人間にはものをつかめる手がある。たいてい回内を伴いながらほぼ1日中、屈曲動作を行っている。さらに、前腕の伸筋と回外筋がそれに対する形で活動しているため、前腕のすべての筋群で過負荷状態が起こり得る。

テクニック

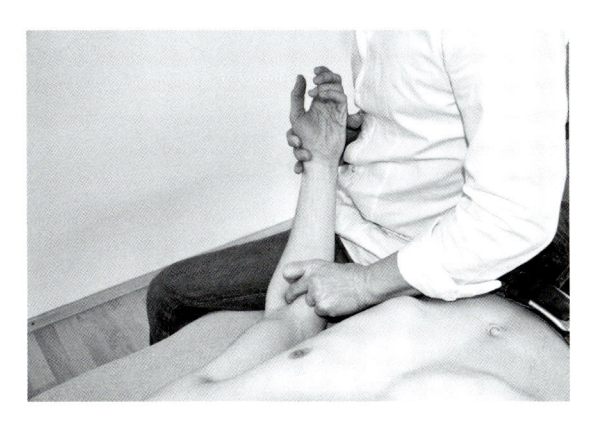

図11.26 抑制と深部摩擦で筋肉を治療する。
回外で筋肉をプレストレッチする。

11.14
母指内転筋

▶図11.27
解剖図 ▶図16.21、p.436

11.14.1 解剖学と関連痛

起 始
- 第2・3中手骨底
- 小菱形骨
- 有頭骨
- 第3中手骨体

停 止
- 種子骨の尺側
- 母指の基節骨（尺側面）
- 長母指伸筋腱

機 能
母指の内転

神 経 支 配
尺骨神経（Th1）

トリガーポイントの位置
母指と示指の間のしわ付近。筋腹を抓法触診するとわかりやすい

関 連 痛
- 母指の中手指節関節の橈側面を手根中手関節まで
- 母指球
- 母指部の背面

11.14 母指内転筋

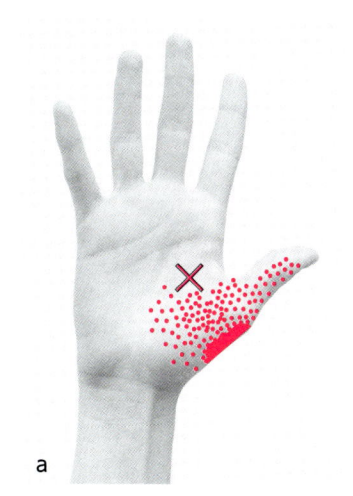

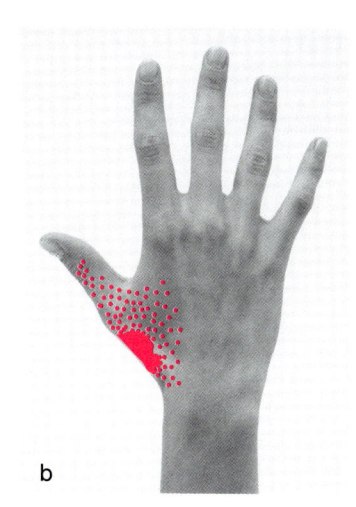

図11.27 a、b

11.14.2 オステオパシー療法的診察方法

問 診
　急性的な過負荷は、普段しない動作を何度もしたり、何かの動きを集中的に行ったりした結果のことがある。ギターの演奏、ゴルフ、テニスなど、ものをつかむ動作を力を込めてくりかえした場合がある。

　普段しない手作業や集中的な手作業も、急性的な過負荷になり得る。庭仕事、生け垣の刈り込み、ねじ回しなど。

　慢性的な過負荷は、普段しないスポーツ（極端なダンベルトレーニング、ゴルフ、テニス、スカッシュなど）、また手作業や家事（編みもの、拭き掃除）から生じる。

所 見
　トリガーポイントを圧迫して痛みを誘発する。同時に筋肉を伸張すると痛みがよりはっきりする。痛みの状態がかなり急性の場合、筋肉を伸張するだけでも誘発になる。

テストとテクニック
　伸張とトリガーポイントの圧迫触診（▶図 11.28）

参 考
　人間は手の母指を対立できる唯一の霊長類である。母指の対立により、ものをきちんとつかむことができる。その結果として母指の筋群はどれも発達しているが、過負荷に弱くもある。これは母指球の筋群を重点的に触診するとわかる。そこにはほぼ必ず潜在性トリガーポイントがあり、筋群が過使用されればすぐに活動性に変わり得る。

テクニック

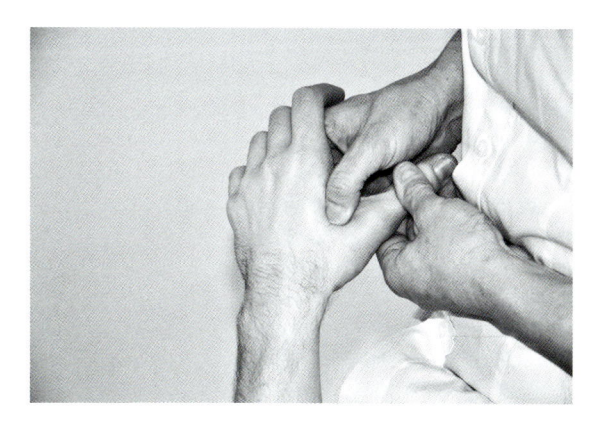

図11.28 抑制と深部摩擦で筋肉を治療する。
母指の外転で筋肉をプレストレッチする。

11.15
母指対立筋

▶**図11.29**
解剖図▶**図16.22、p.437**

11.15.1 解剖学と関連痛

起始
- 屈筋支帯
- 大菱形骨結節

停止
第1中手骨(橈側)

機能
母指の対立

神経支配
- 正中神経(C8-Th1)
- 尺骨神経(Th1)

トリガーポイントの位置
手関節付近の筋腹

関連痛
- 母指の掌側面
- 手関節の橈側・掌側1/2

11.15 母指対立筋

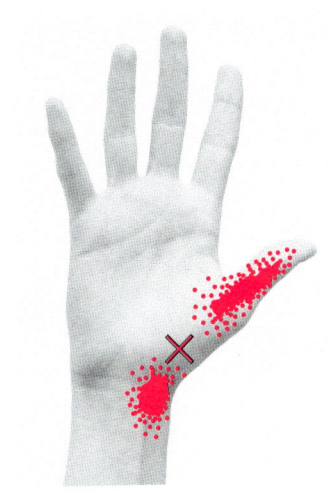

図11.29

11.15.2 オステオパシー療法的診察方法

問 診
　急性的な過負荷は、普段しない動作を何度もしたり、何かの動きを集中的に行ったりした結果のことがある。ギターの演奏、ゴルフ、テニスなど、ものをつかむ動作を力を込めてくりかえした場合がある。

　普段しない手作業や集中的な手作業も、急性的な過負荷になり得る。庭仕事、生け垣の刈り込み、ねじ回しなど。

　慢性的な過負荷は、普段しないスポーツ（極端なダンベルトレーニング、ゴルフ、テニス、スカッシュなど）、また手作業や家事（編みもの、拭き掃除）から生じる。

所 見
　トリガーポイントを圧迫して痛みを誘発する。同時に筋肉を伸張すると痛みがよりはっきりする。痛みの状態がかなり急性の場合、筋肉を伸張するだけでも誘発になる。

テストとテクニック
　伸張とトリガーポイントの圧迫触診（▶**図11.30**）

参 考
　人間は手の母指を対立できる唯一の霊長類である。母指の対立により、ものをきちんとつかむことができる。その結果として母指の筋群はどれも発達しているが、過負荷に弱くもある。これは母指球の筋群を重点的に触診するとわかる。そこにはほぼ必ず潜在性トリガーポイントがあり、筋群が過使用されればすぐに活動性に変わり得る。

テクニック

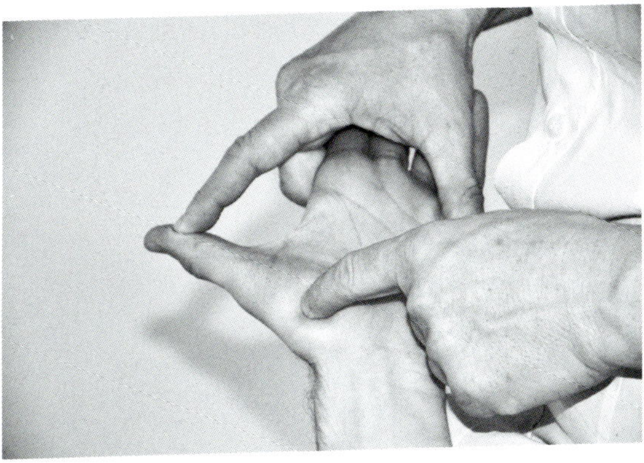

図 11.30 抑制と深部摩擦で筋肉を治療する。
母指の伸展で筋肉をプレストレッチする。

11.16
小指外転筋

▶図11.31
解剖図 ▶図16.22、p.437

11.16.1 解剖学と関連痛

起始
豆状骨

停止
第5指の基節骨底・指背腱膜の尺側

機能
- 小指の中手指節関節の屈曲と外転
- 小指の近位・遠位指節間関節の伸展

神経支配
尺骨神経(C8-Th1)

トリガーポイントの位置
第5中手骨底付近の筋腹

関連痛
小指の尺側面

11.16 小指外転筋

207

トリガーポイント

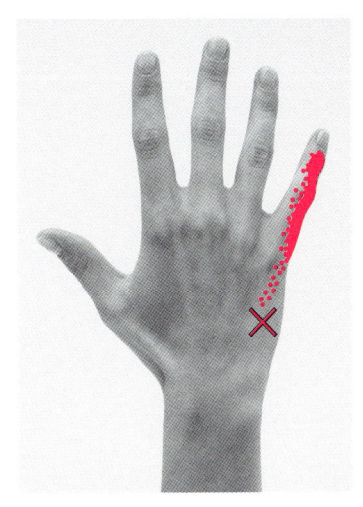

図11.31

11.16.2 オステオパシー療法的診察方法

問 診
　急性的な過負荷は、普段しない動作を何度もしたり、何かの動きを集中的に行ったりした結果のことがある。ギターの演奏、ゴルフ、テニスなど、ものをつかむ動作を力を込めてくりかえした場合がある。

　普段しない手作業や集中的な手作業も、急性的な過負荷になり得る。庭仕事、生け垣の刈り込み、ねじ回しなど。

　慢性的な過負荷は、普段しないスポーツ（極端なダンベルトレーニング、ゴルフ、テニス、スカッシュなど）、また手作業や家事（編みもの、拭き掃除）から生じる。

所 見
トリガーポイントを圧迫して痛みを誘発する。

テストとテクニック
　圧迫触診（▶**図11.32**）

11.16 小指外転筋

テクニック

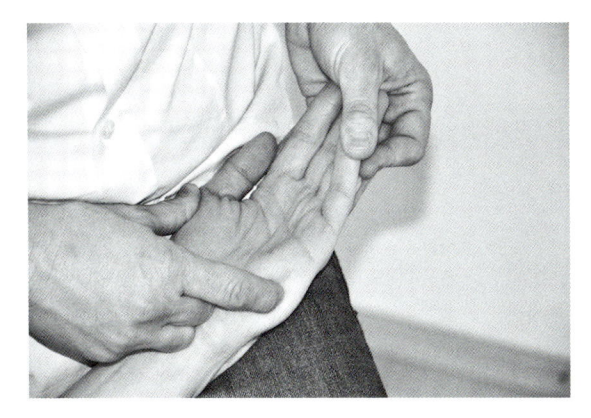

図 11.32 抑制と深部摩擦で筋肉を治療する。
小指の内転で筋肉をプレストレッチする。

11.17
骨間筋

▶図11.33、解剖図 ▶図16.23、p.438

11.17.1 解剖学と関連痛

背側骨間筋

起始
すべての中手骨の内面

停止
- それぞれの筋に応じた基節骨底
- 第2-4指の指背腱膜

機能
- 第2-4指の外転
- 中手指節関節を屈曲し、近位・遠位指節間関節を伸展

神経支配
尺骨神経(Th1)

トリガーポイントの位置／関連痛
掌側骨間筋を参照

掌側骨間筋

起始
第2・4・5中手骨

停止
- それぞれの筋に応じた基節骨底
- 第2・4・5指の指背腱膜の腱につながる

機能
- 第2・4・5指の内転
- 中手指節関節を屈曲し、近位・遠位指節間関節を伸展

神経支配
尺骨神経(Th1)

11.17 骨間筋

トリガーポイントの位置
中手骨の間

関連痛
- 示指（ごく橈側）と手背（示指の背側骨間筋のトリガーポイント、頻度がとても高い）
- 指の橈側

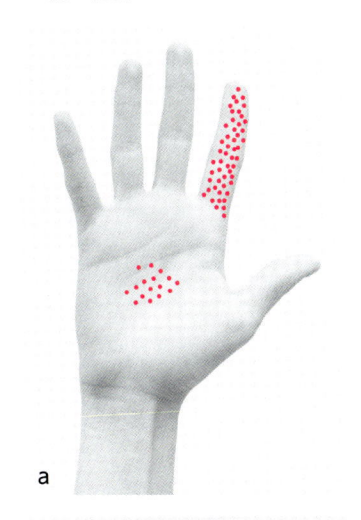

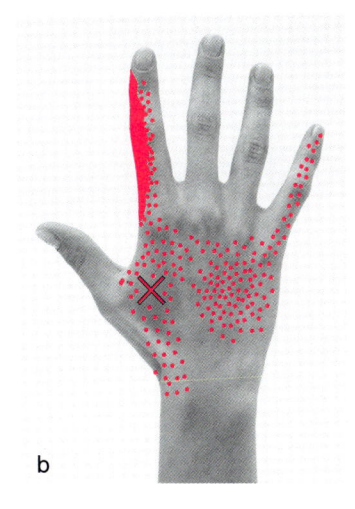

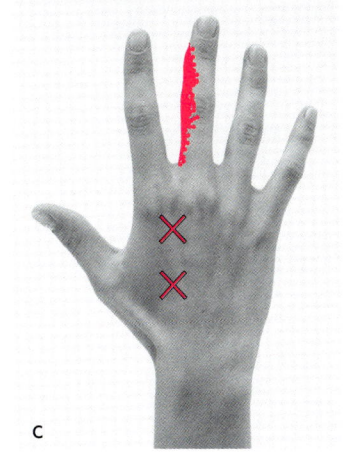

図 11.33 a-c

11.17.2 オステオパシー療法的診察方法

問 診
　急性的な過負荷は、普段しない動作を何度もしたり、何かの動きを集中的に行ったりした結果のことがある。ギターの演奏、ゴルフ、テニスなど、ものをつかむ動作を力を込めてくりかえした場合がある。

　普段しない手作業や集中的な手作業も、急性的な過負荷になり得る。庭仕事、生け垣の刈り込み、ねじ回しなど。

　慢性的な過負荷は、普段しないスポーツ（極端なダンベルトレーニング、ゴルフ、テニス、スカッシュなど）、また手作業や家事（編みもの、拭き掃除）から生じる。

所 見
　トリガーポイントを圧迫して痛みを誘発する。

テストとテクニック
　圧迫触診（▶図11.34）

テクニック

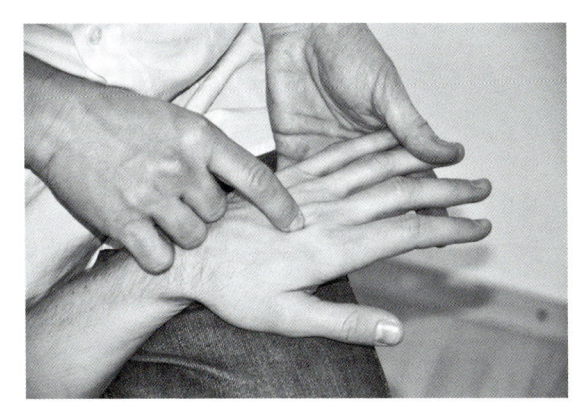

図11.34　抑制で筋肉を治療する。

11.18
痛みガイド

▶**表11.1**および**図11.35、11.36**

表11.1　前腕・手の痛み

筋肉	頻度	ページ
小指外転筋	とても高い	p.206
母指内転筋	とても高い	p.198
短橈側手根伸筋	とても高い	p.154
長橈側手根伸筋	とても高い	p.150
尺側手根伸筋	とても高い	p.158
(総)指伸筋	とても高い	p.162
示指伸筋	とても高い	p.166
橈側手根屈筋	とても高い	p.178
尺側手根屈筋	とても高い	p.182
深指屈筋	とても高い	p.186
浅指屈筋	とても高い	p.186
背側骨間筋	とても高い	p.210
掌側骨間筋	とても高い	p.210
母指対立筋	とても高い	p.202
円回内筋	とても高い	p.194
回外筋	とても高い	p.170
大胸筋	高い	p.217
小胸筋	高い	p.222
鎖骨下筋	高い	p.226
上腕筋	低い	p.130
烏口腕筋	低い	p.122
長母指屈筋	低い	p.190
棘下筋	低い	p.94
広背筋	低い	p.106
長掌筋	低い	p.174
前鋸筋	低い	p.242
上後鋸筋	低い	p.234

表11.1 続き

筋肉	頻度	ページ
肩甲下筋	低い	p.110
棘上筋	低い	p.90
大円筋	低い	p.102
上腕三頭筋	低い	p.134
斜角筋群	低い	p.86

前腕・手の痛みに関連する筋肉:
- 長橈側手根伸筋
- 短橈側手根伸筋
- (総)指伸筋
- 尺側手根伸筋
- 回外筋
- 示指伸筋
- 母指内転筋
- 橈側手根屈筋
- 尺側手根屈筋
- 深指屈筋
- 小指外転筋
- 浅指屈筋
- 背側骨間筋
- 円回内筋
- 掌側骨間筋
- 母指対立筋

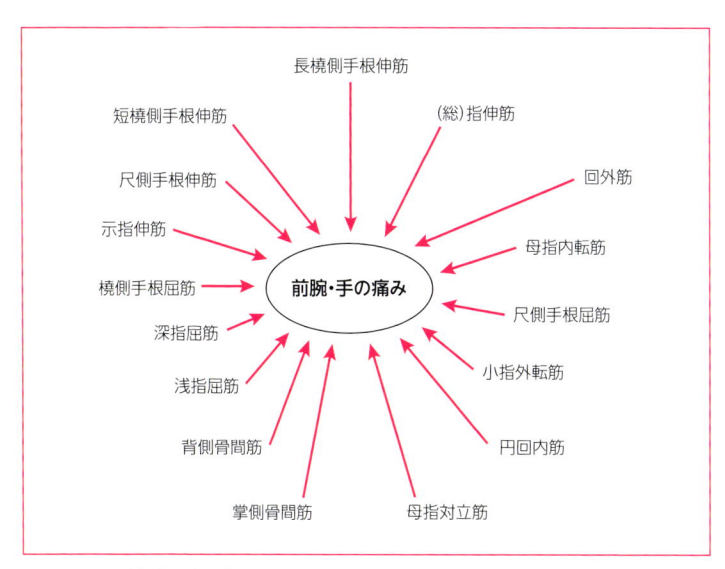

図11.35 前腕・手の痛み

図の矢印: ➡ = とても高い、→ = 高い、➝ = 低い

11 肘、指の痛み

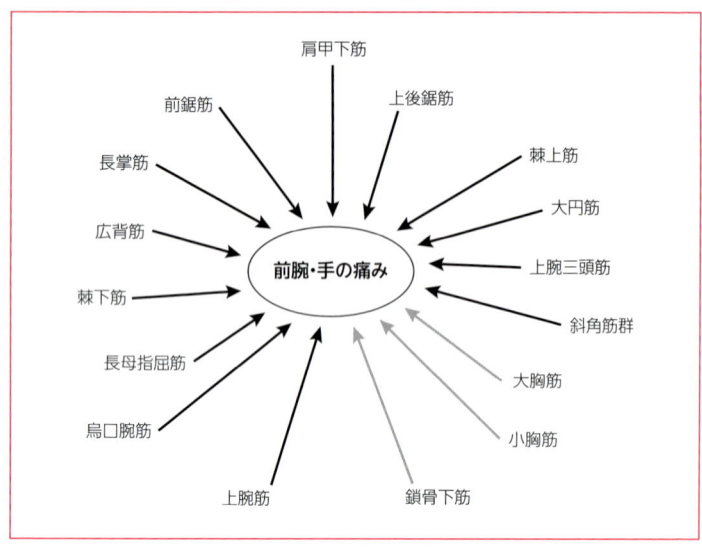

```
                    肩甲下筋
         前鋸筋          上後鋸筋
                                    棘上筋
   長掌筋
                                      大円筋
   広背筋      ┌─────────────┐
              │  前腕・手の痛み  │       上腕三頭筋
   棘下筋      └─────────────┘
                                    斜角筋群
      長母指屈筋
                              大胸筋
       烏口腕筋
                             小胸筋
            上腕筋    鎖骨下筋
```

図11.36　前腕・手の痛み

図の矢印： → ＝ とても高い、→ ＝ 高い、→ ＝ 低い

12　上部体幹の痛み

12.1 大胸筋

▶**図12.1**
解剖図▶**図16.24、p.439**

12.1.1 解剖学と関連痛

起始
- 鎖骨部：鎖骨（胸骨側1/2）
- 胸肋部：胸骨柄と胸骨体の外側、第1-6肋軟骨、外腹斜筋の腱膜

停止
- 上腕骨小結節稜
- 三角筋粗面（腹側）

機能
- 鎖骨部：肩関節の屈曲・内転
- 胸肋部：肩関節の内転・内旋、吸気筋

神経支配
内側・外側胸筋神経（C6-8）

トリガーポイントの位置
TPが筋全体に分布する。外側寄りや腋窩ヒダ付近のTPは、抓法触診するとよい。胸骨寄りのTPは平面触診ですぐわかる。

「心拍リズム障害」のトリガーポイント：乳頭の垂直線と胸骨外側縁の垂直線の中央で、右側の第5・6肋骨の肋間隙を探す。

関連痛
- **鎖骨部のトリガーポイント：**
  —三角筋部の腹側
  —鎖骨部自体

- **胸肋部外側のトリガーポイント：**
  —胸部の腹側
  —上腕の内側面
  —内側上顆
  —前腕の腹側
  —手の尺側端
  —第3-5指の掌面
- **胸肋部内側のトリガーポイント：**
  —胸骨（正中線は超えない）、隣接の胸部
- **胸肋部尾側のトリガーポイント：**
  —胸部の腹側。乳頭と場合により胸全体が過敏（とくに女性）
- **「心拍リズム障害」のトリガーポイント：**
  —このトリガーポイントは心臓不整脈がある場合に生じ、痛みはない。

12.1 大胸筋

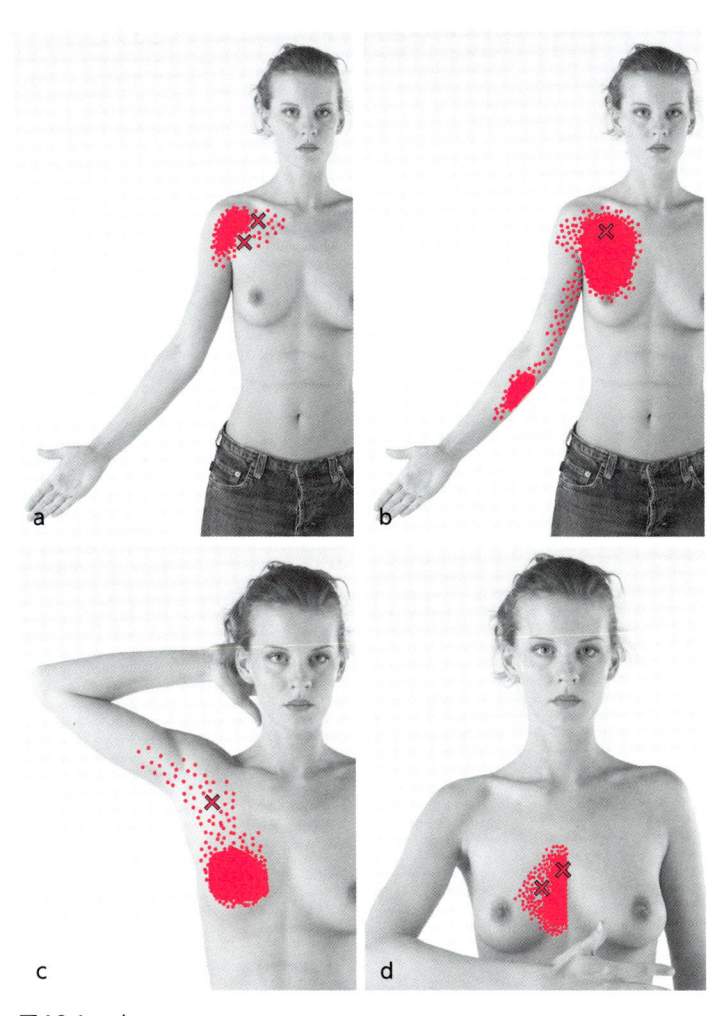

図 12.1 a-d

12.1.2 オステオパシー療法的診察方法

問診
急性的な過負荷は、シートベルト圧迫を伴う交通事故、転落しそうになって手すりにつかまる、普段しないスポーツをする（筋力トレーニング）などの外傷から生じる。

慢性的な過負荷は、胸骨結合に負荷のかかる姿勢、体前で重い荷物を持ち上げるなど、同一の姿勢や行動によることが多い。

所見
トリガーポイントを圧迫して痛みを誘発する。同時に筋肉を伸張すると痛みがよりはっきりする。痛みの状態がかなり急性の場合、筋肉を伸張するだけでも誘発になる。

テストとテクニック
伸張とトリガーポイントの圧迫触診（▶図12.2、12.3）

鑑別診断ヒント
この関連痛では狭心症や心筋梗塞を考慮し、場合により解明のために受診を勧めたほうがよい。

参考
狭心症や心筋梗塞には、関連痛以外にも症状がある。狭心症は、身体的な負荷や寒さなどの誘発要因がなくなったり、ニトロスプレーを投与したりすると症状が消えるとされる。

心筋梗塞では、能力低下、自律神経の異常、絶滅感などがある。

座位や立位での「悪い」姿勢、つまり胸椎のひどい後彎により、胸筋群が長期にわたって短縮する。筋肉が短縮すると、大したことのない負荷でもトリガーポイントが発生しやすい。重い荷物を1回持ち上げただけで生じる場合もある。

関連する内臓
心臓

テクニック

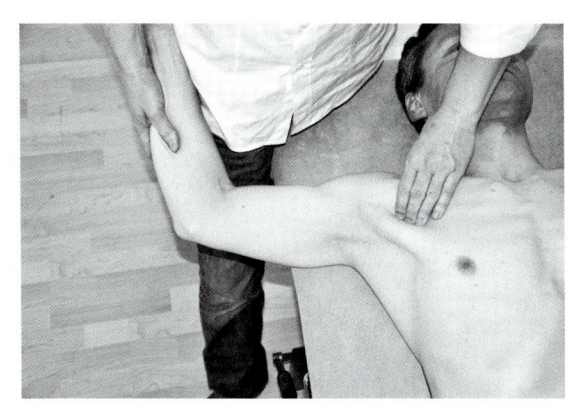

図12.2 抑制と深部摩擦でトリガーポイントを治療する。横の外転で筋肉をプレストレッチする。

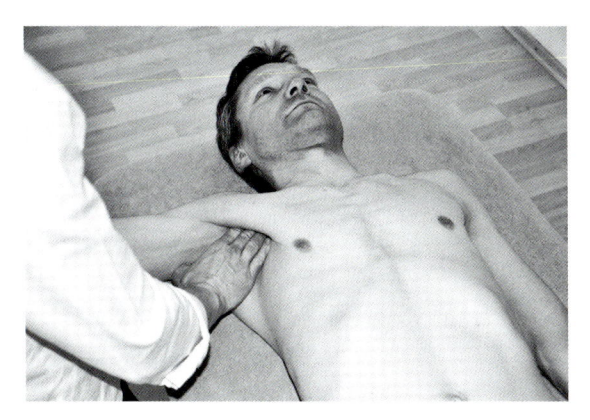

図12.3 変化形

12.2
小胸筋

▶図12.4
解剖図 ▶図16.24、p.439

12.2.1 解剖学と関連痛

起始
第3-5肋骨

停止
肩甲骨の烏口突起（頭内側）

機能
- 肩甲骨を前下方に引く
- 肩甲骨の固定時は吸気筋

神経支配
内側・外側胸筋神経（C6-8）

トリガーポイントの位置
- TP 1：第4肋骨にある筋起始部の付近（▶図16.24）
- TP 2：筋腹・腱の移行部で、肩甲骨の烏口突起のやや尾側（▶図16.24）

関連痛
- 三角筋部の腹側
- 胸部
- 上腕・肘・前腕の尺側面
- 第3-5指の掌面

この関連痛パターンは大胸筋と非常に似ている。

12.2 小胸筋

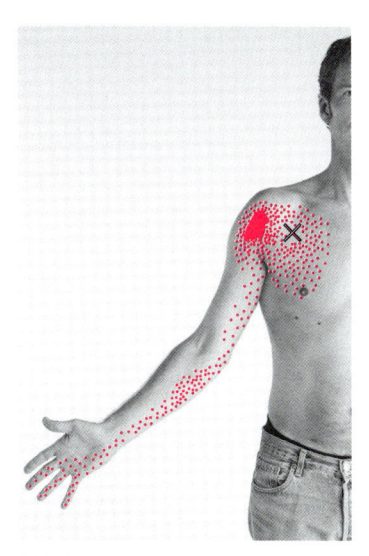

図12.4

12.2.2 オステオパシー療法的診察方法

問 診
　急性的な過負荷は、シートベルト圧迫を伴う交通事故、転落しそうになって手すりにつかまる、普段しないスポーツをする（筋力トレーニング）などの外傷から生じる。
　慢性的な過負荷は、胸骨結合に負荷のかかる姿勢、体前で重い荷物を持ち上げるなど、同一の姿勢や行動によることが多い。

所 見
　トリガーポイントを圧迫して痛みを誘発する。同時に筋肉を伸張すると痛みがよりはっきりする。痛みの状態がかなり急性の場合、筋肉を伸張するだけでも誘発になる。

テストとテクニック
　伸張とトリガーポイントの圧迫触診（▶図 12.5）

鑑別診断ヒント
　この関連痛では狭心症や心筋梗塞を考慮し、場合により解明のために受診を勧めたほうがよい。

参 考
　狭心症や心筋梗塞には、関連痛以外にも症状がある。狭心症は、身体的な負荷や寒さなどの誘発要因がなくなったり、ニトロスプレーを投与したりすると症状が消えるとされる。
　心筋梗塞では、能力低下、自律神経の異常、絶滅感などがある。
　座位や立位での「悪い」姿勢、つまり胸椎のひどい後彎により、胸筋群が長期にわたって短縮する。筋肉が短縮すると、大したことのない負荷でもトリガーポイントが発生しやすい。重い荷物を1回持ち上げただけで生じる場合もある。

関連する内臓
　心臓

12.2 小胸筋

テクニック

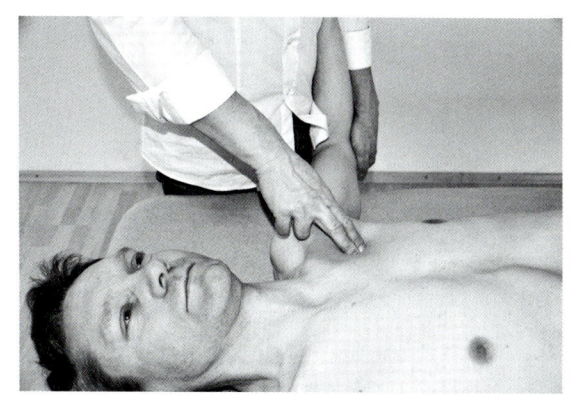

図12.5 抑制と深部摩擦でトリガーポイントを治療する。

12.3
鎖骨下筋

▶図12.6
解剖図▶図16.24、p.439

12.3.1 解剖学と関連痛

起始
　第1肋骨（軟骨と骨の境界）

停止
　鎖骨の中1/3で下面

機能
　鎖骨を下方に引く

神経支配
　鎖骨下筋神経（C5-6）

トリガーポイントの位置
　筋停止部の付近

関連痛
- 肩・上腕の腹側部
- 前腕の橈側
- 第1-3指部の掌面と背面

12.3 鎖骨下筋

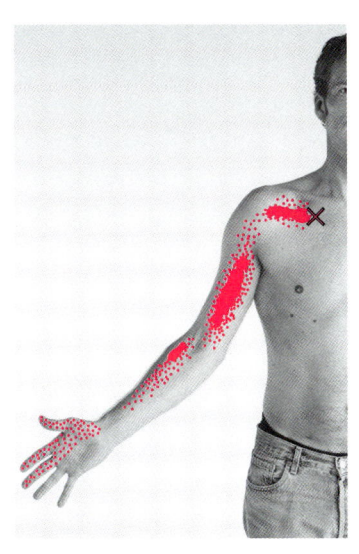

図12.6

12.3.2 オステオパシー療法的診察方法

問 診
急性的な過負荷は、シートベルト圧迫を伴う交通事故、転落しそうになって手すりにつかまる、普段しないスポーツをする（筋力トレーニング）などの外傷から生じる。

慢性的な過負荷は、胸骨結合に負荷のかかる姿勢、急性／慢性閉塞性／拘束性肺疾患の際に呼吸補助筋が多用されるなど、同一の姿勢や行動によることが多い。

所 見
トリガーポイントを圧迫して痛みを誘発する。

テストとテクニック
圧迫触診（▶図12.7）

鑑別診断ヒント
手根管症候群

参 考
この関連痛は手根管症候群で現れる痛みと似ている。

関連する内臓
鎖骨下筋は横隔神経枝の支配を受けることがよくある。そこから以下の臓器と関係する。
- 肝臓
- 胆嚢

テクニック

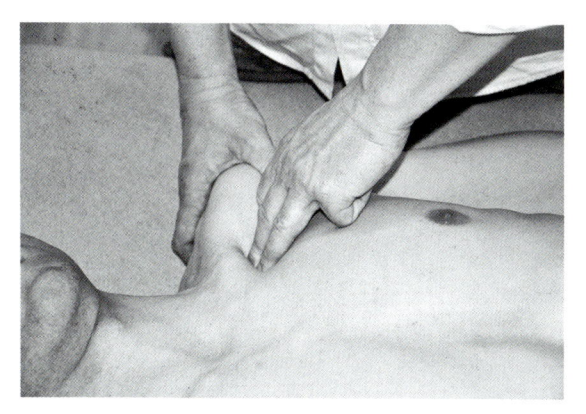

図12.7 抑制と深部摩擦でトリガーポイントを治療する。

12.4
胸骨筋

▶**図12.8**

この筋は20人に1人のみ見られる。

12.4.1 解剖学と関連痛

起始
胸筋膜または胸鎖乳突筋膜の片側か両側にあり、起始は胸骨部の頭側など

停止
第3-7肋軟骨の間、胸筋膜、腹直筋膜などさまざま

機能
不明。筋膜の緊張の可能性がある

神経支配
内側胸筋神経（C6-8）または肋間神経

トリガーポイントの位置
トリガーポイントは筋腹全体で生じる可能性がある。ほとんどは胸骨の中部

関連痛
- 胸骨全体、場合により胸骨下も
- 上部胸部
- 上腕・肘の腹側

12.4 胸骨筋

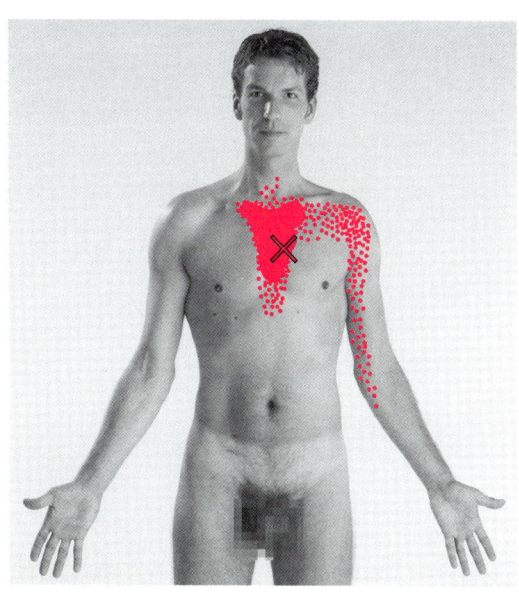

231

図12.8

トリガーポイント

12.4.2 オステオパシー療法的診察方法

問 診
この筋のトリガーポイントは、胸骨後痛や胸骨の表面痛として現れる。

所 見
トリガーポイントを圧迫して痛みを誘発する。

テストとテクニック
圧迫触診（▶図 12.9）

鑑別診断ヒント
この関連痛では狭心症や心筋梗塞を考慮し、場合により解明のために受診を勧めたほうがよい。

胃食道逆流症とティーツェ症候群も考えること。

参 考
狭心症や心筋梗塞には、関連痛以外にも症状がある。狭心症は、身体的な負荷や寒さなどの誘発要因がなくなったり、ニトロスプレーを投与したりすると症状が消えるとされる。

心筋梗塞では、能力低下、自律神経の異常、絶滅感などがある。

関連する内臓
心臓

テクニック

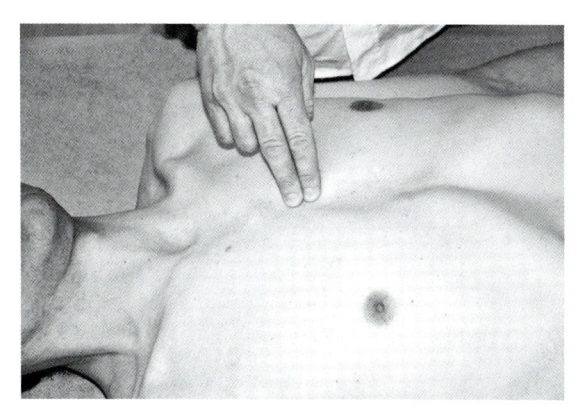

図12.9 抑制でトリガーポイントを治療する。

12.5
上後鋸筋
▶**図 12.10、12.11**
解剖図 ▶**図 16.25、p.440**

12.5.1 解剖学と関連痛

起 始
第7頸椎から第2胸椎の棘突起と棘上靭帯

停 止
第2-5肋骨の外面（後方）

機 能
深吸気時の吸気筋

神 経 支 配
Th2-5の脊髄神経前枝

トリガーポイントの位置
中間位で、肩甲骨の棘上窩と同高、肩甲棘の付近にあり、体壁の背側に投射される。触診には肩を前突して、トリガーポイントを表に出す必要がある。

関 連 痛
- 肩甲骨の下、上1/2
- 三角筋部の背側
- 上腕の背側
- 前腕の尺側面
- 肘の背側
- 小指球・第5指部の背面と掌面
- 胸筋部

12.5 上後鋸筋

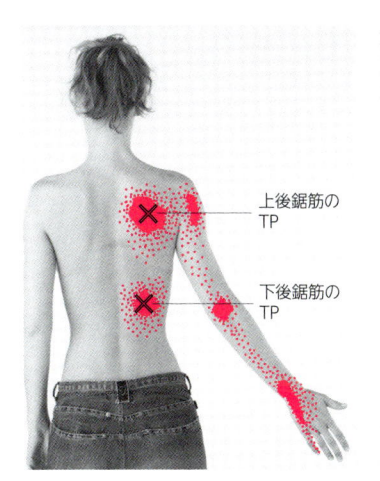

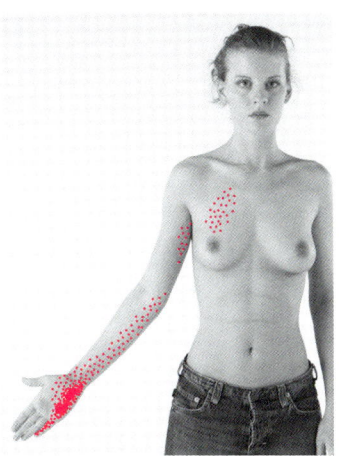

図12.10　　　　　図12.11

上後鋸筋のTP
下後鋸筋のTP

トリガーポイント

12.5.2 オステオパシー療法的診察方法

問 診
急性・慢性的な過負荷は、胸骨結合に負荷のかかる姿勢など、同一の姿勢や行動による。

所 見
トリガーポイントを圧迫して痛みを誘発する。同時に筋肉を伸張すると痛みがよりはっきりする。痛みの状態がかなり急性の場合、筋肉を伸張するだけでも誘発になる。

テストとテクニック
伸張とトリガーポイントの圧迫触診(▶図12.12)

参 考
座位や立位での「悪い」姿勢、つまり胸椎のひどい後彎により、上部の背筋群が長期にわたって過伸張する。筋肉が過伸張すると、大したことのない負荷でもトリガーポイントが発生しやすい。

関連する内臓
- 心臓
- 肺

テクニック

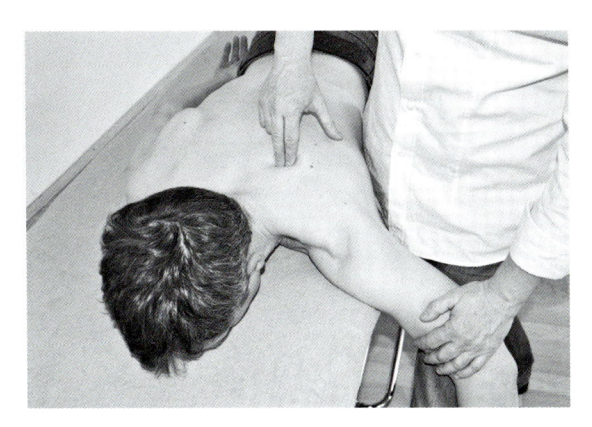

図12.12 抑制と深部摩擦でトリガーポイントを治療する。肩甲骨を前突して肩を横たえ、筋肉を触診しやすくする（僧帽筋と菱形筋を通して）。

12.6
下後鋸筋
▶**図12.13**
解剖図▶**図16.25、p.440**

12.6.1 解剖学と関連痛

起 始
第11胸椎から第2腰椎の棘突起と棘上靱帯

停 止
第9-12肋骨の外面(後方)

機 能
深呼気時の呼気筋

神経支配
Th9-12の脊髄神経前枝

トリガーポイントの位置
肋骨にある停止部付近の筋腹

関連痛
下部肋骨のまわりの下後鋸筋部

12.6 下後鋸筋

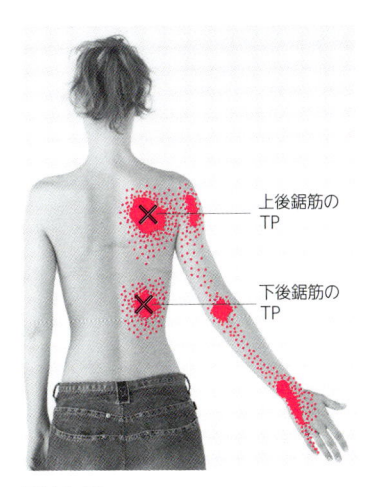

図12.13

上後鋸筋のTP
下後鋸筋のTP

12.6.2 オステオパシー療法的診察方法

問 診
急性的な過負荷は、重量物運搬による外傷の際に急性腰痛を伴う形で見られる。慢性的な過負荷は、脊柱側彎症など、脊柱の彎曲による。

所 見
トリガーポイントを圧迫して痛みを誘発する。同時に筋肉を伸張すると痛みがよりはっきりする。痛みの状態がかなり急性の場合、筋肉を伸張するだけでも誘発になる。

テストとテクニック
伸張とトリガーポイントの圧迫触診（▶図12.14）

鑑別診断ヒント
重量物運搬による外傷がある場合、関節の機能障害を治療し、反射性の過緊張を低下する必要がある。

関連する内臓
- 腎臓
- 十二指腸
- 膵臓
- 空腸、回腸
- 結腸
- 子宮

12.6 下後鋸筋

テクニック

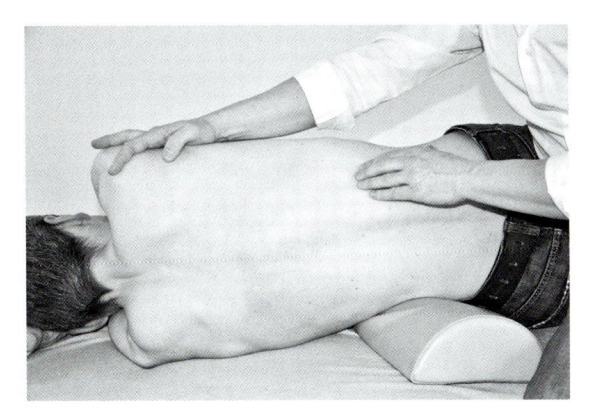

図12.14 抑制と深部摩擦でトリガーポイントを治療する。反対側に側屈する形で寝かせ、筋肉をプレストレッチする。

12.7
前鋸筋

▶図12.15
解剖図 ▶図16.26、p.440

12.7.1 解剖学と関連痛

起始
鎖骨中線部にある第1-9肋骨と肋間隙

停止
肩甲骨の内側縁

機能
- 肩甲骨を腹外側に引く
- 吸気補助筋

神経支配
- 長胸神経（C5-7）
- 肋間神経

トリガーポイントの位置
第5または第6肋骨から起始する筋部、中腋窩線の付近

関連痛
- 中部胸部の前外側
- 肩甲骨下角の内側
- 上腕・前腕の内側
- 手掌と第4・5指

スポーツなどで呼吸が深くなると、体幹側面に刺すような痛みが生じることがある。

12.7 前鋸筋

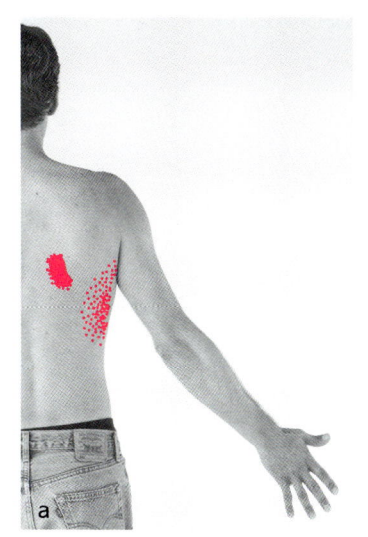

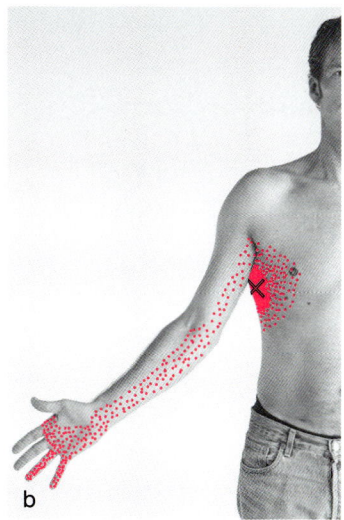

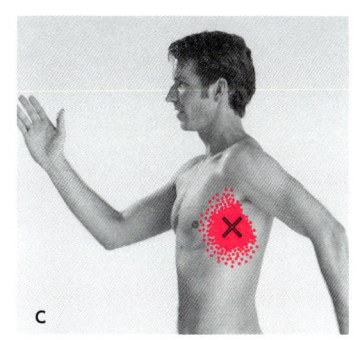

図 12.15 a-c

12.7.2 オステオパシー療法的診察方法

問 診
　急性的、慢性的な過負荷は外傷から生じる。例として、転落しそうになって手すりにつかまる、普段しないスポーツをする、また、庭仕事やフィットネストレーニングのやりすぎなど。

所 見
　トリガーポイントを圧迫して痛みを誘発する。同時に筋肉を伸張すると痛みがよりはっきりする。痛みの状態がかなり急性の場合、筋肉を伸張するだけでも誘発になる。

テストとテクニック
　伸張とトリガーポイントの圧迫触診（▶**図12.16**）

関連する内臓
　心　臓

テクニック

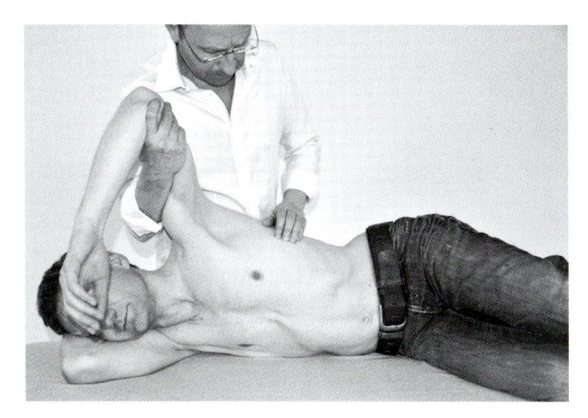

図12.16 抑制で筋肉を治療する。

12.8 脊柱起立筋

▶図12.17、12.18、12.19

12.8.1 解剖学と関連痛

腸肋筋

▶図12.17

起始
- 仙骨
- 腸骨稜
- 腰椎の棘突起
- 胸腰筋膜
- 肋骨角

停止
中部頸椎の横突起の頭側・尾側、または腰部・胸部の肋骨角

機能
- 脊柱の側屈
- 脊柱の伸展

神経支配
分節の脊髄神経後枝

トリガーポイントの位置／関連痛
棘筋を参照

最長筋

▶図12.18

起始
- 横突起
- 仙骨
- 腸骨稜
- 腰椎の棘突起と乳頭突起

停止
- 起始部より頭側にある横突起
- 乳様突起
- 第2-12肋骨の肋骨突起と副突起

機能
脊柱の伸展

神経支配
分節の脊髄神経後枝

トリガーポイントの位置／関連痛
棘筋を参照

棘筋

▶図12.19

起始
脊柱の棘突起

停止
起始部より頭側にある椎骨6個の棘突起

機能
脊柱の側屈

神経支配
分節の脊髄神経後枝

トリガーポイントの位置
脊柱起立筋の全体に分布する可能性がある。このトリガーポイントを探すには、棘突起の過敏が触診可能で、それとつながる脊柱起立筋に活動性トリガーポイントが見つかることを知っておくとよい。

関連痛
- 腸肋筋（中部胸部）のトリガーポイント：肩部と胸壁外側を頭側へ
- 腸肋筋（下部胸部）のトリガーポイント：肩甲骨を通って頭側へ、腹部と上部腰椎を前方へ
- 腸肋筋（腰部）のトリガーポイント：中部殿部を尾側へ
- 最長筋のトリガーポイント：殿部と仙腸関節部へ
- 棘筋のトリガーポイント：痛みはトリガーポイントのまわりに集中

12.8 脊柱起立筋

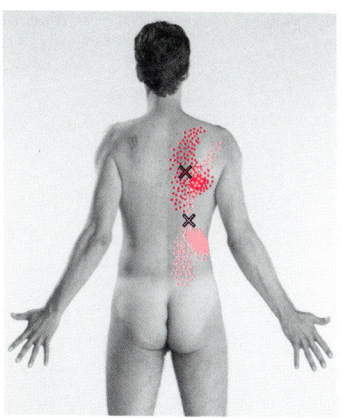

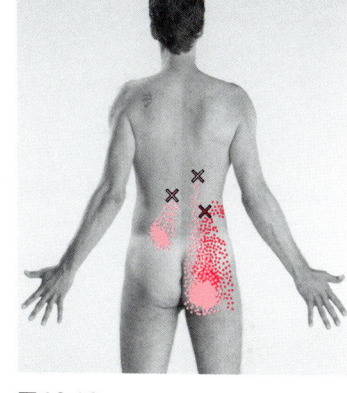

図12.17

図12.18

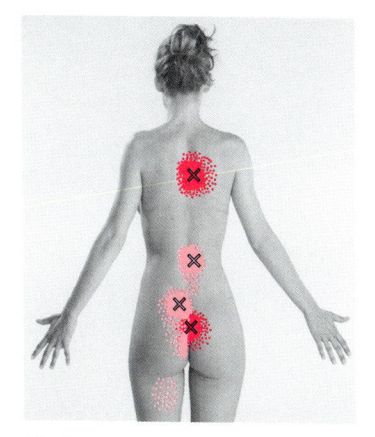

図12.19

トリガーポイント

12.8.2 オステオパシー療法的診察方法

問 診
　急性的な過負荷は、たとえ軽い荷物でも背中に負荷のかかる形で持ち上げた場合などに生じる。脊柱が完全に屈曲し、場合によっては回旋も加わったり腕が伸びきったりした状態である。例：車のトランクからケース入り飲料を取り出す。また、朝の着替えなど日常の動作によることも非常に多い。椎間関節に急性機能障害が起き、分節の背筋群が反射性の過緊張に至るため、トリガーポイントが発生する。

　慢性的な過負荷は、パソコン作業や長時間の飛行機移動など、同一の姿勢や動作の持続によることが多い。

所 見
　トリガーポイントを圧迫して痛みを誘発する。同時に筋肉を伸張すると痛みがよりはっきりする。痛みの状態がかなり急性の場合、筋肉を伸張するだけでも誘発になる。

テストとテクニック
　伸張とトリガーポイントの圧迫触診(▶図12.20)

参 考
　人間には「運動器」がある。しかし、仕事の世界では多くの人が座ったまま働かなければならない。脊柱の慢性的な過負荷を避けるには、座って過ごす毎日に対して動いてバランスを取ることが必要である。生きるとは、動くことである。

関連する内臓
- 空腸、回腸
- 結腸
- 腎臓
- 膀胱
- 子宮
- 卵巣
- 前立腺

テクニック

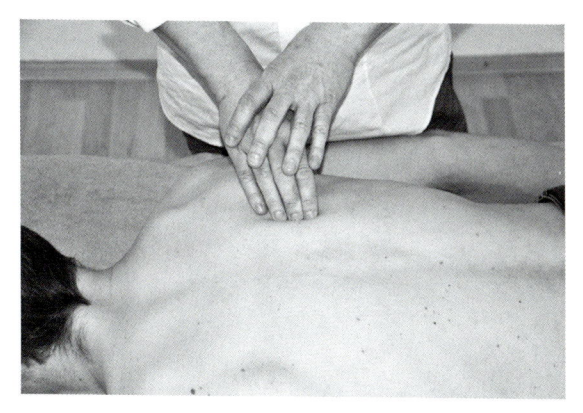

図12.20 抑制と深部摩擦でトリガーポイントを治療する。

12.9
腹直筋、内腹斜筋、外腹斜筋、腹横筋、錐体筋

▶図12.21、12.22、12.23、12.24

12.9.1 解剖学と関連痛

腹直筋

起始
- 恥骨稜
- 恥骨結合

停止
- 第5-7肋軟骨
- 肋骨弓の内側部
- 剣状突起の後面

機能
- 体幹の屈曲
- 腹部の加圧
- 強制呼気

神経支配

Th7-12の脊髄神経前枝

トリガーポイントの位置／関連痛

錐体筋を参照

内腹斜筋

起始
- 胸腰筋膜
- 腸骨稜の前2/3
- 鼠径靭帯の外側2/3

停止
- 肋骨弓

- 腹直筋鞘の前葉と後葉
- 恥骨稜と恥骨筋線へ向かって腱状に

機能
- 体幹の側屈
- 体幹の同側回旋（反対側の筋肉とともに）
- 腹部の加圧
- 強制呼気
- 鼠径管の補強

神経支配
Th7-12の脊髄神経前枝

トリガーポイントの位置／関連痛
錐体筋を参照

外腹斜筋

起始
第5-12肋骨外面の腹側

停止
- 腸骨稜
- 鼠径靭帯
- 恥骨結節
- 恥骨稜
- 白線

機能
- 体幹の側屈
- 体幹の反対側回旋（反対側の筋肉とともに）
- 腹部の加圧
- 強制呼気

神経支配
Th7-12の脊髄神経前枝

トリガーポイントの位置／関連痛
錐体筋を参照

腹横筋

起始
- 下部肋骨の内面
- 胸腰筋膜
- 腸骨稜の前2/3
- 鼠径靭帯の外1/2

停止
- 腹直筋鞘の前葉と後葉
- 恥骨稜
- 恥骨櫛

機能
- 腹部の加圧
- 強制呼気
- 鼠径管の補強

神経支配
Th7-12の脊髄神経前枝

トリガーポイントの位置／関連痛
錐体筋を参照

錐体筋

起始
恥骨稜、腹直筋停止部の腹側

停止
白線の遠位

機能
腹直筋鞘の補強

神経支配
- 肋下神経（Th12）

トリガーポイントの位置
　腹筋全体に分布する。図12.21-12.24では、よくあるトリガーポイントの位置を示す。

関連痛
　腹筋群には多数のトリガーポイントが存在することが一般に確認されており、どれもトリガーポイントのまわりにほぼ痛みが限局する。さらに、腹筋のトリガーポイントは、悪心、嘔吐、月経困難など、内臓の症状もいくつか起こす。関連痛が正中線を超えるのも特徴である。
　しかし、腹筋でもいくつかの痛みのパターンが定義できる。

- **外腹斜筋（肋骨部）のトリガーポイント：**
  ー「心臓の痛み」
  ー食道裂孔ヘルニアに似た症状
  ー他の腹部に波及する上腹部の痛み
- **下腹壁のトリガーポイント**（腹壁筋すべて）**：**
  ー鼠径部、精巣、陰唇の痛み
  ー他の腹部
- **恥骨の上縁と鼠径靱帯の外側1/2沿いのトリガーポイント（内腹斜筋と腹直筋）：**
  ー膀胱痙攣を含む膀胱部の痛み
  ー鼠径部の痛み
  ー尿閉
- **腹横筋（肋骨停止部の付近）のトリガーポイント：**
  ー肋骨弓間の上腹部
- **腹直筋（臍の上方）のトリガーポイント：**
  ー胸腰移行部と同高の、背を横切る帯状の痛み
- **腹直筋（臍と同高で筋の外側縁）のトリガーポイント：**
  ー腹部の痙攣と疝痛様の痛み
  ー決まったパターンのない前腹壁の痛み
- **腹直筋（臍の下方）のトリガーポイント：**
  ー月経困難
  ー仙骨と同高の、背を横切る帯状の痛み
- **錐体筋のトリガーポイント：**
  ー恥骨結合から臍の間、正中線の付近

12　上部体幹の痛み

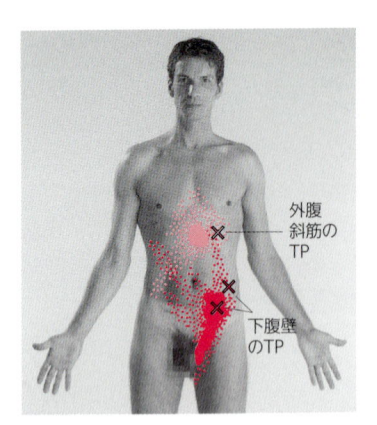

図12.21

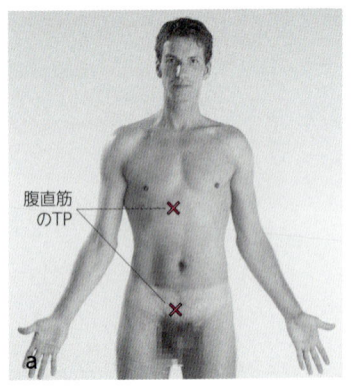

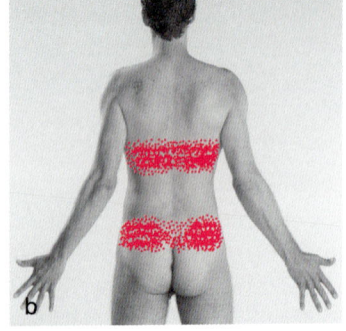

図12.22 a、b

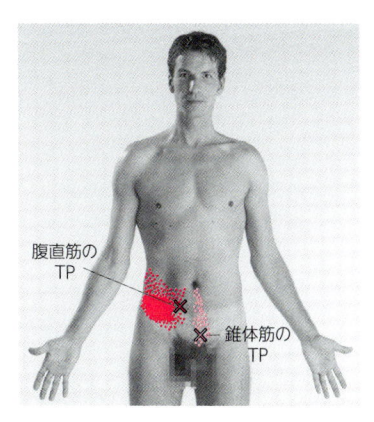

12.9 腹直筋、内腹斜筋、外腹斜筋、腹横筋、錐体筋

図12.23

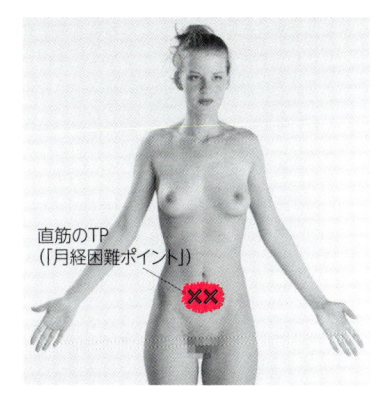

腹直筋のTP
錐体筋のTP

図12.24

直筋のTP
(「月経困難ポイント」)

トリガーポイント

257

12.9.2 オステオパシー療法的診察方法

問 診
　急性的な過負荷は、たとえ軽い荷物でも脊柱を回旋させ背中に負荷のかかる形で持ち上げた場合などに生じる。例：車のトランクからケース入り飲料を取り出す。また、朝の着替えなど日常の動作によることも非常に多い。椎間関節に急性機能障害が起き、分節の腹筋群が反射性の過緊張に至るため、トリガーポイントが発生する。

　同様に、極端な腹筋トレーニング、普段しないスポーツも急性・慢性的な過負荷の原因となる。座ったままのデスク仕事で胸骨結合に負荷のかかる姿勢をとっていてもトリガーポイントが発生する。

所 見
　トリガーポイントを圧迫して痛みを誘発する。同時に筋肉を伸張すると痛みがよりはっきりする。痛みの状態がかなり急性の場合、筋肉を伸張するだけでも誘発になる。

テストとテクニック
　伸張とトリガーポイントの圧迫触診（▶図12.25）

参 考
　人間には「運動器」がある。しかし、仕事の世界では多くの人が座ったまま働かなければならない。脊柱の慢性的な過負荷を避けるには、座って過ごす毎日に対して動いてバランスを取ることが必要である。生きるとは、動くことである。

　脊柱がひどく後彎した「悪い」姿勢を続けていると、腹筋群が短縮する。この筋肉が頭上作業、バドミントンなどで1度に伸張位になった場合、かなり高い確率で急性的な過負荷が生じる。これは最初、筋肉痛として感じられる。その後、日常の動作から腹筋の伸張力が失われ、トリガーポイントが発生する。

関連する内臓
- 肝臓
- 胆嚢
- 胃
- 膵臓
- 脾臓

12.9 腹直筋、内腹斜筋、外腹斜筋、腹横筋、錐体筋

- 十二指腸
- 空腸、回腸
- 結腸
- 腎臓
- 子宮
- 卵巣

　急性腹症では腹壁が硬化する。これは分節の内臓体性反射として説明できる。同じ分節に属する内臓の腹膜刺激に対して、腹筋は過緊張の固定で反応する。

　内臓疾患が治った後も、腹筋のトリガーポイントがくりかえし発生する。

テクニック

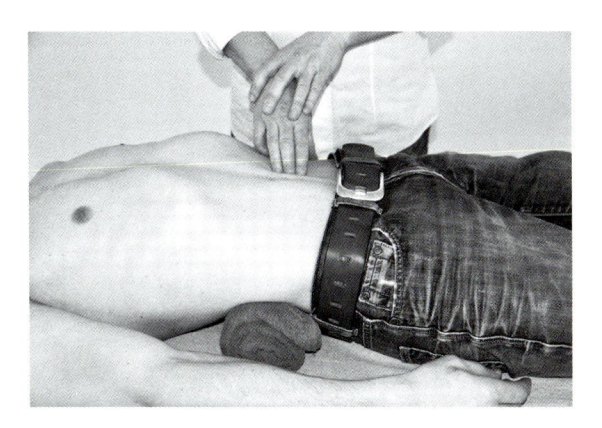

図12.25　抑制と深部摩擦でトリガーポイントを治療する。
腰椎の部分にタオルを置くなど、脊柱が前彎する形で寝かせ、筋肉をプレストレッチする。

12.10
痛みガイド
▶表12.1および図12.26

表12.1 体幹腹側の痛み

筋肉	頻度	ページ
大胸筋	とても高い	p.217
小胸筋	とても高い	p.222
鎖骨下筋	高い	p.226
腹直筋	高い	p.252
外腹斜筋	高い	p.252
内腹斜筋	高い	p.252
斜角筋群	少ない	p.86
胸骨筋	少ない	p.230
上後鋸筋	少ない	p.234
錐体筋	少ない	p.252
前鋸筋	少ない	p.242

12.10 痛みガイド

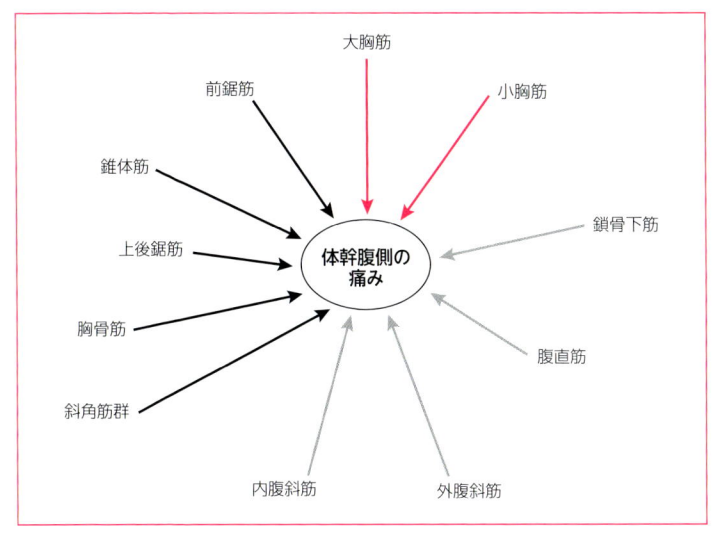

```
                    大胸筋
          前鋸筋              小胸筋
   錐体筋
                                        鎖骨下筋
   上後鋸筋      体幹腹側の
                    痛み
   胸骨筋
                                        腹直筋
   斜角筋群

          内腹斜筋      外腹斜筋
```

図12.26 体幹腹側の痛み

図の矢印：→ = とても高い、→ = 高い、→ = 低い

13 下部体幹の痛み

13.1
腰方形筋
▶図 13.1、13.2

13.1.1 解剖学と関連痛

起始
第12肋骨の下縁

停止
- 第1-4腰椎の肋骨突起
- 腸腰靱帯
- 腸骨稜の後1/3

機能
- 体幹の側屈
- 呼吸中に第12肋骨を固定

神経支配
Th12-L3の脊髄神経前枝

トリガーポイントの位置

触診しやすくするには、丸めたタオルをウェストの部分に置き、患者を反対側が下になる形で寝かせると、触診する筋でない側で脊柱側屈が起こる。上になっている腕を最大外転し、上の脚を伸展、下の脚は軽く屈曲すると、目的の側屈は強まる。トリガーポイントを探すには、以下の筋部位を触診する。
- 腸骨稜の上方と脊柱起立筋の外側が作る角
- 腸骨稜沿い
- 第12肋骨と脊柱起立筋が作る角

浅層のトリガーポイントは筋の外側部に見つかり、第12肋骨の下方や腸骨稜の上方にある。
深層のトリガーポイントは、腸骨稜の上方で第4・5腰椎の肋骨突起の間、または第3腰椎の肋骨突起と同高で筋の内側部に見つかる。

13.1 腰方形筋

関連痛
- 頭側・浅層のトリガーポイント：腸骨稜沿い。鼠径部と下腹部外側に達することも
- 尾側・浅層のトリガーポイント：転子のまわり。一部は大腿の外側へ走る
- 頭側・深層のトリガーポイント：仙腸関節部へ
- 尾側・深層のトリガーポイント：殿部の尾側

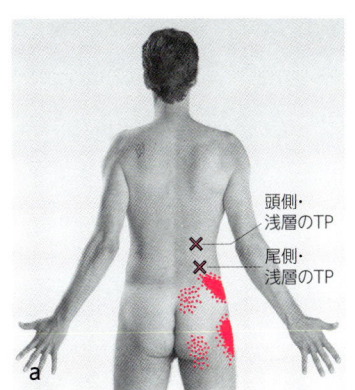

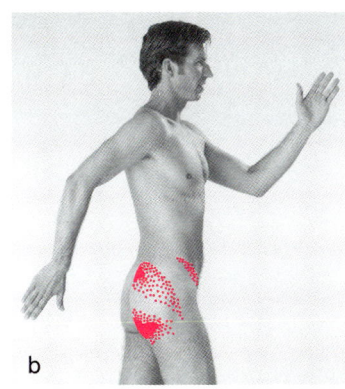

図 13.1 a、b

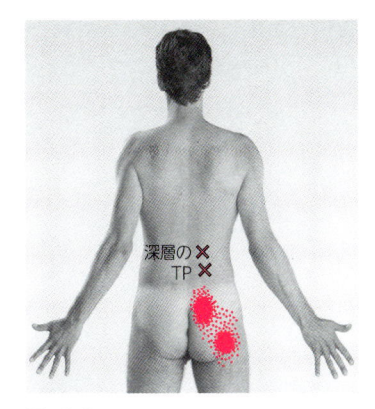

図 13.2

13.1.2 オステオパシー療法的診察方法

問診
急性的な過負荷は、たとえ軽い荷物でも背中に負荷のかかる形で持ち上げた場合などに生じる。脊柱が完全に屈曲し、場合によっては回旋も加わったり腕が伸びきったりした状態である。例：車のトランクからケース入り飲料を取り出す。また、朝の着替えなど日常の動作によることも非常に多い。椎間関節に急性機能障害が起き、分節の背筋群が反射性の過緊張に至るため、トリガーポイントが発生する。

慢性的な過負荷は、パソコン作業や長時間の飛行機移動など、同一の姿勢や動作の持続によることが多い。

所見
トリガーポイントを圧迫して痛みを誘発する。同時に筋肉を伸張すると痛みがよりはっきりする。痛みの状態がかなり急性の場合、筋肉を伸張するだけでも誘発になる。

テストとテクニック
伸張とトリガーポイントの圧迫触診（▶**図13.3**）

関連する内臓
- 空腸、回腸
- 結腸
- 腎臓
- 膀胱
- 子宮、付属器、前立腺

13.1 腰方形筋

テクニック

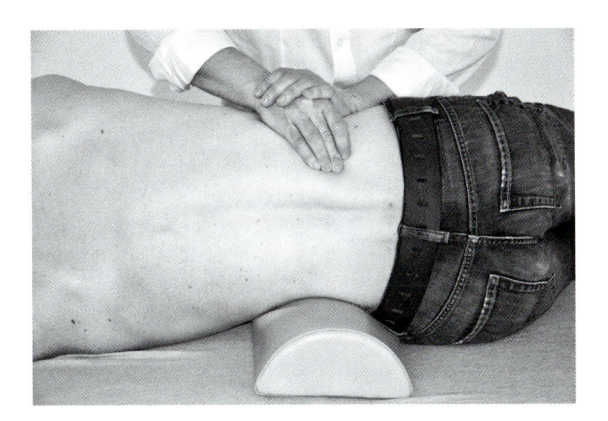

図13.3 抑制と深部摩擦でトリガーポイントを治療する。反対側に側屈する形で寝かせ、筋肉をプレストレッチする。

13.2
腸腰筋
▶図13.4、解剖図 ▶図16.27、p.441

13.2.1 解剖学と関連痛

腸骨筋

起始
腸骨窩

停止
大腿骨の小転子

機能
- 股関節の屈曲
- 股関節の外旋と内旋

神経支配
大腿神経(L2-3)

トリガーポイントの位置／関連痛
小腰筋を参照

大腰筋

起始
- 第1-5腰椎の横突起
- 第12胸椎体-第5腰椎体と、第12胸椎体から下方の椎間板

停止
大腿骨の小転子

機能
- 股関節の屈曲
- 股関節の外旋と内旋
- 股関節の外転
- 腰椎の伸展と側屈

神経支配
L1-L2の脊髄神経前枝

13.2 腸腰筋

トリガーポイントの位置／関連痛
小腰筋を参照

小腰筋

起始
第12胸椎-第1腰椎。椎間板を含む

停止
腸骨筋膜

機能
体幹の屈曲（弱い）

神経支配
L1の脊髄神経前枝

トリガーポイントの位置
- TP 1：大腿三角の外側の境界
- TP 2：腸骨窩で上前腸骨棘と同高
- TP 3：腹直筋の外側と臍の下方を、まずは慎重に後方へ、次に内側へ触診し、大腰筋を脊柱に向けて圧縮する。

関連痛
- 主に腰椎の同側を脊柱に沿って仙腸関節まで、殿部の上部・中部まで
- 鼠径部、大腿の前内側

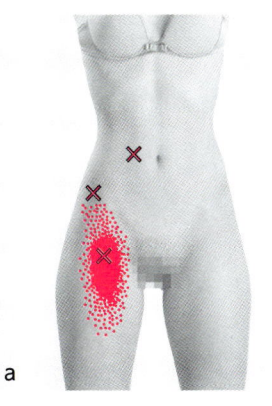

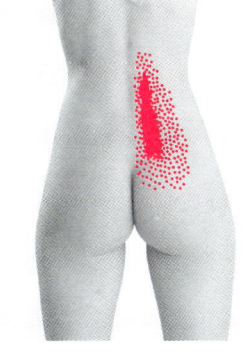

a　　　　　　　　　　b

図13.4 a、b

13.2.2 オステオパシー療法的診察方法

問 診
この筋でも、座ったままの生活がトリガーポイントの発生に大きく関係する。腰屈筋の伸張力が失われると、短縮が慢性化する。この筋を急に延長させれば急性的な過負荷となる。あるいは、短縮状態の筋肉は機能不全に陥り、それ以上の負荷に耐えられないため、慢性的な過負荷となる。

股関節症は、腰屈筋につねに過負荷がかかる関節疾患である。スポーツ種では、サッカーが腸腰部に急性トリガーポイントができやすい。これは、試合中に負荷のかかった筋肉を伸張するのに、たいていトレーニングで十分な伸張を保っていないためである。

所 見
トリガーポイントを圧迫して痛みを誘発する。同時に筋肉を伸張すると痛みがよりはっきりする。痛みの状態がかなり急性の場合、筋肉を伸張するだけでも誘発になる。

テストとテクニック
伸張とトリガーポイントの圧迫触診（▶**図13.5**）

関連する内臓
- 結腸
- 腎臓
- 膀胱
- 子宮、付属器、前立腺

テクニック

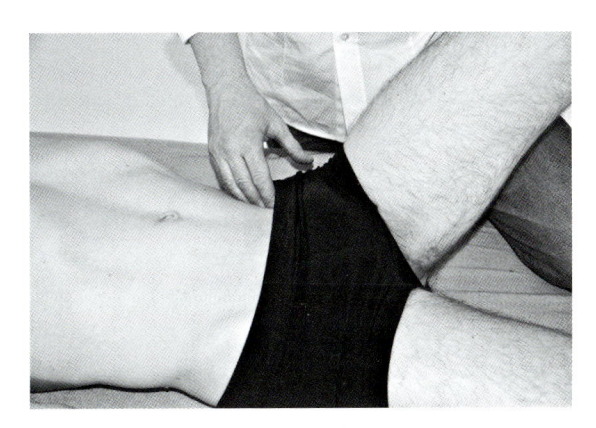

図13.5 抑制で腸骨筋のトリガーポイントを治療する。
脚を伸展して処置すると、筋肉が触診しやすい。
脚の伸展でプレストレッチする。

13.3
骨盤底筋

▶図13.6

13.3.1 解剖学と関連痛
内閉鎖筋

起始
- 閉鎖膜の内面
- 閉鎖孔縁の内尾側

停止
　転子窩

機能
- 股関節の安定
- 股関節の外旋

神経支配
　閉鎖神経(L5-S2)

トリガーポイントの位置／関連痛
　尾骨筋を参照

外肛門括約筋

起始
　輪状の括約筋

停止
　肛門周囲の皮下・表層・深層の結合組織

機能
　肛門管を閉じる(排便抑制)

神経支配
　陰部神経(S2-4)

トリガーポイントの位置／関連痛
　尾骨筋を参照

肛門挙筋

起始
- 恥骨の後面
- 肛門挙筋の腱弓
- 坐骨棘

停止
- 肛門尾骨靭帯
- 直腸に対してつり包帯状

機能
- 骨盤底の補強
- 排泄抑制の保持

神経支配
S3-4の脊髄神経前枝

トリガーポイントの位置／関連痛
尾骨筋を参照

尾骨筋

起始
- 仙棘靭帯
- 坐骨棘

停止
- 肛門尾骨靭帯
- 尾骨

機能
骨盤底の補強

神経支配
S4-5の脊髄神経前枝

トリガーポイントの位置
直腸、膣、骨盤底を触診すると見つかる。

関連痛
- 尾骨
- 仙骨の尾側
- 肛門部
- 大腿の背側(内閉鎖筋)

13.3 骨盤底筋

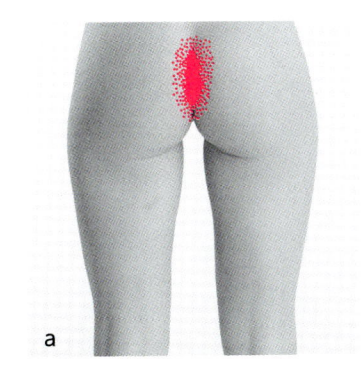

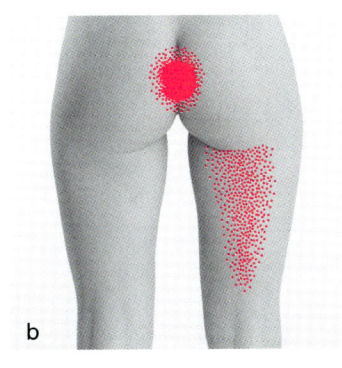

図13.6 a、b

13.3.2 オステオパシー療法的診察方法

問 診
尾骨から転倒すると、尾骨の可動域制限だけでなく、骨盤底筋に反射性の過緊張が生じる。

出産時の会陰切開は治りが遅いことがあり、トリガーポイントの起点となる。

所 見
トリガーポイントを圧迫して痛みを誘発する。

テストとテクニック
圧迫触診（▶図 13.7）

関連する内臓
- 直腸
- 膀胱
- 子宮、付属器、前立腺

テクニック

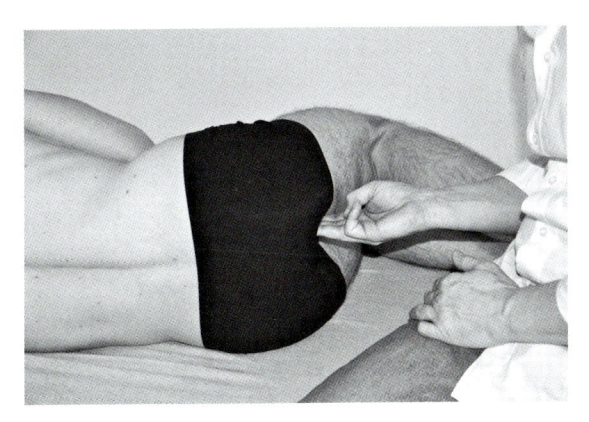

図13.7 抑制でトリガーポイントを治療する。

13.4
大殿筋
▶図13.8、13.9
解剖図▶図16.28、p.441

13.4.1 解剖学と関連痛

起始
- 腸骨翼の外面で後殿筋線の後方
- 腸骨稜の後1/3
- 胸腰筋膜
- 仙骨
- 仙結節靱帯
- 尾骨

停止
- 大腿骨の殿筋粗面
- 腸脛靱帯（脛骨の外側顆へ伸びる）

機能
- 股関節の伸展
- 股関節の外旋

神経支配
　下殿神経（L5-S2）

トリガーポイントの位置
　診察する側を上にした側臥位で両脚は軽く屈曲すると、触診しやすい。
- TP 1：仙骨に付着する筋の停止部から遠くない殿溝のほぼ上端
- TP 2：坐骨結節のやや頭側（▶図16.28）
- TP 3：筋の内尾側の境界（殿溝の尾側端）。つまんで触診すると探しやすい

13.4 大殿筋

関連痛
- TP 1：仙腸関節から殿溝に沿って筋の尾側部、大腿後方の始まるあたりへ
- TP 2：筋全体。とくに仙骨の尾側、腸骨稜の下方の外側部、殿部の尾側。痛みは一部、深層で起こり、小殿筋の痛みのように感じられる。尾骨への関連痛はない。
- TP 3：尾骨、筋の内尾側部

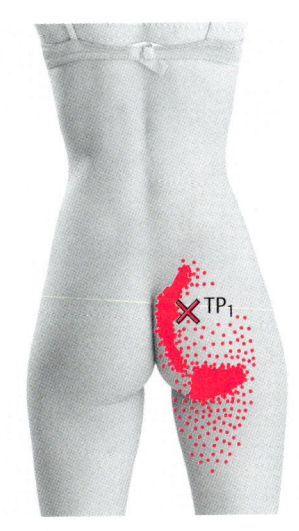

図13.8 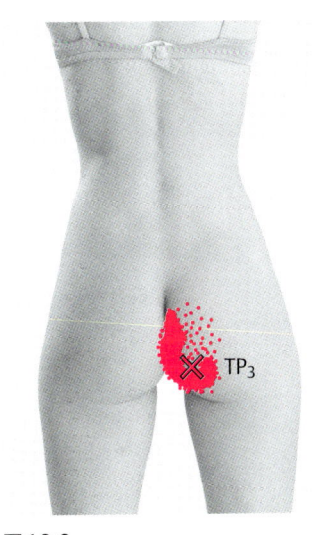　　　　　図13.9

13.4.2 オステオパシー療法的診察方法

問 診
殿部からの転倒、長時間の登山（普段しない場合）、スカッシュやテニスなどストップ&ゴーの動きを素早く行うスポーツが、トリガーポイントの誘因となり得る。

所 見
トリガーポイントを圧迫して痛みを誘発する。同時に筋肉を伸張すると痛みがよりはっきりする。痛みの状態がかなり急性の場合、筋肉を伸張するだけでも誘発になる。

テストとテクニック
伸張とトリガーポイントの圧迫触診（▶**図13.10**）

参 考
大腿の背側や外側に広がる殿部の痛みは、日々の作業でよく起こる症状である。原因となる筋は多いが、たいていは小さく短い筋である。こうした筋肉は日常の動作では十分に伸張されない。対して、大きな筋肉である大殿筋はひとりでに「治る」ことが多い。

関連する内臓
- 心臓／循環系

テクニック

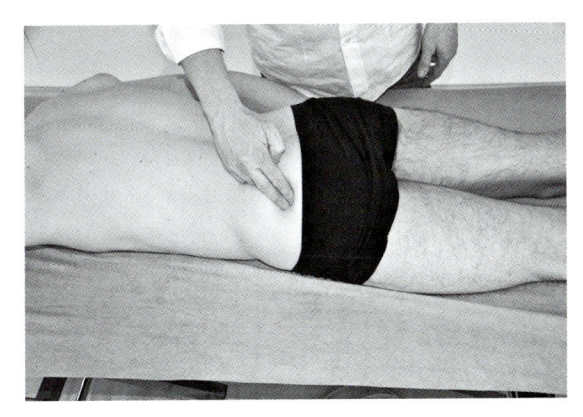

図13.10　抑制と深部摩擦でトリガーポイントを治療する。

13.5
中殿筋

▶図13.11、13.12
解剖図▶図16.28、p.441

13.5.1 解剖学と関連痛

起始
腸骨の外面（前殿筋線と後殿筋線の間）

停止
大転子（背外側）

機能
- 股関節の外転
- 股関節の内旋（腹側・外側部）
- 股関節の外旋（背側・内側部）
- 歩行の遊脚相で骨盤を水平に安定

神経支配
上殿神経（L4-S1）

トリガーポイントの位置
反対側を下にした側臥位で両脚を屈曲して触診する。
- TP1：後方の筋腹で、腸骨稜から遠くない下方、仙腸関節の付近
- TP2：腸骨稜のほぼ中央のすぐ下方
- TP3：同様に腸骨稜のすぐ下方に見つかるが、もう少し腹側の上前腸骨棘近く

関連痛
- TP1：腸骨稜の後部から仙腸関節と仙骨を通って殿部全体へ
- TP2：殿部の外側部と中部を通って大腿の後方と外側近位まで
- TP3：腸骨稜と腰部下部沿い、とくに仙骨へ

13.5 中殿筋

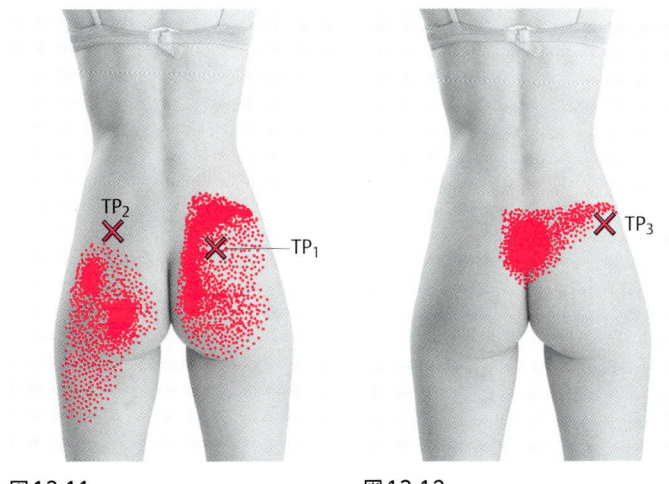

図 13.11

図 13.12

トリガーポイント

13.5.2 オステオパシー療法的診察方法

問 診
　殿部からの転倒、長時間の登山（普段しない場合）、スカッシュやテニスなどストップ&ゴーの動きを素早く行うスポーツが、トリガーポイントの誘因となり得る。股関節症があると、小殿筋はつねに過負荷を受ける。

所 見
　トリガーポイントを圧迫して痛みを誘発する。同時に筋肉を伸張すると痛みがよりはっきりする。痛みの状態がかなり急性の場合、筋肉を伸張するだけでも誘発になる。

テストとテクニック
　伸張とトリガーポイントの圧迫触診（▶図13.13）

参 考
　大腿の背側や外側に広がる殿部の痛みは、日々の作業でよく起こる症状である。原因となる筋は多いが、たいていは小さく短い筋である。こうした筋肉は日常の動作では十分に伸張されない。小さな殿筋は、ほぼすべての人で過緊張が見つかる筋肉である。よく身体を動かす人でもこの筋肉は十分に伸張できていない。そのため、たいていトリガーポイントが存在する。

関連する内臓
- 心臓／循環系

テクニック

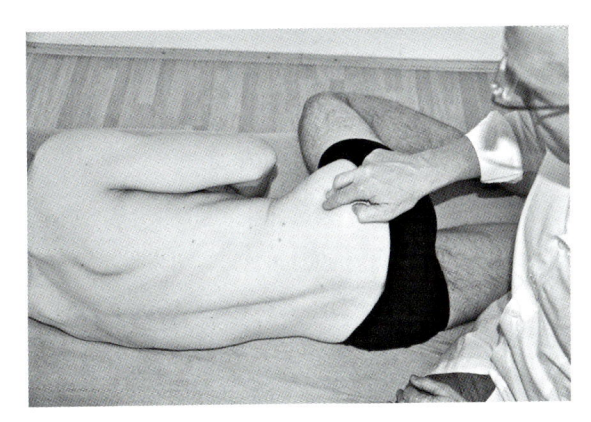

図13.13 抑制と深部摩擦でトリガーポイントを治療する。同側の脚を屈曲・内転して横たえ、筋肉をプレストレッチする。

13.6
小殿筋

▶図13.14、13.15
解剖図 ▶図16.29、p.442

13.6.1 解剖学と関連痛

起始
腸骨の外面（前殿筋線と後殿筋線の間）

停止
大転子（腹側）

機能
- 股関節の外転
- 股関節の内旋（腹側・外側部）
- 歩行の遊脚相で骨盤を水平に安定

神経支配
上殿神経（L4-S1）

トリガーポイントの位置
- 前方のトリガーポイント：上前腸骨棘と同高だが、中殿筋のTPよりもう少し腸骨稜の下方
- 後方のトリガーポイント：起始部の上縁全体

関連痛
- 前方のトリガーポイント：殿部の下部・外側部、大腿の外側、膝と下腿に投射される
- 後方のトリガーポイント：殿部全体でとくに尾内側。さらに大腿後方、膝窩、下腿の近位1/3を走る

13.6 小殿筋

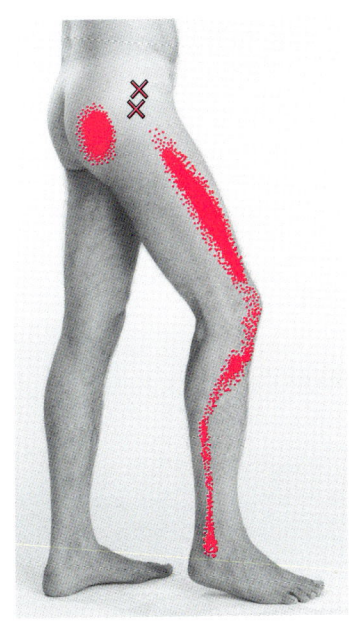

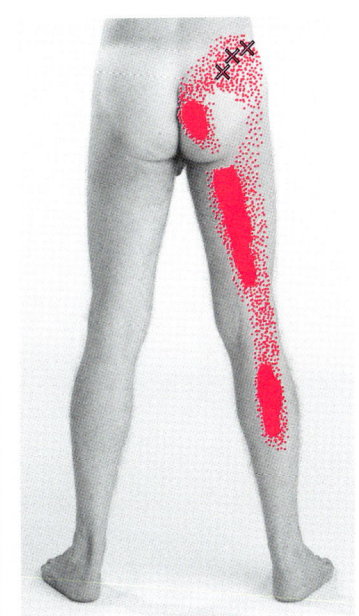

図13.14

図13.15

13.6.2 オステオパシー療法的診察方法

問 診
殿部からの転倒、長時間の登山（普段しない場合）、スカッシュやテニスなどストップ＆ゴーの動きを素早く行うスポーツが、トリガーポイントの誘因となり得る。股関節症があると、小殿筋はつねに過負荷を受ける。

所 見
トリガーポイントを圧迫して痛みを誘発する。同時に筋肉を伸張すると痛みがよりはっきりする。痛みの状態がかなり急性の場合、筋肉を伸張するだけでも誘発になる。

テストとテクニック
伸張とトリガーポイントの圧迫触診（▶図13.16）

参 考
大腿の背側や外側に広がる殿部の痛みは、日々の作業でよく起こる症状である。原因となる筋は多いが、たいていは小さく短い筋である。こうした筋肉は日常の動作では十分に伸張されない。小さな殿筋は、ほぼすべての人で過緊張が見つかる筋肉である。よく身体を動かす人でもこの筋肉は十分に伸張できていない。そのため、たいていトリガーポイントが存在する。

テクニック

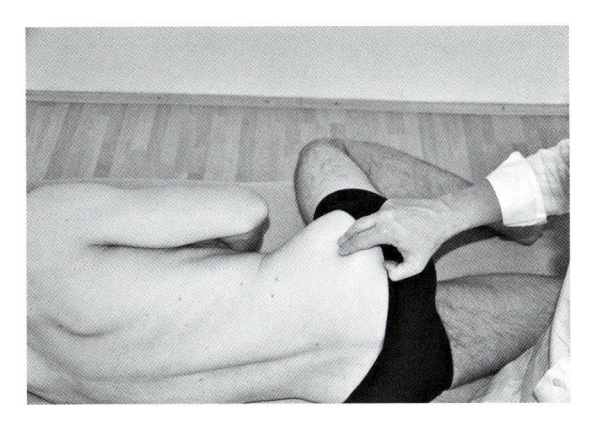

図13.16 抑制と深部摩擦でトリガーポイントを治療する。同側の脚を屈曲・内転して横たえ、筋肉をプレストレッチする。

13.7
梨状筋

▶図13.17
解剖図 ▶図16.29、p.442

13.7.1 解剖学と関連痛

起始
第2-4前仙骨孔部の仙骨前面

停止
大転子

機能
- 股関節の外旋
- 腰が90°屈曲の場合、股関節の内旋
- 腰が90°屈曲の場合、股関節の外転

神経支配
S1-2の脊髄神経前枝

トリガーポイントの位置
この位置を探る補助線として、仙骨が腸骨に接する点と大転子の近位端を結ぶ。ほぼこの線上に梨状筋の上縁がある。
- TP 1：上記の線を3等分し、中1/3と外側1/3の移行部からやや外側にある。
- TP 2：線の内側端に位置する。

関連痛
- 仙腸関節
- 殿部全体
- 大腿の背側2/3

13.7 梨状筋

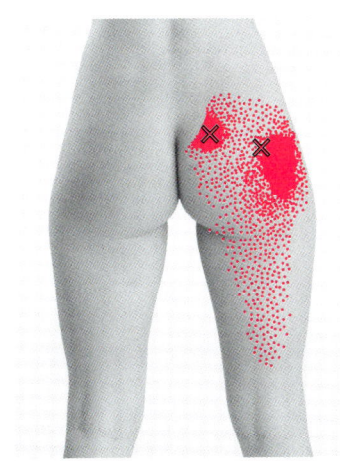

図13.17

13.7.2 オステオパシー療法的診察方法

問 診
殿部からの転倒、長時間の登山(普段しない場合)、スカッシュやテニスなどストップ&ゴーの動きを素早く行うスポーツが、トリガーポイントの誘因となり得る。

長時間、車を運転すると、アクセルを踏む足に過負荷がかかる。とくに梨状筋の負荷となる。

所 見
トリガーポイントを圧迫して痛みを誘発する。同時に筋肉を伸張すると痛みがよりはっきりする。痛みの状態がかなり急性の場合、筋肉を伸張するだけでも誘発になる。

テストとテクニック
伸張とトリガーポイントの圧迫触診(▶図13.18)

参 考
大腿の背側や外側に広がる殿部の痛みは、日々の作業でよく起こる症状である。原因となる筋は多いが、たいていは小さく短い筋である。こうした筋肉は日常の動作では十分に伸張されない。

関連する内臓
- 膀胱
- S状結腸
- 直腸
- 子宮、卵巣、付属器、前立腺
- 心臓／循環系

13.7 梨状筋

テクニック

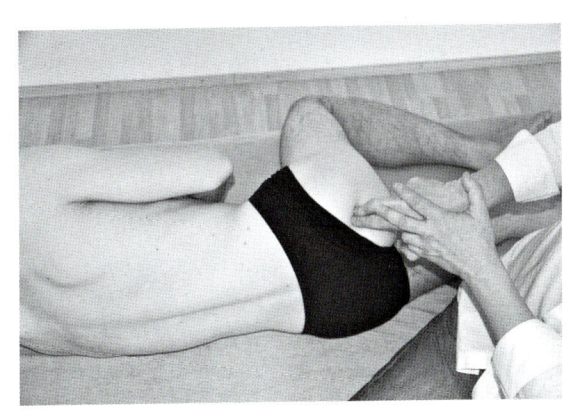

図13.18 抑制と深部摩擦でトリガーポイントを治療する。同側の脚を屈曲・内転して横たえ、筋肉をプレストレッチする。

13.8 痛みガイド

▶表13.1、13.2、13.3および図13.19、13.20、13.21

表13.1 腰背痛

筋肉	頻度	ページ
脊柱起立筋	とても高い	p.246
腰方形筋	とても高い	p.262
腹直筋	高い	p.252
腸腰筋	高い	p.266
下後鋸筋	低い	p.238

表13.2 仙腸関節・殿部の痛み

筋肉	頻度	ページ
中殿筋	とても高い	p.280
小殿筋	とても高い	p.284
梨状筋	とても高い	p.288
脊柱起立筋	高い	p.246
腰方形筋	高い	p.262
内閉鎖筋	高い	p.270
外肛門括約筋	高い	p.270
肛門挙筋	高い	p.271
尾骨筋	高い	p.272
大殿筋	高い	p.276
ヒラメ筋	低い	p.362
大腿四頭筋	低い	p.308

表13.3　骨盤底・尾骨の痛み

筋肉	頻度	ページ
外肛門括約筋	とても高い	p.270
肛門挙筋	とても高い	p.271
尾骨筋	とても高い	p.272
小殿筋	高い	p.284
内閉鎖筋	低い	p.270
大殿筋	低い	p.276
最長筋	低い	p.247
棘筋	低い	p.248

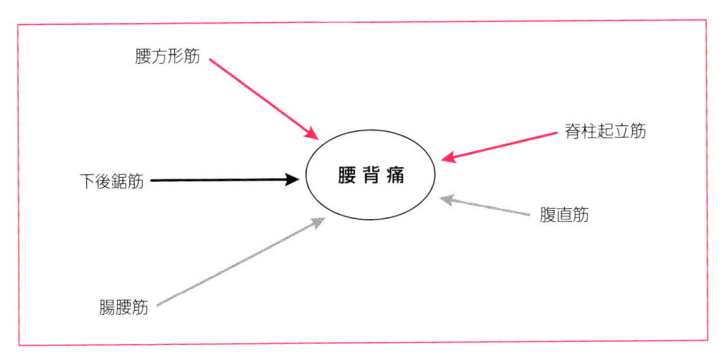

図13.19　腰背痛

図の矢印：→ ＝ とても高い、→ ＝ 高い、→ ＝ 低い

13 下部体幹の痛み

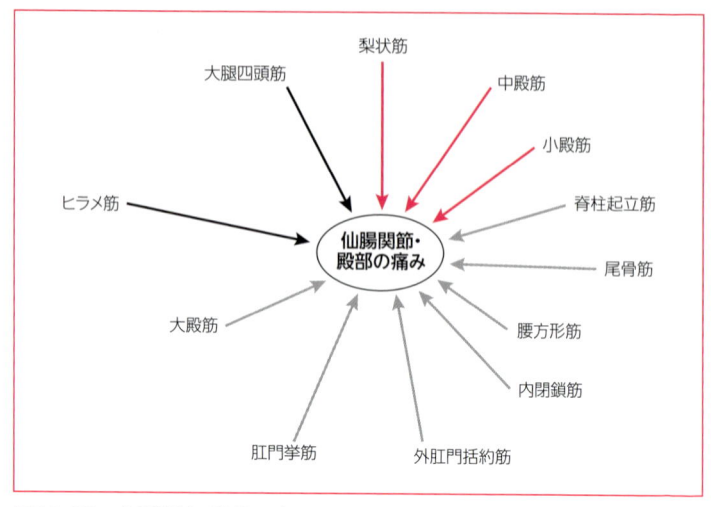

図13.20 仙腸関節・殿部の痛み

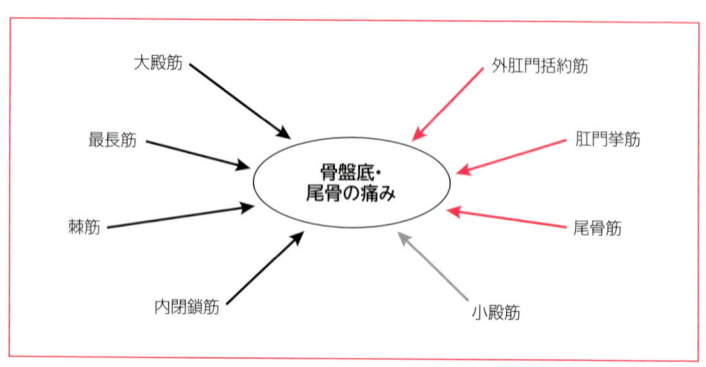

図13.21 骨盤底・尾骨の痛み

図の矢印：→ ＝ とても高い、→ ＝ 高い、→ ＝ 低い

14　腰、大腿、膝の痛み

14.1
大腿筋膜張筋
▶図14.1
解剖図▶図16.30、p.443

14.1.1 解剖学と関連痛

起始
腸骨結節と上前腸骨棘の間の腸骨稜（外面）

停止
腸脛靭帯を経て脛骨の外側顆の前面

機能
- 股関節の外転
- 伸展時の膝の安定

神経支配
上殿神経（L4-S1）

トリガーポイントの位置
筋の前縁で近位1/3

関連痛
- 股関節
- 大腿の前外側、場合により膝まで

14.1 大腿筋膜張筋

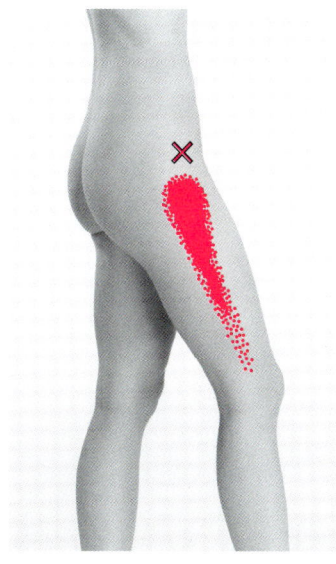

図14.1

14.1.2 オステオパシー療法的診察方法

問 診
股関節症があると、すべての腰屈筋が時間とともに短縮する。機能不全が生じ、急性または慢性的な過負荷がかかる。体側からの転倒はとくにこの筋にダメージを与える。

所 見
トリガーポイントを圧迫して痛みを誘発する。同時に筋肉を伸張すると痛みがよりはっきりする。痛みの状態がかなり急性の場合、筋肉を伸張するだけでも誘発になる。

テストとテクニック
伸張とトリガーポイントの圧迫触診（▶**図14.2**）

参 考
大腿の背側や外側に広がる殿部の痛みは、日々の作業でよく起こる症状である。原因となる筋は多いが、たいていは小さく短い筋である。こうした筋肉は日常の動作では十分に伸張されない。

関連する内臓
大腸

テクニック

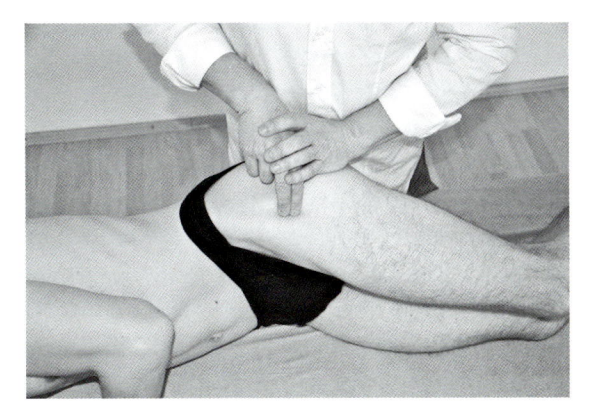

図 14.2 抑制と深部摩擦でトリガーポイントを治療する。
同側の脚を内転して横たえ、筋肉をプレストレッチする。

14.2
縫工筋

▶図14.3
解剖図▶図16.30、p.443

14.2.1 解剖学と関連痛

起始
　上前腸骨棘のやや下方

停止
　脛骨粗面、内側縁

機能
- 股関節の屈曲
- 股関節の外転
- 股関節の外旋
- 膝関節の屈曲
- 膝関節の内旋

神経支配
　大腿神経(L3-4)

トリガーポイントの位置
　筋の走行部位で近位から遠位にTP 1-3がある。

関連痛
　大腿の腹側と内側(筋の走行部位)

14.2 縫工筋

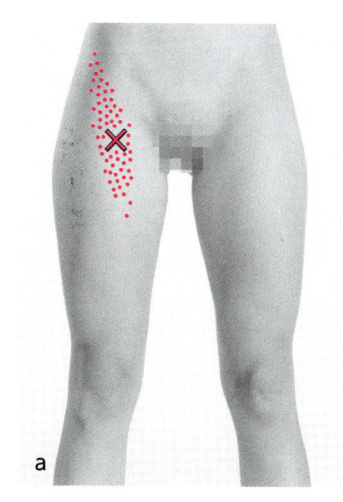

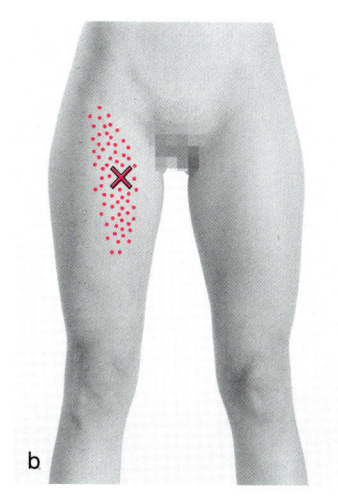

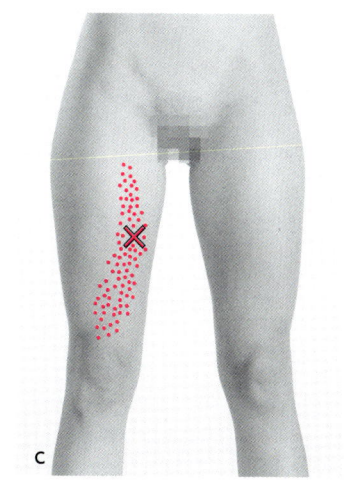

図 14.3 a-c

14.2.2 オステオパシー療法的診察方法

問 診
　腰の外転位や前に踏み込んだ体勢で転倒したり転倒しそうになったりすると、内転筋群に急性の過負荷がかかる。こうした外傷のダメージは短い内転筋のほうが大きい。

　内転筋はどれも日常生活では十分に伸張されないため、結果として短縮してしまう。この筋群を多用（筋力トレーニング、乗馬）、急に伸張（何度も）すると、急性または慢性的な過負荷となる。

　サッカーは、内転筋の過負荷症候群を起こしやすいスポーツである。シュート動作には内転筋の活動が欠かせず、トレーニングでの伸張が足りていない。

　股関節症がある場合、内転筋がつねに短縮しており、トリガーポイントが存在する。

所 見
　トリガーポイントを圧迫して痛みを誘発する。同時に筋肉を伸張すると痛みがよりはっきりする。痛みの状態がかなり急性の場合、筋肉を伸張するだけでも誘発になる。

テストとテクニック
　伸張とトリガーポイントの圧迫触診（▶**図14.4**）

関連する内臓
　副腎

テクニック

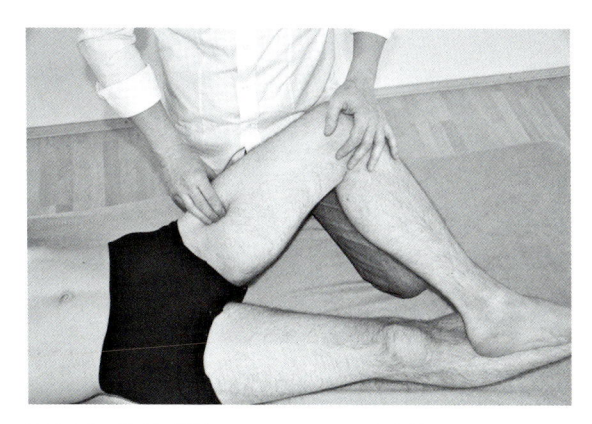

図 14.4 抑制、横断ストレッチまたは深部摩擦でトリガーポイントを治療する。

14.3
恥骨筋

▶図14.15
解剖図▶図16.30、p.443

14.3.1 解剖学と関連痛

起始
- 恥骨櫛
- 恥骨上枝

停止
　大転子の下方の恥骨筋線

機能
- 股関節の屈曲
- 股関節の内転
- 股関節の内旋

神経支配
- 大腿神経(L2-3)
- 時には閉鎖神経も(L2-3)

トリガーポイントの位置
　恥骨上枝の遠位

関連痛
　鼠径靭帯のすぐ下方で鼠径部に深い痛み

14.3 恥骨筋

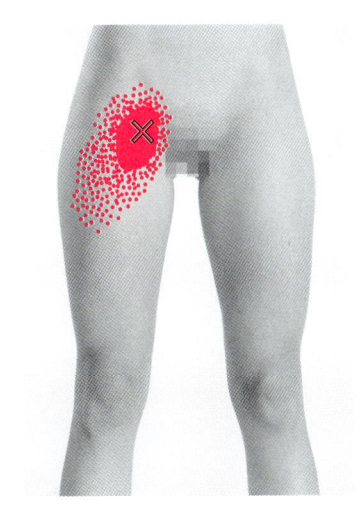

図14.5

トリガーポイント

14.3.2 オステオパシー療法的診察方法

問 診
　腰の外転位や前に踏み込んだ体勢で転倒したり転倒しそうになったりすると、内転筋群に急性の過負荷がかかる。こうした外傷のダメージは短い内転筋のほうが大きい。

　内転筋はどれも日常生活では十分に伸張されないため、結果として短縮してしまう。この筋群を多用（筋力トレーニング、乗馬）、急に伸張（何度も）すると、急性または慢性的な過負荷となる。

　サッカーは、内転筋の過負荷症候群を起こしやすいスポーツである。シュート動作には内転筋の活動が欠かせず、トレーニングでの伸張が足りていない。

　股関節症がある場合、内転筋がつねに短縮しており、トリガーポイントが存在する。

所 見
　トリガーポイントを圧迫して痛みを誘発する。同時に筋肉を伸張すると痛みがよりはっきりする。痛みの状態がかなり急性の場合、筋肉を伸張するだけでも誘発になる。

テストとテクニック
　伸張とトリガーポイントの圧迫触診（▶**図14.6**）

関連する内臓
- 膀胱
- 子宮、付属器、前立腺
- 心臓／循環系

テクニック

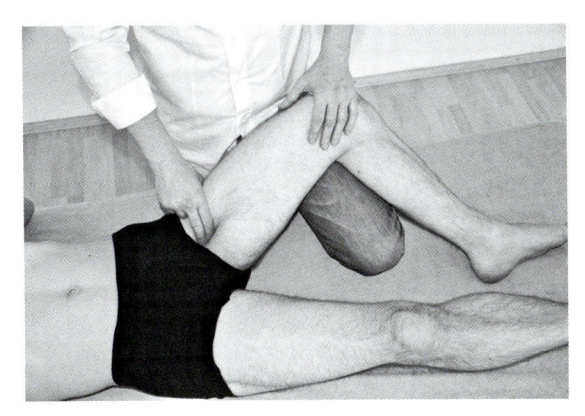

図14.6 抑制で筋肉を治療する。
大腿動脈は恥骨筋の上を横切るため、動脈の両側にこの筋部が触診できる。

14.4
大腿四頭筋

▶図 14.7、14.8、14.9
解剖図 ▶図 16.30、p.443

14.4.1 起始

大腿直筋

起始
- 下前腸骨棘
- 腸骨、寛骨臼の頭側

外側広筋

起始
- 転子間線の上部
- 大転子
- 粗線の外側唇
- 外側顆上線
- 外側大腿筋間中隔

内側広筋

起始
- 転子間線の下部
- 粗線の内側唇
- 恥骨筋線
- 内側大腿筋間中隔

中間広筋

起始
　大腿骨の前面と外面（顆部から手幅分ほど上方まで）

14.4.2 解剖学と関連痛

大腿直筋、外側広筋、内側広筋、中間広筋

停 止
- 大腿四頭筋腱を経て膝蓋骨
- 膝蓋靭帯を経て脛骨粗面

機 能
- 膝関節の伸展
- 大腿直筋は腰屈も

神 経 支 配
大腿神経(L3-4)

トリガーポイントの位置
- 大腿直筋のトリガーポイント：下前腸骨棘のやや尾側
- 内側広筋のトリガーポイント：筋の内側縁。TP 1は遠位で膝蓋骨のやや上方、TP 2は大腿のほぼ中央にある(▶図16.30)。
- 中間広筋のトリガーポイント：筋が深層に位置し、指での診察が困難なため、触診しにくい。筋腹の近位にあるが、大腿直筋のTPより遠位である。このTPにアプローチするには、大腿直筋の外側縁の近位から大腿の深層を触診する。
- 外側広筋のトリガーポイント：大腿の深層にあるため、触診が難しい。筋腹全体に分布し、大腿骨に向けて筋を圧迫した場合のみ典型的な関連痛が現れる。

関 連 痛
- 大腿直筋のトリガーポイント：
  —膝関節
  —膝蓋骨のまわり
  —大腿の内側
- 内側広筋のトリガーポイント：膝部(TP 1)・大腿部(TP 2)の腹内側、
  ▶図16.30
- 中間広筋のトリガーポイント：大腿の腹側全体、とくに大腿中央に集中
- 外側広筋のトリガーポイント：大腿・膝部の外側

14 腰、大腿、膝の痛み

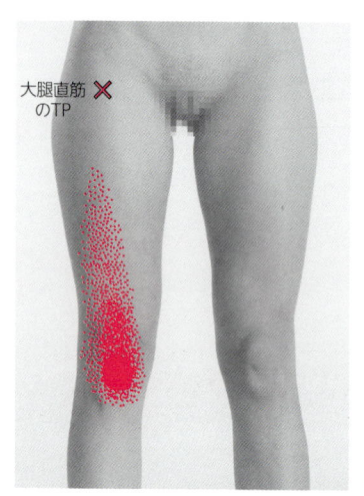

図14.7

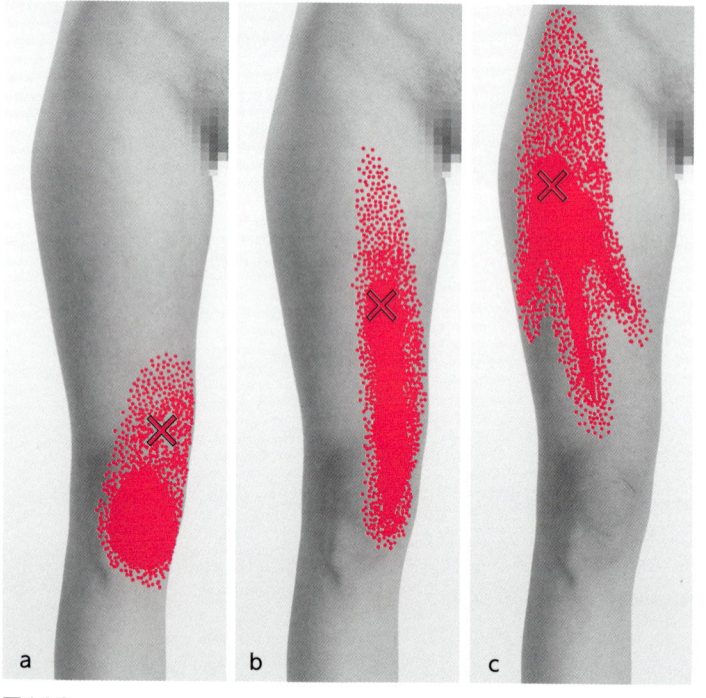

図14.8 a-c

14.4 大腿四頭筋

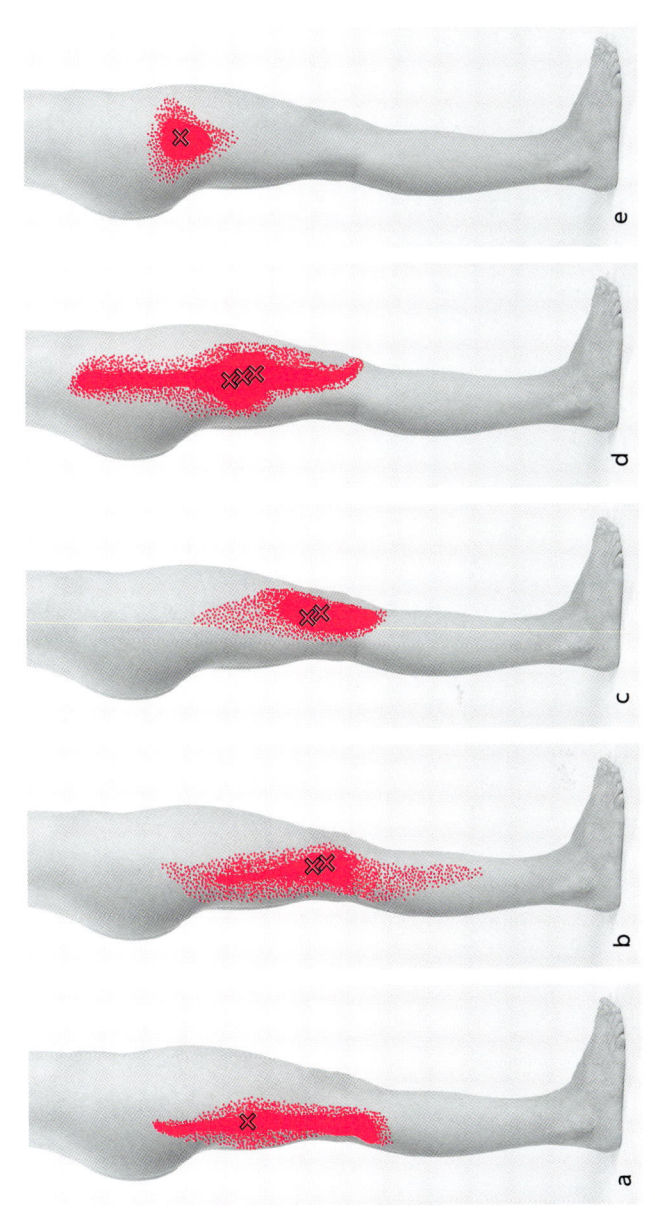

図14.9 a-e

14.4.3 オステオパシー療法的診察方法

問 診
前に踏み込んだ体勢で転倒したり転倒しそうになったりすると、大腿四頭筋に急性の過負荷がかかる。

股関節症がある場合、膝の屈曲を伴う腰屈曲位になる。パーキンソン病でも同じことが起こる。すると、大腿四頭筋が支えなければならないために過負荷がかかり、トリガーポイントが生じる。

長時間の登山をトレーニングやストックなしに行うことも誘因となる。

所 見
トリガーポイントを圧迫して痛みを誘発する。同時に筋肉を伸張すると痛みがよりはっきりする。痛みの状態がかなり急性の場合、筋肉を伸張するだけでも誘発になる。

テストとテクニック
伸張とトリガーポイントの圧迫触診（▶図14.10）

参 考
大腿四頭筋は大筋で一部は二関節筋なため、日常の動作で急性的な過負荷が取り除かれることが多い。普段しないスポーツで過労したこの筋に、激しい筋肉痛が起こることは誰でも知っているが、まれに痛みが治まった後もトリガーポイントが残っているのが見つかる。腰・膝の屈曲拘縮を伴う慢性疾患に注意する必要がある。

関連する内臓
小腸

14.4 大腿四頭筋

テクニック

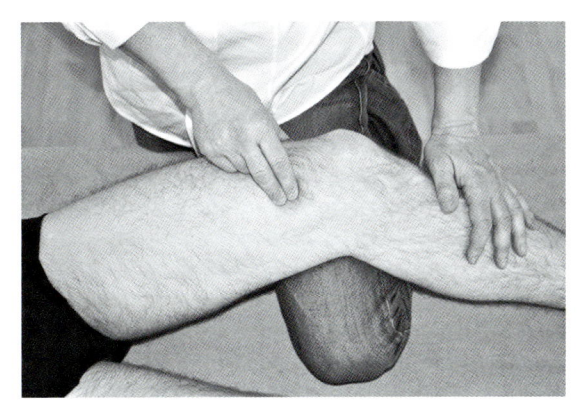

図14.10 抑制と深部摩擦で内側広筋のトリガーポイントを治療する。

14.5
薄筋

▶図14.11
解剖図 ▶図16.30、p.443

14.5.1 解剖学と関連痛

起始
恥骨下枝(外面)

停止
脛骨の前面(縫工筋の下方)

機能
- 股関節の内転
- 膝関節の屈曲
- 膝関節の内旋(膝の屈曲時)

神経支配
閉鎖神経(L2-3)

トリガーポイントの位置
筋腹の中1/3

関連痛
大腿の内側面

14.5 薄筋

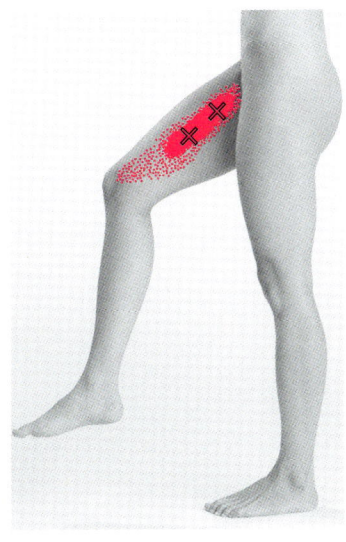

図14.11

14.5.2 オステオパシー療法的診察方法

問 診
腰の外転位や前に踏み込んだ体勢で転倒したり転倒しそうになったりすると、内転筋群に急性の過負荷がかかる。こうした外傷のダメージは短い内転筋のほうが大きい。

内転筋はどれも日常生活では十分に伸張されないため、結果として短縮してしまう。この筋群を多用（筋力トレーニング、乗馬）、急に伸張（何度も）すると、急性または慢性的な過負荷となる。

サッカーは、内転筋の過負荷症候群を起こしやすいスポーツである。シュート動作には内転筋の活動が欠かせず、トレーニングでの伸張が足りていない。

股関節症がある場合、内転筋がつねに短縮しており、トリガーポイントが存在する。

所 見
トリガーポイントを圧迫して痛みを誘発する。同時に筋肉を伸張すると痛みがよりはっきりする。痛みの状態がかなり急性の場合、筋肉を伸張するだけでも誘発になる。

テストとテクニック
伸張とトリガーポイントの圧迫触診（▶図 14.12）

関連する内臓
- 子宮、付属器
- 前立腺
- 膀胱
- 心臓／循環系
- 副腎
- 生殖腺

テクニック

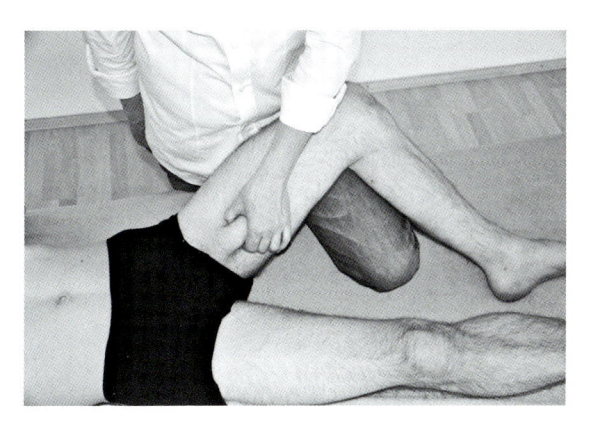

図14.12 抑制か横断ストレッチ、および抓法触診でトリガーポイントを治療する。

14.6
長内転筋

▶図14.13
解剖図 ▶図16.30、p.443

14.6.1 解剖学と関連痛

起始
- 恥骨体
- 恥骨結節（下方、内側）

停止
　粗線の内側唇（遠位2/3）

機能
- 股関節の内転
- 股関節の内旋

神経支配
　閉鎖神経（L2-3）

トリガーポイントの位置
　腰の屈曲・外転で筋を予備緊張すると触診しやすい。患者は仰臥位にする。TPは筋の近位1/2にある。

関連痛
- 鼠径部
- 大腿の腹内側
- 膝蓋骨上
- 脛骨縁沿い

14.6 長内転筋

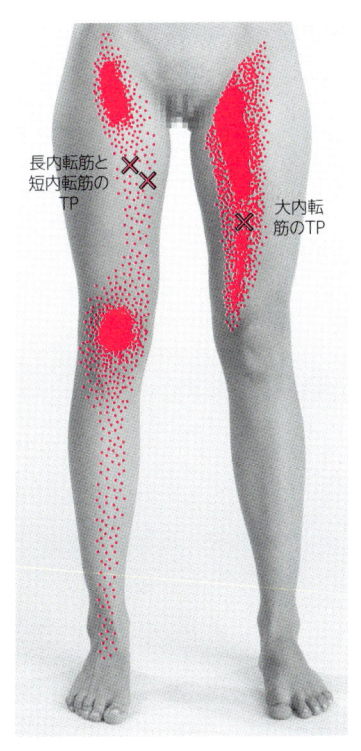

図14.13

14.6.2 オステオパシー療法的診察方法

問 診
　腰の外転位や前に踏み込んだ体勢で転倒したり転倒しそうになったりすると、内転筋群に急性の過負荷がかかる。こうした外傷のダメージは短い内転筋のほうが大きい。

　内転筋はどれも日常生活では十分に伸張されないため、結果として短縮してしまう。この筋群を多用（筋力トレーニング、乗馬）、急に伸張（何度も）すると、急性または慢性的な過負荷となる。

　サッカーは、内転筋の過負荷症候群を起こしやすいスポーツである。シュート動作には内転筋の活動が欠かせず、トレーニングでの伸張が足りていない。

　股関節症がある場合、内転筋がつねに短縮しており、トリガーポイントが存在する。

所 見
　トリガーポイントを圧迫して痛みを誘発する。同時に筋肉を伸張すると痛みがよりはっきりする。痛みの状態がかなり急性の場合、筋肉を伸張するだけでも誘発になる。

テストとテクニック
　伸張とトリガーポイントの圧迫触診（▶**図14.14**）

関連する内臓
- 子宮、付属器
- 前立腺
- 精巣
- 膀胱
- 心臓／循環系

テクニック

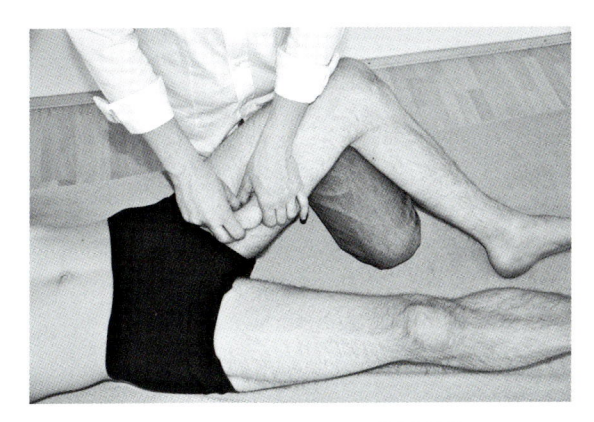

図14.14 抑制か横断ストレッチ、および抓法触診でトリガーポイントを治療する。

14.7
短内転筋

▶図 14.15
解剖図 ▶図 16.31、p.444

14.7.1 解剖学と関連痛

起始
　恥骨下枝と恥骨体

停止
　粗線（近位 1/3）

機能
　股関節の内転

神経支配
　閉鎖神経（L2-3）

トリガーポイントの位置
　腰の屈曲・外転で筋を予備緊張すると触診しやすい。患者は仰臥位にする。TPは筋の近位 1/2 にある。

関連痛
- 鼠径部
- 大腿の腹内側
- 膝蓋骨上
- 脛骨縁沿い

14.7 短内転筋

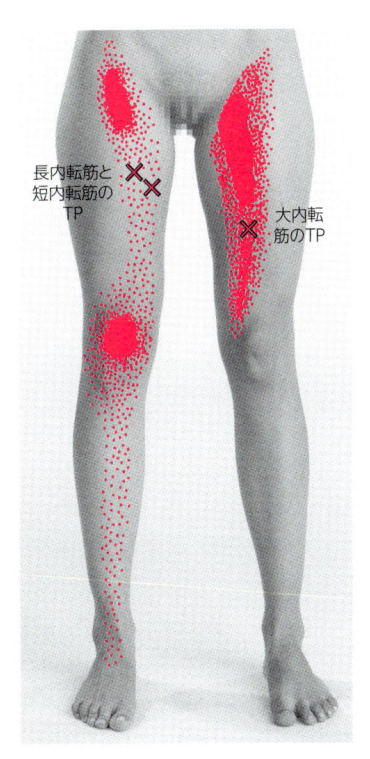

図14.15

14.7.2 オステオパシー療法的診察方法

問 診
　腰の外転位や前に踏み込んだ体勢で転倒したり転倒しそうになったりすると、内転筋群に急性の過負荷がかかる。こうした外傷のダメージは短い内転筋のほうが大きい。

　内転筋はどれも日常生活では十分に伸張されないため、結果として短縮してしまう。この筋群を多用（筋力トレーニング、乗馬）、急に伸張（何度も）すると、急性または慢性的な過負荷となる。

　サッカーは、内転筋の過負荷症候群を起こしやすいスポーツである。シュート動作には内転筋の活動が欠かせず、トレーニングでの伸張が足りていない。

　股関節症がある場合、内転筋がつねに短縮しており、トリガーポイントが存在する。

所 見
　トリガーポイントを圧迫して痛みを誘発する。同時に筋肉を伸張すると痛みがよりはっきりする。痛みの状態がかなり急性の場合、筋肉を伸張するだけでも誘発になる。

テストとテクニック
　伸張とトリガーポイントの圧迫触診（▶**図14.16**）

関連する内臓
- 子宮、付属器
- 前立腺
- 精巣
- 膀胱
- 心臓／循環系

テクニック

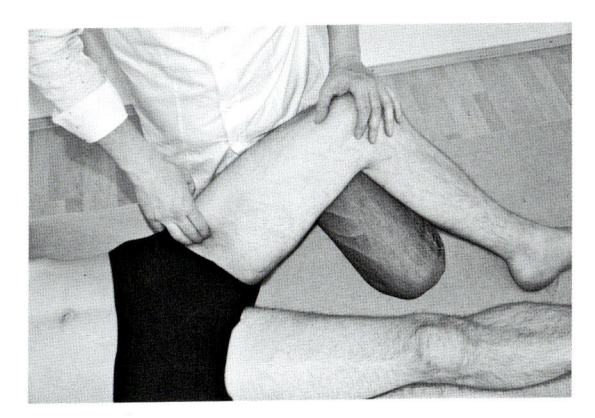

図 14.16　抑制でトリガーポイントを治療する。

14.8 大内転筋

▶図14.17
解剖図▶図16.31、p.444

14.8.1 解剖学と関連痛

起始
- 坐骨枝
- 恥骨下枝
- 坐骨結節

停止
- 粗線、殿筋粗面まで
- 大腿骨の内転筋結節

機能
- 股関節の伸展
- 股関節の内転
- 股関節の内旋

神経支配
- 閉鎖神経(L2-4)
- 脛骨神経(L4-S3)

トリガーポイントの位置
- TP 1：筋の中央、粗線に付着する停止部の付近(▶図16.31)
- TP 2：坐骨と恥骨に付着する起始部の付近(▶図16.31)

関連痛
- TP 1：鼠径部、大腿の腹内側。膝まではいかない
- TP 2：恥骨、膣、直腸、膀胱、または小骨盤に別のびまん性の痛み

14.8 大内転筋

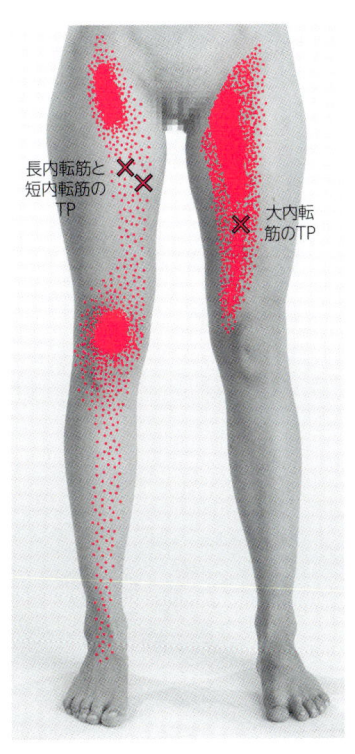

長内転筋と
短内転筋の
TP

大内転筋のTP

図14.17

トリガーポイント

14.8.2 オステオパシー療法的診察方法

問 診
　腰の外転位や前に踏み込んだ体勢で転倒したり転倒しそうになったりすると、内転筋群に急性の過負荷がかかる。こうした外傷のダメージは短い内転筋のほうが大きい。

　内転筋はどれも日常生活では十分に伸張されないため、結果として短縮してしまう。この筋群を多用（筋力トレーニング、乗馬）、急に伸張（何度も）すると、急性または慢性的な過負荷となる。

　サッカーは、内転筋の過負荷症候群を起こしやすいスポーツである。シュート動作には内転筋の活動が欠かせず、トレーニングでの伸張が足りていない。

　股関節症がある場合、内転筋がつねに短縮しており、トリガーポイントが存在する。

所 見
　トリガーポイントを圧迫して痛みを誘発する。同時に筋肉を伸張すると痛みがよりはっきりする。痛みの状態がかなり急性の場合、筋肉を伸張するだけでも誘発になる。

テストとテクニック
　伸張とトリガーポイントの圧迫触診（▶図 14.18）

関連する内臓
- 子宮、付属器
- 前立腺
- 膀胱
- 心臓／循環系

14.8 大内転筋

テクニック

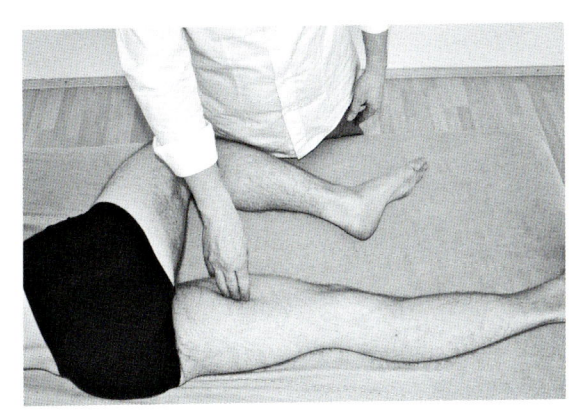

図14.18 抑制と深部摩擦でトリガーポイントを治療する。

14.9
大腿二頭筋
▶図14.19
解剖図▶図16.32、p.445

14.9.1 解剖学と関連痛

起始
- 坐骨結節(後面)
- 粗線の外側唇(中1/3)

停止
- 腓骨頭尖
- 大腿骨の外側顆上線
- 外側側副靭帯
- 脛骨の外側顆

機能
- 股関節の伸展
- 膝関節の屈曲
- 膝関節の外旋

神経支配
脛骨神経と腓骨神経(L4-S3)

トリガーポイントの位置
大腿の後外側の中1/3に複数見つかる。

関連痛
- 膝窩(主な痛み)
- 下腿の近位・後外側
- 大腿の後外側。殿溝までいかない

14.9 大腿二頭筋

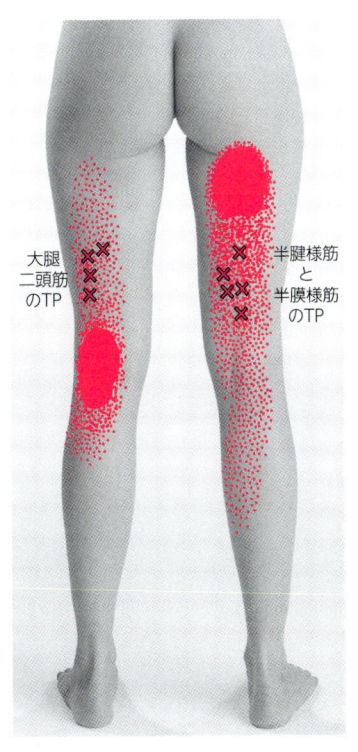

図14.19

14.9.2 オステオパシー療法的診察方法

問 診
前に踏み込んだ体勢で転倒したり転倒しそうになったりする、またはスカッシュ、サッカー、テニスなどストップ＆ゴーの動きを素早く行うスポーツをすると、トリガーポイントの誘因となり得る。

所 見
トリガーポイントを圧迫して痛みを誘発する。同時に筋肉を伸張すると痛みがよりはっきりする。痛みの状態がかなり急性の場合、筋肉を伸張するだけでも誘発になる。

テストとテクニック
伸張とトリガーポイントの圧迫触診（▶**図14.20**）

参 考
座る生活様式によってハムストリングスも短縮し、収縮時の機能不全と強い伸張抵抗が起こる。そのため、慢性のトリガーポイントが見つかることがとても多い。

関連する内臓
直腸

14.9 大腿二頭筋

テクニック

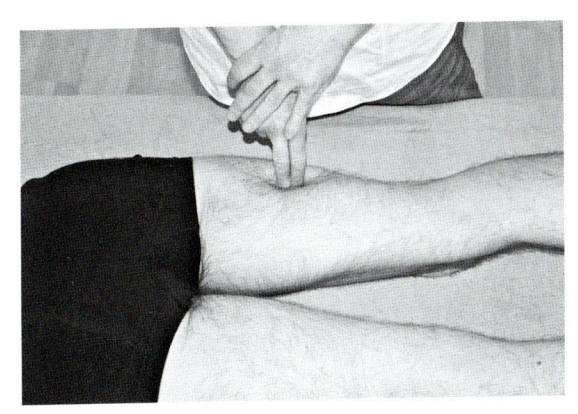

図14.20　抑制と深部摩擦でトリガーポイントを治療する。

14.10
半腱様筋、半膜様筋

▶図14.21
解剖図 ▶図16.32、p.445

14.10.1 解剖学と関連痛

起始
坐骨結節(後面)

停止
- 半腱様筋：脛骨の内側面(薄筋の下方)
- 半膜様筋：脛骨の内側顆、斜膝窩靭帯、膝窩筋の筋膜

機能
- 股関節の伸展
- 膝関節の屈曲
- 膝関節の内旋

神経支配
脛骨神経(L5-S1)

トリガーポイントの位置
大腿の後内側の中1/3に複数見つかる。

関連痛
- 殿部・殿溝の尾側端(主な痛み)
- 大腿の後内側
- 膝窩・腓腹の内側1/2

14.10 半腱様筋、半膜様筋

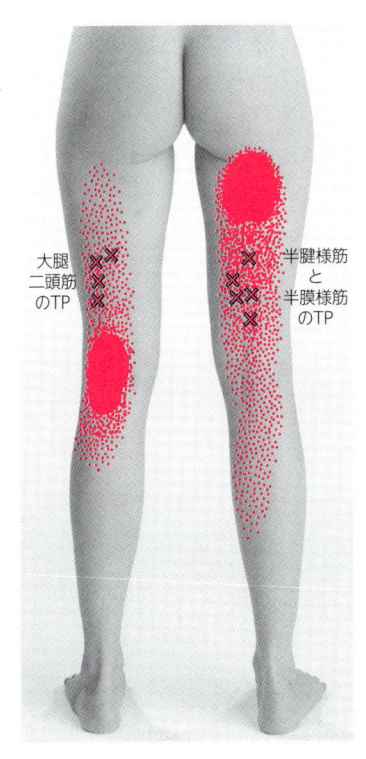

図14.21

14.10.2 オステオパシー療法的診察方法

問 診
前に踏み込んだ体勢で転倒したり転倒しそうになったりする、またはスカッシュ、サッカー、テニスなどストップ&ゴーの動きを素早く行うスポーツをすると、トリガーポイントの誘因となり得る。

所 見
トリガーポイントを圧迫して痛みを誘発する。同時に筋肉を伸張すると痛みがよりはっきりする。痛みの状態がかなり急性の場合、筋肉を伸張するだけでも誘発になる。

テストとテクニック
伸張とトリガーポイントの圧迫触診（▶**図14.22**）

参 考
座る生活様式によってハムストリングスも短縮し、収縮時の機能不全と強い伸張抵抗が起こる。そのため、慢性のトリガーポイントが見つかることがとても多い。

関連する内臓
直腸

14.10 半腱様筋、半膜様筋

テクニック

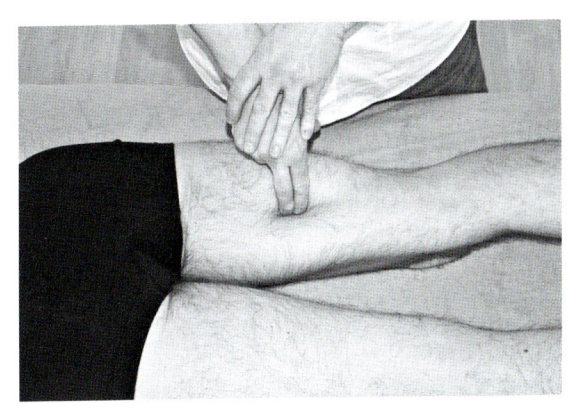

図 14.22 抑制と深部摩擦でトリガーポイントを治療する。

14.11
膝窩筋

▶図 14.23
解剖図 ▶図 16.33、p.446

14.11.1 解剖学と関連痛

起始
- 大腿骨の外側上顆
- 膝関節包につながる
- 外側半月(後角)と結合

停止
脛骨の後面(ヒラメ筋線の上方、脛骨顆部の下方)

機能
- 膝関節の内旋
- 外側半月を後方に引く

神経支配
脛骨神経(L5-S1)

トリガーポイントの位置
停止部の近位 1/2、脛骨の付近

関連痛
膝窩

14.11 膝窩筋

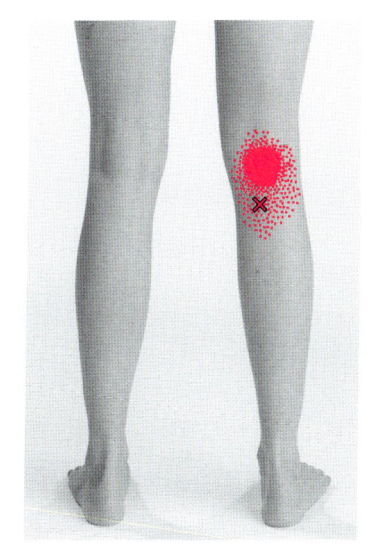

図 14.23

14.11.2 オステオパシー療法的診察方法

問 診
　膝を急に深く屈曲して（スキーなど）転倒したり転倒しそうになったりする、またはスカッシュ、サッカー、テニスなどストップ&ゴーの動きを素早く行うスポーツをすると、トリガーポイントの誘因となり得る。

所 見
　トリガーポイントを圧迫して痛みを誘発する。

テストとテクニック
　　圧迫触診（▶図14.24）

参 考
　座る生活様式によってこの小筋も短縮し、収縮時の機能不全と強い伸張抵抗が起こる。そのため、慢性のトリガーポイントが見つかることがとても多い。

　「踵骨棘」の診断の場合は、一度この筋を診たほうがよい。下腿のリンパ・静脈の流出路は膝窩を通る。膝窩筋はこの流出に軽視できない役割を担っている。膝窩筋が拘縮すると、血流が阻害される。

関連する内臓
　　胆嚢

14.11 膝窩筋

テクニック

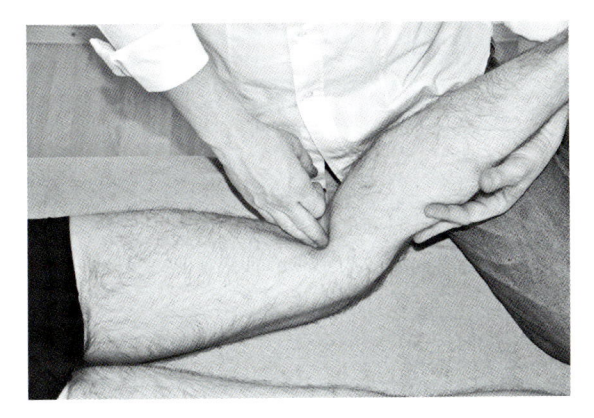

図 14.24 抑制で筋肉を治療する。

14.12
痛みガイド

▶表 14.1、14.2、および図 14.25、14.26

表 14.1　鼠径部の痛み

筋肉	頻度	ページ
腸腰筋	とても高い	p.266
長内転筋	とても高い	p.318
短内転筋	とても高い	p.322
恥骨筋	とても高い	p.304
大腿四頭筋	高い	p.308
大内転筋	高い	p.326
縫工筋	低い	p.300
腹直筋	低い	p.252

表 14.2　大腿・膝の痛み

筋肉	頻度	ページ
中殿筋、小殿筋	とても高い	p.280、284
梨状筋	とても高い	p.288
大腿筋膜張筋	とても高い	p.296
大腿二頭筋	とても高い	p.330
半腱様筋	とても高い	p.334
半膜様筋	とても高い	p.334
膝窩筋	とても高い	p.338
腓腹筋	とても高い	p.358
ヒラメ筋	とても高い	p.362
大腿四頭筋	高い	p.308
長内転筋、短内転筋	高い	p.318、322
大内転筋	高い	p.326
内閉鎖筋	低い	p.270
大殿筋	低い	p.276
縫工筋	低い	p.300
薄筋	低い	p.314
足底筋	低い	p.366

14.12 痛みガイド

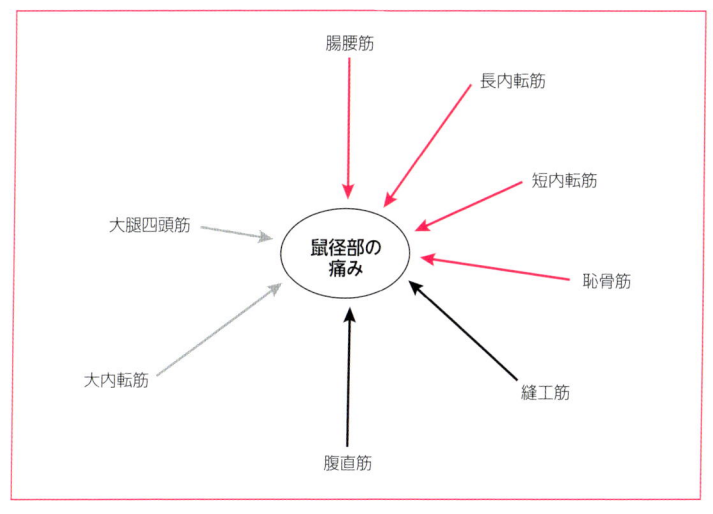

図14.25 鼠径部の痛み

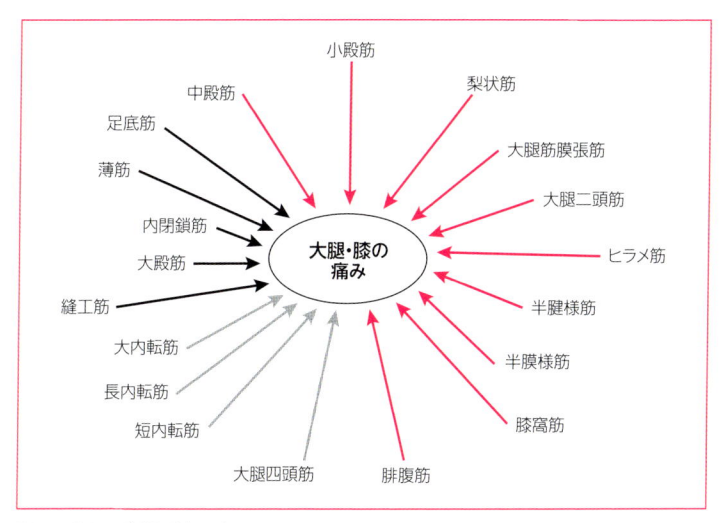

鼠径部の痛みに関連する筋:
- 腸腰筋
- 長内転筋
- 短内転筋
- 恥骨筋
- 縫工筋
- 腹直筋
- 大内転筋
- 大腿四頭筋

図14.26 大腿・膝の痛み

大腿・膝の痛みに関連する筋:
- 小殿筋
- 中殿筋
- 梨状筋
- 大腿筋膜張筋
- 大腿二頭筋
- ヒラメ筋
- 半腱様筋
- 半膜様筋
- 膝窩筋
- 腓腹筋
- 大腿四頭筋
- 短内転筋
- 長内転筋
- 大内転筋
- 縫工筋
- 大殿筋
- 内閉鎖筋
- 薄筋
- 足底筋

図の矢印：→ ＝ とても高い、→ ＝ 高い、→ ＝ 低い

15　下腿、くるぶし、足の痛み

15.1
前脛骨筋
▶図15.1
解剖図▶図16.34、p.447

15.1.1 解剖学と関連痛

起始
- 脛骨の外側面（近位1/2）
- 骨間膜

停止
- 内側楔状骨（底側面）
- 第1中足骨底

機能
- 背側伸展
- 足の内反
- 足の縦アーチの維持

神経支配
　深腓骨神経(L4-5)

トリガーポイントの位置
　筋腹の上1/3（下腿の近位1/3から中1/3の移行部）

関連痛
- 上跳躍関節部の腹内側
- 母趾の背側・内側
- トリガーポイントの前内側から下腿を通って母趾まで細い帯状に走る

15.1 前脛骨筋

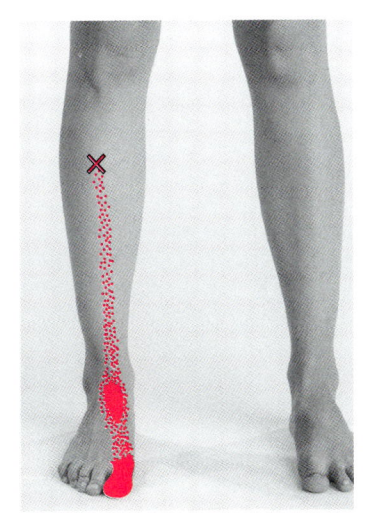

図15.1

15 下腿、くるぶし、足の痛み

15.1.2 オステオパシー療法的診察方法

問診
腓腹の筋群が短縮すると、足背伸筋は伸張された位置から働き続け、過負荷を受ける。そのため、つねに両方の筋群に注意する。

所見
トリガーポイントを圧迫して痛みを誘発する。同時に筋肉を伸張すると痛みがよりはっきりする。痛みの状態がかなり急性の場合、筋肉を伸張するだけでも誘発になる。

テストとテクニック
伸張とトリガーポイントの圧迫触診（▶図15.2）

15.1 前脛骨筋

テクニック

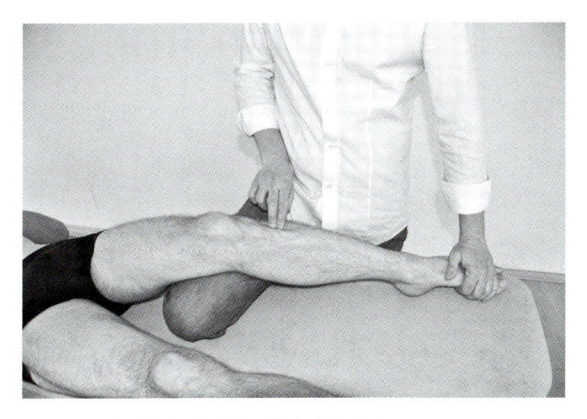

図15.2 抑制と深部摩擦で筋肉を治療する。
底屈と外反で筋肉をプレストレッチする。

15.2
後脛骨筋

▶図15.3
解剖図 ▶図16.35、p.448

15.2.1 解剖学と関連痛

起始
脛骨・腓骨の後面(内側稜、骨間縁、骨間膜の間)

停止
- 舟状骨粗面
- 足根骨全体(距骨以外)
- 足根靭帯の内側(三角靭帯など)

機能
- 底屈
- 足の内反
- 足の縦アーチの維持

神経支配
脛骨神経(L4-5)

トリガーポイントの位置
脛骨の後縁の外側、骨間膜の近位1/4。ヒラメ筋を通してのみ触診可能。

関連痛
- アキレス腱(主な痛み)
- トリガーポイントから尾側の下腿中央へ向かい、踵と足底を通って第1-5趾まで

15.2 後脛骨筋

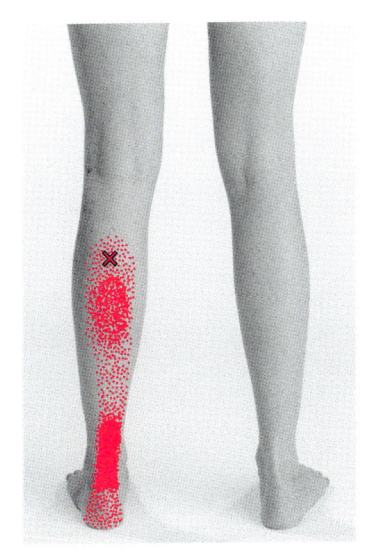

図15.3

15.2.2 オステオパシー療法的診察方法

問 診
すべての底屈筋は、ジョギング、跳ぶ動きの多いスポーツ(エアロビクス、陸上競技)、長時間のハイキング(とくに登山と下山)で、急性的な過負荷を受け得る。慢性的な過負荷は、ハイヒールを履き続けたり、フィットネスクラブで腓腹筋をトレーニングしたりすることで生じる。

所 見
トリガーポイントを圧迫して痛みを誘発する。同時に筋肉を伸張すると痛みがよりはっきりする。痛みの状態がかなり急性の場合、筋肉を伸張するだけでも誘発になる。

テストとテクニック
伸張とトリガーポイントの圧迫触診(▶図15.4)

参 考
底屈筋が短縮してトリガーポイントがある場合、踵骨棘かと思われる踵の痛みが症状としてよく現れる。

15.2 後脛骨筋

351

テクニック

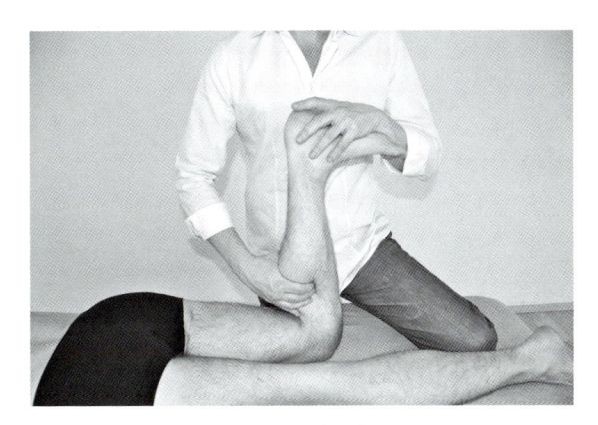

図15.4 抑制と深部摩擦でトリガーポイントを治療する。
足の背側伸展と外反で筋肉をプレストレッチする。

15.3
長腓骨筋、短腓骨筋、第三腓骨筋

▶図15.5、15.6
解剖図 ▶図16.34、p.447

15.3.1 解剖学と関連痛

長 腓 骨 筋

起 始
- 脛骨の外側面（近位2/3）
- 腓骨頭
- 脛腓関節

停 止
- 第1中足骨底
- 内側楔状骨

機 能
- 底屈
- 足の外反
- 足の横アーチの維持

神 経 支 配
  浅腓骨神経（L5-S1）

トリガーポイントの位置／関連痛
  短腓骨筋を参照、▶p.355

短腓骨筋

起始
脛骨の外側面（遠位2/3）

停止
第5中手骨粗面

機能
- 底屈
- 足の外反
- 足の横アーチの維持

神経支配
浅腓骨神経（L5 -S1）

トリガーポイントの位置
- 長腓骨筋のトリガーポイント：腓骨体の上方にある腓骨頭から2-4cm遠位
- 短腓骨筋のトリガーポイント：下腿の中1/3から遠位1/3の境界で、長腓骨筋腱の両側

関連痛
- 外果。その頭側・尾側・後方も
- 下腿の外側の中1/3
- 足の外側

第三腓骨筋

起 始
腓骨の前縁（遠位1/3）

停 止
第5中足骨

機 能
- 背屈
- 足の外反

神経支配
深腓骨神経（L5-S1）

トリガーポイントの位置
短腓骨筋のトリガーポイントからやや遠位で前方

関連痛
- 上跳躍関節・足背の腹外側
- 外果の後方を踵の外側へ走る

15.3 長腓骨筋、短腓骨筋、第三腓骨筋

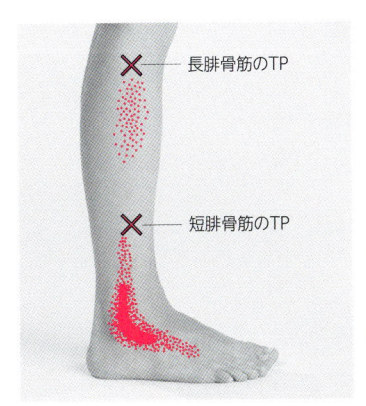

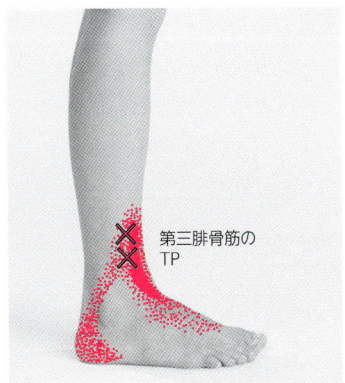

図15.5

図15.6

トリガーポイント

15.3.2 オステオパシー療法的診察方法

問 診
足の内反による外傷は、腓骨筋群に急性の負荷を与える。

すべての底屈筋は、ジョギング、跳ぶ動きの多いスポーツ(エアロビクス、陸上競技)、長時間のハイキング(とくに登山と下山)で、急性的な過負荷を受け得る。慢性的な過負荷は、ハイヒールを履き続けたり、フィットネスクラブで腓腹筋をトレーニングしたりすることで生じる。

所 見
トリガーポイントを圧迫して痛みを誘発する。同時に筋肉を伸張すると痛みがよりはっきりする。痛みの状態がかなり急性の場合、筋肉を伸張するだけでも誘発になる。

テストとテクニック
伸張とトリガーポイントの圧迫触診(▶図15.7)

参 考
底屈筋が短縮してトリガーポイントがある場合、踵骨棘かと思われる踵の痛みが症状としてよく現れる。

関連する内臓
膀胱

15.3 長腓骨筋、短腓骨筋、第三腓骨筋

テクニック

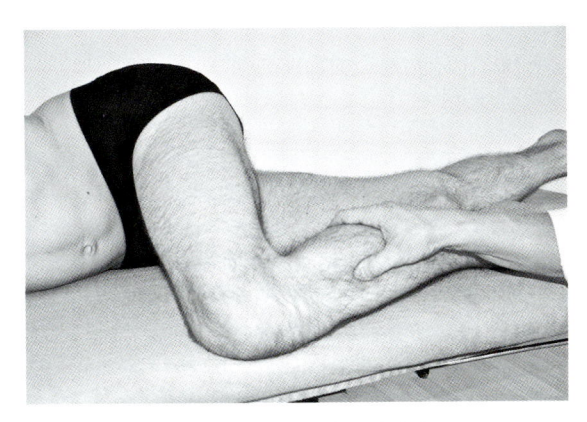

図15.7 抑制と深部摩擦で長腓骨筋を治療する。
底屈して横たえ、筋肉をプレストレッチする。
他の腓骨筋も同様の開始位で治療する。

15.4
腓腹筋

▶図15.8、15.9
解剖図▶図16.33、p.446

15.4.1 解剖学と関連痛

起始
大腿骨の内側顆と外側顆

停止
踵骨隆起(アキレス腱を経て)

機能
- 底屈
- 膝の屈曲

神経支配
脛骨神経(S1-2)

トリガーポイントの位置
- TP 1・2：筋腹中央のやや近位、腓腹筋の内側頭と外側頭に1つずつ
- TP 3・4：内側頭と外側頭で顆部の付近

関連痛
- TP1：
  —足底の内側
  —下腿の後内側
  —膝窩、大腿後方の一部
- TP 2-4：それぞれのTPのまわりで局所的

15.4 腓腹筋

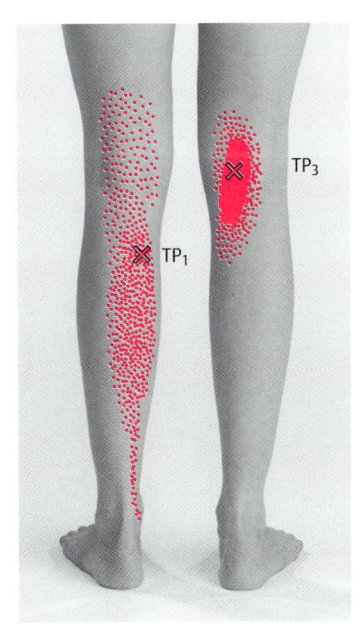

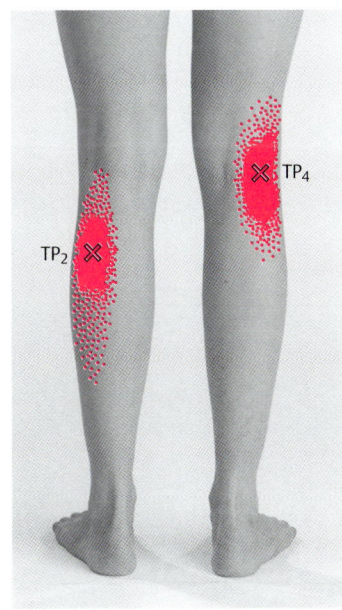

図15.8

図15.9

15.4.2 オステオパシー療法的診察方法

問 診
すべての底屈筋は、ジョギング、跳ぶ動きの多いスポーツ（エアロビクス、陸上競技）、長時間のハイキング（とくに登山と下山）で、急性的な過負荷を受け得る。慢性的な過負荷は、ハイヒールを履き続けたり、フィットネスクラブで腓腹筋をトレーニングしたりすることで生じる。

所 見
トリガーポイントを圧迫して痛みを誘発する。同時に筋肉を伸張すると痛みがよりはっきりする。痛みの状態がかなり急性の場合、筋肉を伸張するだけでも誘発になる。

テストとテクニック
伸張とトリガーポイントの圧迫触診（▶図15.10）

参 考
底屈筋が短縮してトリガーポイントがある場合、踵骨棘かと思われる踵の痛みが症状としてよく現れる。

15.4 腓腹筋

テクニック

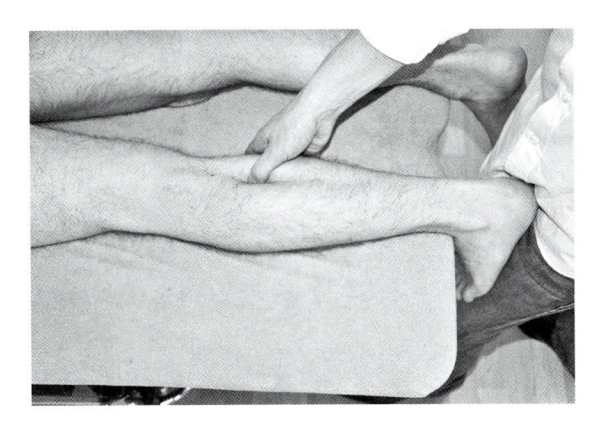

図 15.10 抑制と深部摩擦でトリガーポイントを治療する。背側伸展して横たえ、筋肉をプレストレッチする。

15.5
ヒラメ筋

▶図15.11
解剖図 ▶図16.33、p.446

15.5.1 解剖学と関連痛

起始
- ヒラメ筋線
- 脛骨の後面(中1/3)
- 腓骨頭、腓骨の後面(近位1/4)

停止
踵骨隆起(アキレス腱を経て)

機能
底屈

神経支配
脛骨神経(S1-2)

トリガーポイントの位置
- TP1：腓腹筋頭から2-3cm遠位、中央線のやや内側
- TP2：腓骨頭の付近(腓腹の外側)
- TP3：TP1より近位、中央線の外側

関連痛
- TP1：
  —アキレス腱
  —踵の後方と底側
  —足底
  —TPのやや近位
- TP2：腓腹の上1/2
- TP3：仙腸関節の同側

15.5 ヒラメ筋

363

トリガーポイント

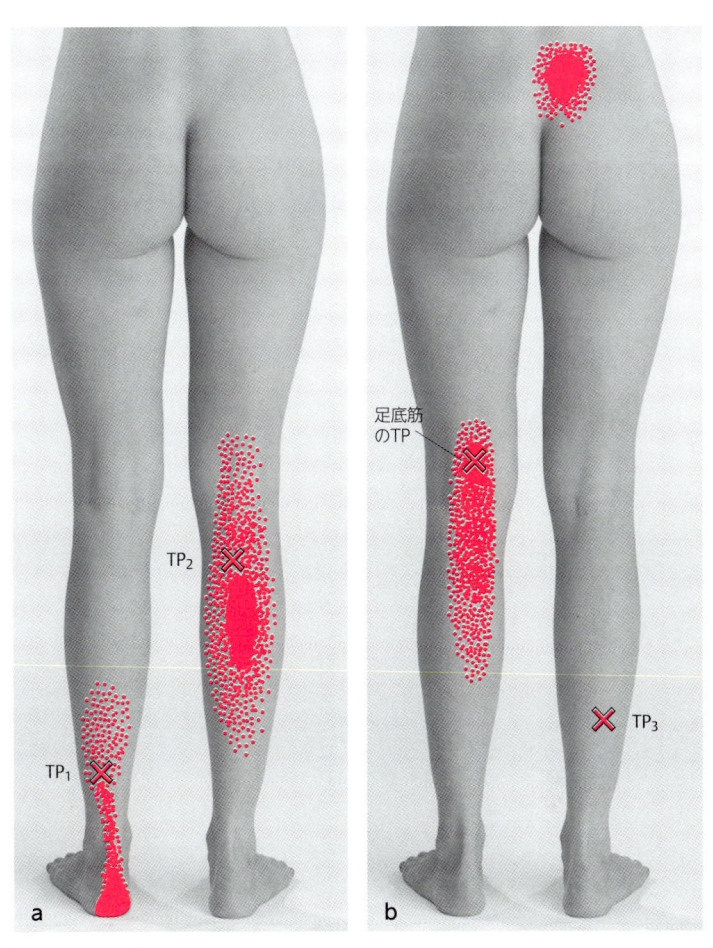

足底筋のTP

図15.11 a、b

15.5.2 オステオパシー療法的診察方法

問 診
すべての底屈筋は、ジョギング、跳ぶ動きの多いスポーツ(エアロビクス、陸上競技)、長時間のハイキング(とくに登山と下山)で、急性的な過負荷を受け得る。慢性的な過負荷は、ハイヒールを履き続けたり、フィットネスクラブで腓腹筋をトレーニングしたりすることで生じる。

所 見
トリガーポイントを圧迫して痛みを誘発する。同時に筋肉を伸張すると痛みがよりはっきりする。痛みの状態がかなり急性の場合、筋肉を伸張するだけでも誘発になる。

テストとテクニック
伸張とトリガーポイントの圧迫触診(▶図 15.12)

参 考
底屈筋が短縮してトリガーポイントがある場合、踵骨棘かと思われる踵の痛みが症状としてよく現れる。

テクニック

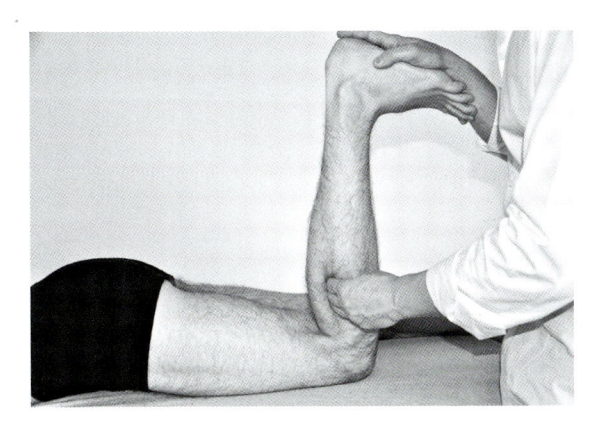

図15.12 抑制と深部摩擦でトリガーポイントを治療する。
足を背側伸展する形で同側の脚を横たえ、筋肉をプレストレッチする。
膝を屈曲すると腓腹筋が弛緩し、ヒラメ筋が触診しやすい。

15.6
足底筋

▶図15.13
解剖図▶図16.33、p.446

15.6.1 解剖学と関連痛

起始
　大腿骨の外側上顆（腓腹筋頭の近位）

停止
　アキレス腱（内側、腓腹筋腱の下方）

機能
- 底屈
- 膝の屈曲

神経支配
　脛骨神経（Sl-2）

トリガーポイントの位置
　膝窩の中央

関連痛
　膝窩と腓腹を下腿のほぼ中央まで

15.6 足底筋

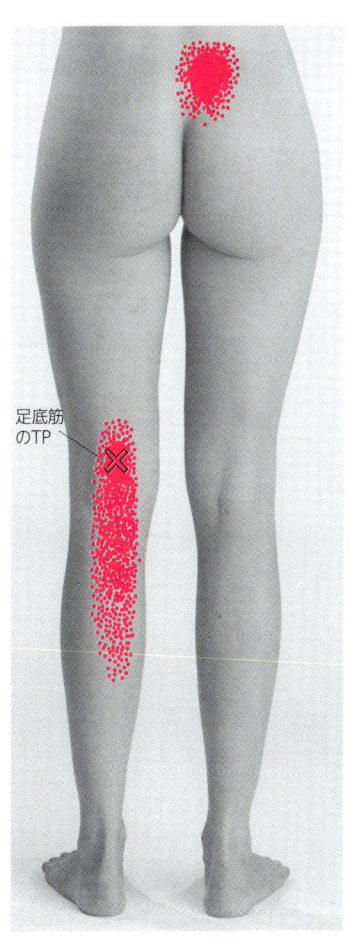

足底筋のTP

図15.13

15.6.2 オステオパシー療法的診察方法

問 診
すべての底屈筋は、ジョギング、跳ぶ動きの多いスポーツ(エアロビクス、陸上競技)、長時間のハイキング(とくに登山と下山)で、急性的な過負荷を受け得る。慢性的な過負荷は、ハイヒールを履き続けたり、フィットネスクラブで腓腹筋をトレーニングしたりすることで生じる。

所 見
トリガーポイントを圧迫して痛みを誘発する。同時に筋肉を伸張すると痛みがよりはっきりする。痛みの状態がかなり急性の場合、筋肉を伸張するだけでも誘発になる。

テストとテクニック
伸張とトリガーポイントの圧迫触診(▶図15.14)

参 考
底屈筋が短縮してトリガーポイントがある場合、踵骨棘かと思われる踵の痛みが症状としてよく現れる。

テクニック

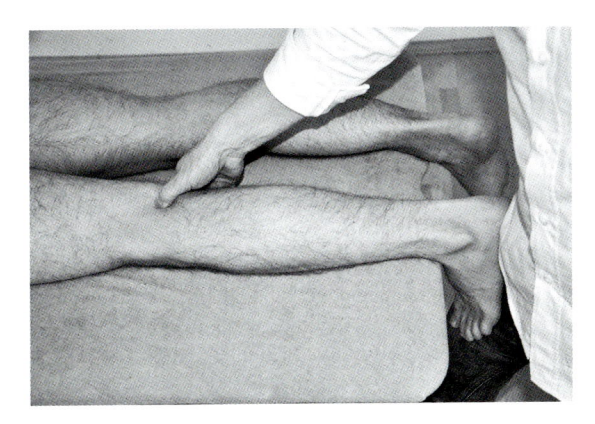

図15.14 抑制で筋肉を治療する。
膝を伸展し底屈して横たえ、筋肉をプレストレッチする。

15.7 長趾伸筋

▶図15.15
解剖図 ▶図16.36、p.448

15.7.1 解剖学と関連痛

起始
- 腓骨（腹側、近位2/3）
- 骨間膜
- 脛腓関節

停止
第2-5趾の趾背腱膜

機能
足趾と足の背側伸展

神経支配
深腓骨神経（L5-S1）

トリガーポイントの位置
腓骨頭から8cmほど遠位、長腓骨筋と前脛骨筋の間

関連痛
- 足背。第2-4趾を含む
- 下腿の腹側（尾側1/2）

15.7 長趾伸筋

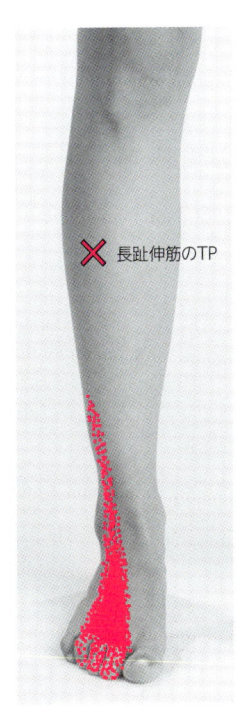

長趾伸筋のTP

図 15.15

15.7.2 オステオパシー療法的診察方法

問 診
腓腹の筋群が短縮すると、足背伸筋は伸張された位置から働き続け、過負荷を受ける。そのため、つねに両方の筋群に注意する。

所 見
トリガーポイントを圧迫して痛みを誘発する。同時に筋肉を伸張すると痛みがよりはっきりする。痛みの状態がかなり急性の場合、筋肉を伸張するだけでも誘発になる。

テストとテクニック
伸張とトリガーポイントの圧迫触診（▶図 15.16）

15.7 長趾伸筋

テクニック

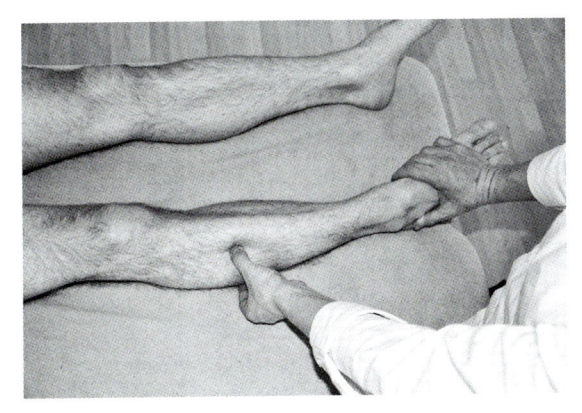

図15.16 抑制で筋肉を治療する。
底屈して横たえ、筋肉をプレストレッチする。
足趾を屈曲すると、プレストレッチをさらに強めることができる。

15.8
長母趾伸筋

▶図15.17
解剖図 ▶ 図16.36、p.448

15.8.1 解剖学と関連痛

起始
　腓骨（中前部）

停止
　母趾の末節骨底

機能
- 母趾と足の背側伸展
- 足の内反

神経支配
　深腓骨神経（L5-S1）

トリガーポイントの位置
　下腿の中1/3から尾側1/3の移行部よりやや遠位、腓骨の腹側。長趾伸筋と前脛骨筋の間

関連痛
　足背の第1中足骨部と母趾。トリガーポイントまで細い帯状で向かうこともある

15.8 長母趾伸筋

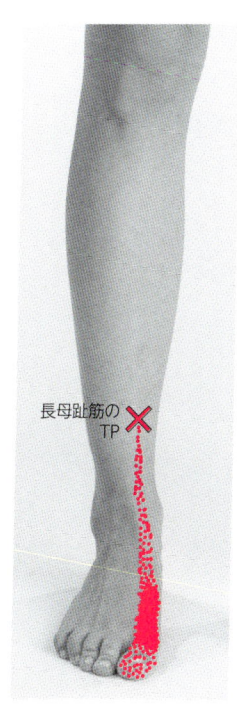

図15.17

15.8.2 オステオパシー療法的診察方法

問 診
腓腹の筋群が短縮すると、足背伸筋は伸張された位置から働き続け、過負荷を受ける。そのため、つねに両方の筋群に注意する。

所 見
トリガーポイントを圧迫して痛みを誘発する。同時に筋肉を伸張すると痛みがよりはっきりする。痛みの状態がかなり急性の場合、筋肉を伸張するだけでも誘発になる。

テストとテクニック
伸張とトリガーポイントの圧迫触診（▶**図15.18**）

テクニック

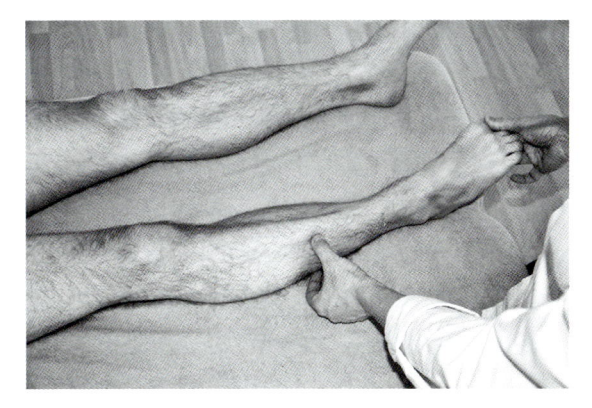

図15.18 抑制で筋肉を治療する。
底屈と母趾の屈曲をして横たえ、筋肉をプレストレッチする。

15 下腿、くるぶし、足の痛み

15.9
長趾屈筋

▶図15.19、15.20
解剖図 ▶図16.35、p.448

15.9.1 解剖学と関連痛

起始
- 脛骨の後面（ヒラメ筋線の遠位）
- 腓骨（腱弓を経て）

停止
第2-5趾の末節骨底

機能
- 趾の末節骨の屈曲
- 底屈
- 足の縦アーチの維持

神経支配
脛骨神経（S1-2）

トリガーポイントの位置
腓腹筋筋腹の内側を押しのけると、脛骨の後面、腓腹部内側の近位1/3に見つかる。

関連痛
- 足底（内外側）を第2-5趾まで（主な痛み）
- 外果と腓腹部外側をトリガーポイントまで

15.9 長趾屈筋

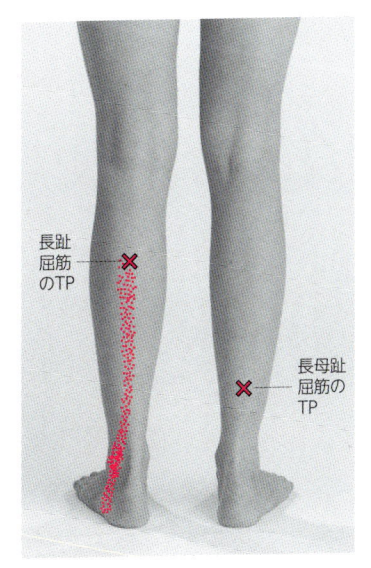

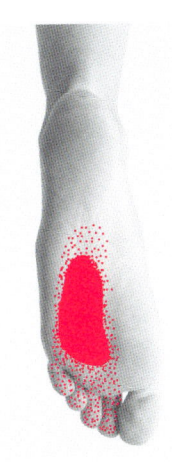

図15.19

図15.20

長趾屈筋のTP

長母趾屈筋のTP

15.9.2 オステオパシー療法的診察方法

問 診
すべての底屈筋は、ジョギング、跳ぶ動きの多いスポーツ（エアロビクス、陸上競技）、長時間のハイキング（とくに登山と下山）で、急性的な過負荷を受け得る。慢性的な過負荷は、ハイヒールを履き続けたり、フィットネスクラブで腓腹筋をトレーニングしたりすることで生じる。

所 見
トリガーポイントを圧迫して痛みを誘発する。同時に筋肉を伸張すると痛みがよりはっきりする。痛みの状態がかなり急性の場合、筋肉を伸張するだけでも誘発になる。

テストとテクニック
伸張とトリガーポイントの圧迫触診（▶図15.21）

参 考
底屈筋が短縮してトリガーポイントがある場合、踵骨棘かと思われる踵の痛みが症状としてよく現れる。

15.9 長趾屈筋

テクニック

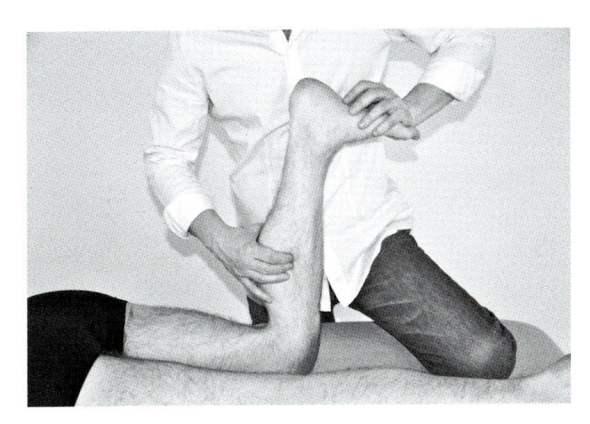

図15.21 抑制と深部摩擦で筋肉を治療する。
足を背側伸展して横たえ、筋肉をプレストレッチする。
足趾を伸展すると、プレストレッチをさらに強めることができる。

15.10
長母趾屈筋
▶図15.22、15.23
解剖図 ▶図16.35、p.448

15.10.1 解剖学と関連痛

起始
- 腓骨の後面（遠位2/3）
- 筋間中隔
- 長趾屈筋の腱膜

停止
- 母趾の末節骨底
- 長趾屈筋の腱両方の内側にある線維

機能
- 母趾基節骨の屈曲
- 底屈
- 足の縦アーチの維持

神経支配
　脛骨神経（S2-3）

トリガーポイントの位置
　下腿の中1/3から尾側1/3の移行部で、腓骨の背側面上にある中央線のやや外側。浅層の腓腹筋群を通して触診する。

関連痛
　母趾・第1中足骨の底面

15.10 長母趾屈筋

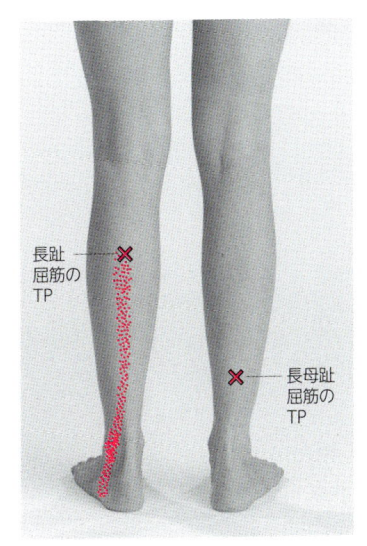

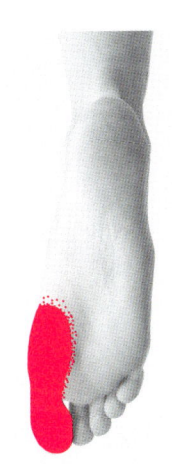

図15.22

図15.23

15.10.2 オステオパシー療法的診察方法

問 診
すべての底屈筋は、ジョギング、跳ぶ動きの多いスポーツ（エアロビクス、陸上競技）、長時間のハイキング（とくに登山と下山）で、急性的な過負荷を受け得る。慢性的な過負荷は、ハイヒールを履き続けたり、フィットネスクラブで腓腹筋をトレーニングしたりすることで生じる。

所 見
トリガーポイントを圧迫して痛みを誘発する。同時に筋肉を伸張すると痛みがよりはっきりする。痛みの状態がかなり急性の場合、筋肉を伸張するだけでも誘発になる。

テストとテクニック
伸張とトリガーポイントの圧迫触診（▶図 15.24）

参 考
底屈筋が短縮してトリガーポイントがある場合、踵骨棘かと思われる踵の痛みが症状としてよく現れる。

15.10 長母趾屈筋

テクニック

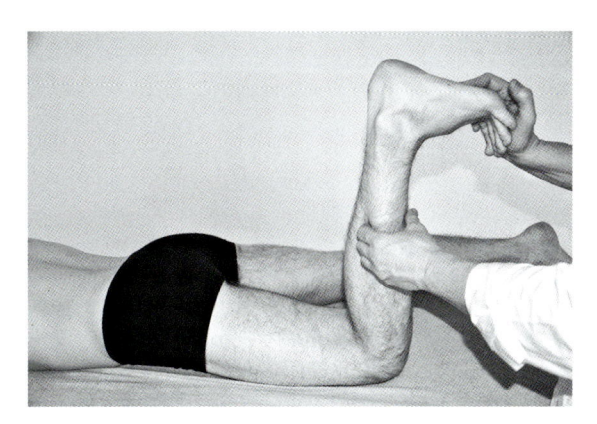

図15.24 抑制と深部摩擦で筋肉を治療する。
足を背側伸展し母趾を伸展して横たえ、筋肉をプレストレッチする。

15.11
短趾伸筋

▶図15.25
解剖図 ▶図16.36、p.448

15.11.1 解剖学と関連痛

起始
踵骨(背側面)

停止
- 第2-4趾(長趾伸筋腱を経て)

機能
足趾の伸筋

神経支配
深腓骨神経(L5-S1)

トリガーポイントの位置
筋腹の上1/3

関連痛
足背内側の跳躍関節に近い部分

15.11 短趾伸筋

短母趾伸筋のTP
短趾伸筋のTP

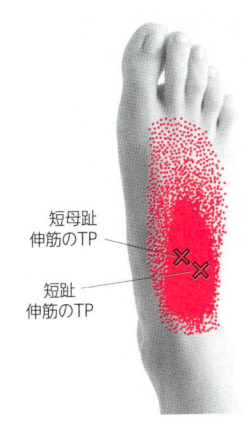

図15.25

トリガーポイント

15.11.2 オステオパシー療法的診察方法

問 診
重い物が足の上に落ちると、この外傷がトリガーポイント発生の原因となることがある。

靴の幅が狭すぎたり、紐をきつく縛りすぎたりすると、足の短筋群の虚血を引き起こし、慢性的な過負荷になる。きつすぎるスキー靴もこの点で問題である。

所 見
トリガーポイントを圧迫して痛みを誘発する。同時に筋肉を伸張すると痛みがよりはっきりする。痛みの状態がかなり急性の場合、筋肉を伸張するだけでも誘発になる。

テストとテクニック
伸張とトリガーポイントの圧迫触診（▶図15.26）

テクニック

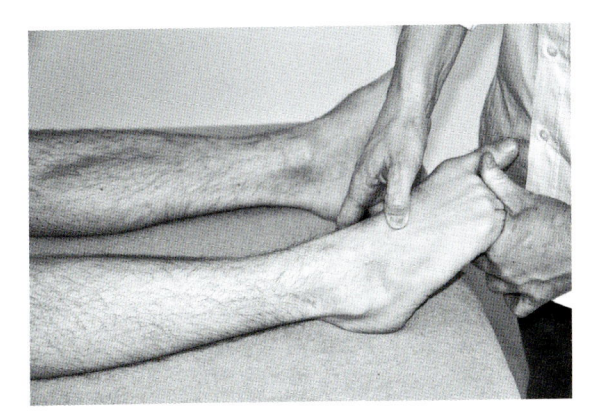

図15.26 抑制で筋肉を治療する。
足趾を屈曲して横たえ、筋肉をプレストレッチする。

15.12
短母趾伸筋
▶図15.27
解剖図▶図16.36、p.448

15.12.1 解剖学と関連痛

起 始
踵骨の背側面

停 止
- 母趾の趾背腱膜
- 母趾の基節骨底

機 能
母趾の中足趾節関節の背側伸展

神 経 支 配
深腓骨神経(L5-S1)

トリガーポイントの位置
筋腹の上1/3

関 連 痛
足背内側の跳躍関節に近い部分

15.12 短母趾伸筋

短母趾
伸筋のTP

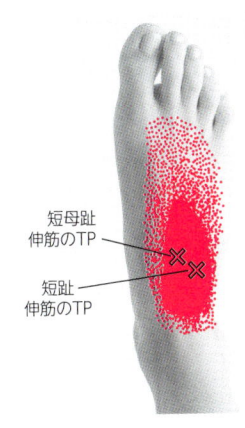

短趾
伸筋のTP

図15.27

15.12.2 オステオパシー療法的診察方法

問診
重い物が足の上に落ちると、この外傷がトリガーポイント発生の原因となることがある。

靴の幅が狭すぎたり、紐をきつく縛りすぎたりすると、足の短筋群の虚血を引き起こし、慢性的な過負荷になる。きつすぎるスキー靴もこの点で問題である。

所見
トリガーポイントを圧迫して痛みを誘発する。同時に筋肉を伸張すると痛みがよりはっきりする。痛みの状態がかなり急性の場合、筋肉を伸張するだけでも誘発になる。

テストとテクニック
伸張とトリガーポイントの圧迫触診（▶図 **15.28**）

テクニック

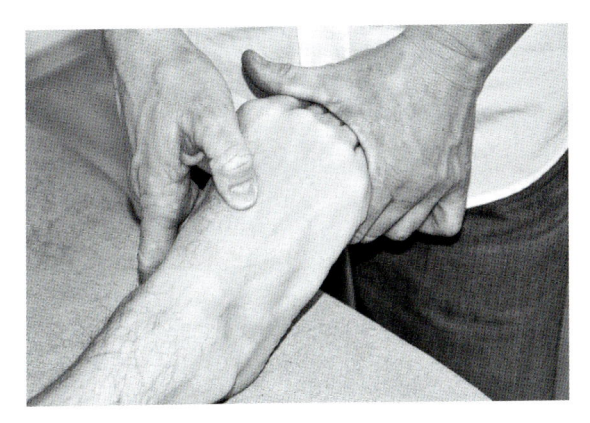

図 15.28 抑制で筋肉を治療する。
足趾を屈曲して横たえ、筋肉をプレストレッチする。

15.13
母趾外転筋

▶図15.29
解剖図▶図16.37、p.449

15.13.1 解剖学と関連痛

起始
- 踵骨隆起内側突起
- 屈筋支帯

停止
母趾の基節骨（内側）

機能
- 母趾の外転
- 底屈

神経支配
内側足底神経（S1-2）

トリガーポイントの位置
筋腹で足内縁に分布

関連痛
踵の内側と足内縁

15.13 母趾外転筋

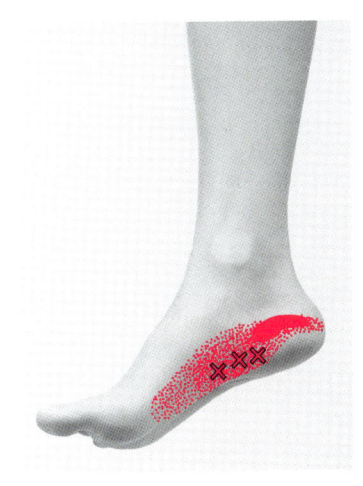

図15.29

15.13.2 オステオパシー療法的診察方法

問 診
靴の幅が狭すぎると、足の短筋の虚血を引き起こし、慢性的な過負荷になる。きつすぎるスキー靴もこの点で問題である。

靴が脱げないように足趾を丸めていると、とくに足趾の屈曲短筋が働き続け、過負荷になる。つま先着地のジョギング、バレエ、短距離走など、趾屈筋が過剰に使われるスポーツでも同じである。

所 見
トリガーポイントを圧迫して痛みを誘発する。同時に筋肉を伸張すると痛みがよりはっきりする。痛みの状態がかなり急性の場合、筋肉を伸張するだけでも誘発になる。

テストとテクニック
伸張とトリガーポイントの圧迫触診（▶図 15.30）

参 考
趾屈筋の活動が多いスポーツをする場合、ストレッチ運動をきちんと行うことが非常に重要である。もし行わないとスポーツをすることが難しくなる。

テクニック

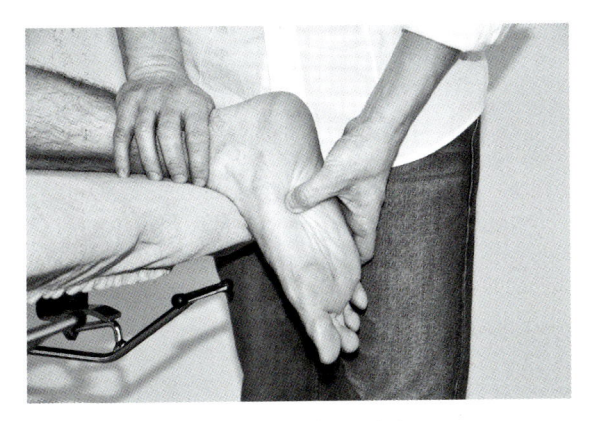

図 15.30 抑制と深部摩擦で筋肉を治療する。

15.14
短趾屈筋

▶図15.31
解剖図 ▶図16.37、p.449

15.14.1 解剖学と関連痛

起始
踵骨隆起(底側)

停止
第2-5趾の中節骨(腱が分かれる)

機能
- 第2-5趾の屈曲
- 足アーチの維持

神経支配
内側足底神経(Sl-2)

トリガーポイントの位置
筋腹で足底の近位中部

関連痛
第2-4中足骨頭。ごくまれに周辺も

15.14 短趾屈筋

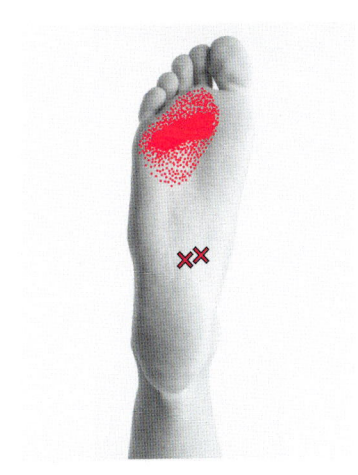

図15.31

15.14.2 オステオパシー療法的診察方法

問 診
靴の幅が狭すぎると、足の短筋の虚血を引き起こし、慢性的な過負荷になる。きつすぎるスキー靴もこの点で問題である。

靴が脱げないように足趾を丸めていると、とくに足趾の屈曲短筋が働き続け、過負荷になる。つま先着地のジョギング、バレエ、短距離走など、趾屈筋が過剰に使われるスポーツでも同じである。

所 見
トリガーポイントを圧迫して痛みを誘発する。同時に筋肉を伸張すると痛みがよりはっきりする。痛みの状態がかなり急性の場合、筋肉を伸張するだけでも誘発になる。

テストとテクニック
伸張とトリガーポイントの圧迫触診（▶図15.32）

参 考
趾屈筋の活動が多いスポーツをする場合、ストレッチ運動をきちんと行うことが非常に重要である。もし行わないとスポーツをすることが難しくなる。

15.14 短趾屈筋

テクニック

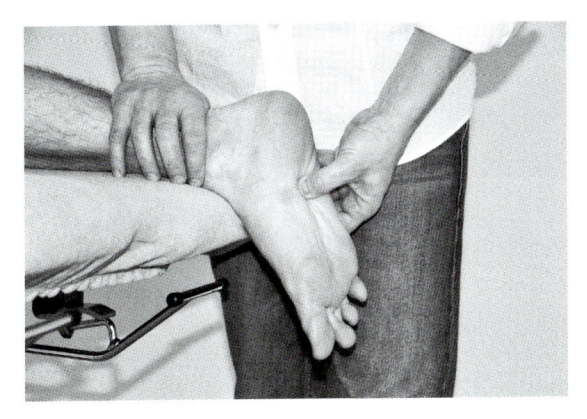

図15.32 抑制と深部摩擦で筋肉を治療する。

15.15
小趾外転筋
▶図15.33
解剖図 ▶図16.37、p.449

15.15.1 解剖学と関連痛

起始
踵骨隆起の内側突起と外側突起

停止
- 第5趾の基節骨底(外側)
- 第5中足骨

機能
- 第5趾の屈曲
- 第5趾の外転
- 足の縦アーチの維持

神経支配
外側足底神経(S2-3)

トリガーポイントの位置
筋腹で足底外縁に分布

関連痛
第5中足骨頭。ごくまれに足底の外側面の部分も

15.15 小趾外転筋

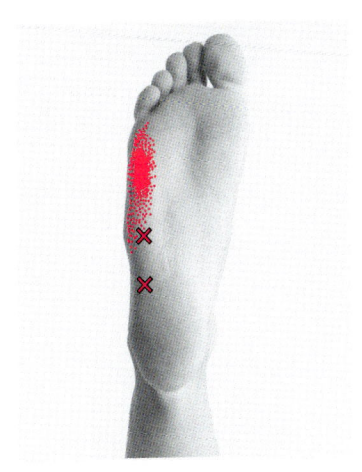

図15.33

15.15.2 オステオパシー療法的診察方法

問 診
　靴の幅が狭すぎると、足の短筋の虚血を引き起こし、慢性的な過負荷になる。きつすぎるスキー靴もこの点で問題である。
　靴が脱げないように足趾を丸めていると、とくに足趾の屈曲短筋が働き続け、過負荷になる。つま先着地のジョギング、バレエ、短距離走など、趾屈筋が過剰に使われるスポーツでも同じである。

所 見
　トリガーポイントを圧迫して痛みを誘発する。同時に筋肉を伸張すると痛みがよりはっきりする。痛みの状態がかなり急性の場合、筋肉を伸張するだけでも誘発になる。

テストとテクニック
　伸張とトリガーポイントの圧迫触診（▶図 15.34）

参 考
　趾屈筋の活動が多いスポーツをする場合、ストレッチ運動をきちんと行うことが非常に重要である。もし行わないとスポーツをすることが難しくなる。

テクニック

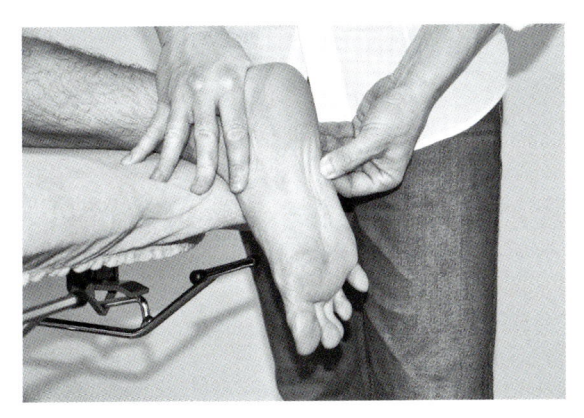

図15.34 抑制と深部摩擦で筋肉を治療する。

15.16
足底方形筋

▶図15.35
解剖図 ▶図16.38、p.450

15.16.1 解剖学と関連痛

起始
踵骨の内側・外側縁から二頭で

停止
長趾屈筋腱

機能
第2-5趾の屈曲補助

神経支配
外側足底神経(S 2-3)

トリガーポイントの位置
踵のすぐ前で足底腱膜を通して触診可能

関連痛
踵の底面

15.16 足底方形筋

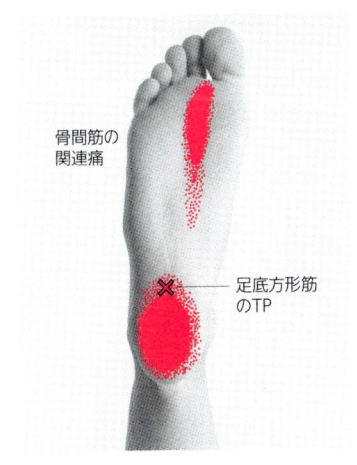

図15.35

15.16.2 オステオパシー療法的診察方法

問 診
　靴の幅が狭すぎると、足の短筋の虚血を引き起こし、慢性的な過負荷になる。きつすぎるスキー靴もこの点で問題である。

　靴が脱げないように足趾を丸めていると、とくに足趾の屈曲短筋が働き続け、過負荷になる。つま先着地のジョギング、バレエ、短距離走など、趾屈筋が過剰に使われるスポーツでも同じである。

所 見
　トリガーポイントを圧迫して痛みを誘発する。同時に筋肉を伸張すると痛みがよりはっきりする。痛みの状態がかなり急性の場合、筋肉を伸張するだけでも誘発になる。

テストとテクニック
　伸張とトリガーポイントの圧迫触診（▶図 15.36）

参 考
　趾屈筋の活動が多いスポーツをする場合、ストレッチ運動をきちんと行うことが非常に重要である。もし行わないとスポーツをすることが難しくなる。

15.16 足底方形筋

テクニック

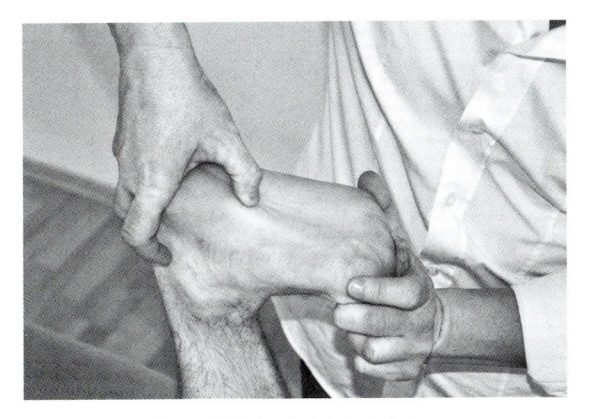

図15.36 抑制と深部摩擦で筋肉を治療する。足趾の伸展でプレストレッチする。

15.17
背側骨間筋、底側骨間筋

▶図15.37、図15.38
解剖図 ▶図16.39、p.451

15.17.1 解剖学と関連痛

背側骨間筋

起始
すべての中足骨の内面から二頭で

停止
- 基節骨（第2趾：内側、第2-4趾：外側）
- 足趾の趾背腱膜

機能
第2-4趾の外転

神経支配
外側足底神経（S2-3）

トリガーポイントの位置／関連痛
底側骨間筋を参照

底側骨間筋

起始
第3-5中足骨から一頭で

停止
- 第3-5趾の基節骨底
- 足趾の趾背腱膜

機能
第3-5趾の内転

神経支配
外側足底神経（S2-3）

15.17 背側骨間筋、底側骨間筋

トリガーポイントの位置
中足骨の間で底側と背側から触診可能

関連痛
足趾の筋腱が付着する側に沿って感じられる。痛みは背側に投射されることも、底側に投射されることもある。

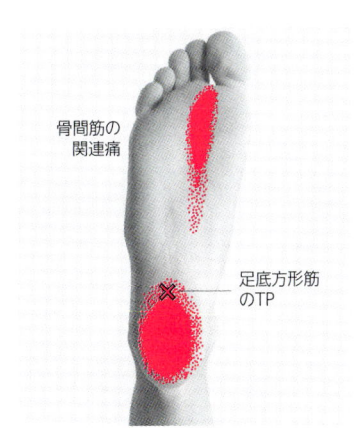

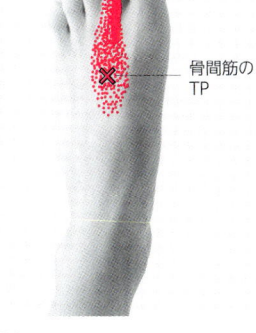

図15.37　　　図15.38

15.17.2 オステオパシー療法的診察方法

問 診
靴の幅が狭すぎると、足の短筋の虚血を引き起こし、慢性的な過負荷になる。きつすぎるスキー靴もこの点で問題である。

靴が脱げないように足趾を丸めていると、とくに足趾の屈曲短筋が働き続け、過負荷になる。つま先着地のジョギング、バレエ、短距離走など、趾屈筋が過剰に使われるスポーツでも同じである。

所 見
トリガーポイントを圧迫して痛みを誘発する。同時に筋肉を伸張すると痛みがよりはっきりする。痛みの状態がかなり急性の場合、筋肉を伸張するだけでも誘発になる。

テストとテクニック
伸張とトリガーポイントの圧迫触診（▶図15.39、15.40）

参 考
趾屈筋の活動が多いスポーツをする場合、ストレッチ運動をきちんと行うことが非常に重要である。もし行わないとスポーツをすることが難しくなる。

テクニック

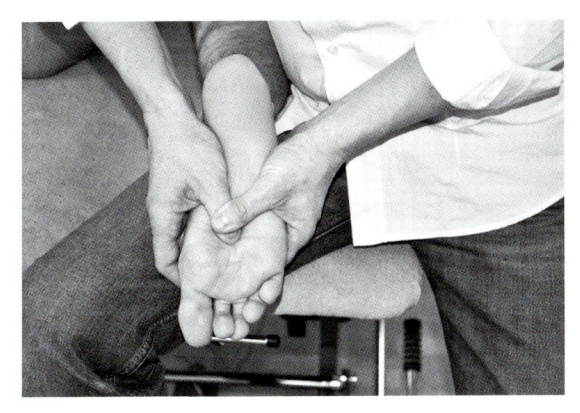

図15.39 抑制と深部摩擦で底側骨間筋を治療する。

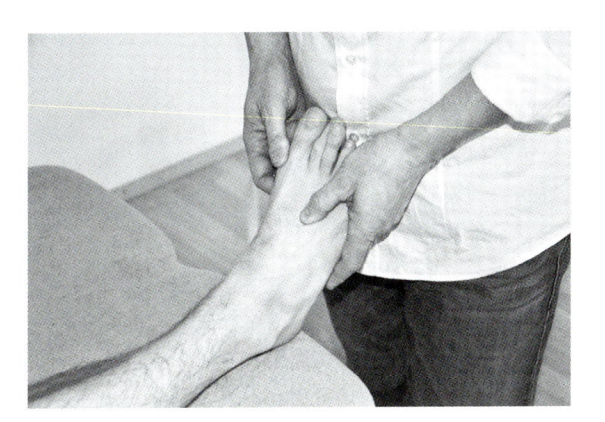

図15.40 抑制と深部摩擦で背側骨間筋を治療する。

15.18
母趾内転筋

▶図15.41
解剖図 ▶図16.39、p.451

15.18.1 解剖学と関連痛

起 始
- 斜頭：第2-4中足骨底
- 横頭：第3-5中足趾節関節の関節包靭帯、深横中足靭帯

停 止
- 種子骨の外側
- 母趾の基節骨（外側）

機 能
- 母趾の内転
- 母趾の屈曲
- 足アーチの維持

神 経 支 配
　外側足底神経（S2-3）

トリガーポイントの位置
　第1-4中足骨頭の部分で腱膜を通して触診可能

関 連 痛
　第1-4中足骨頭のまわり一帯

15.18 母趾内転筋

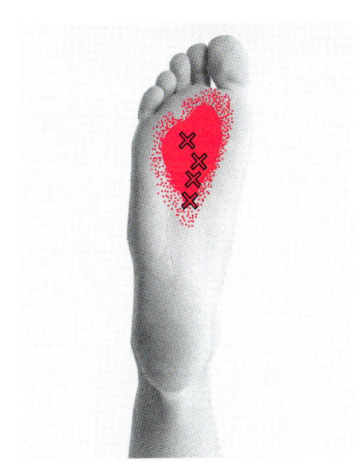

図15.41

15.18.2 オステオパシー療法的診察方法

問 診
　靴の幅が狭すぎると、足の短筋の虚血を引き起こし、慢性的な過負荷になる。きつすぎるスキー靴もこの点で問題である。

　靴が脱げないように足趾を丸めていると、とくに足趾の屈曲短筋が働き続け、過負荷になる。つま先着地のジョギング、バレエ、短距離走など、趾屈筋が過剰に使われるスポーツでも同じである。

所 見
　トリガーポイントを圧迫して痛みを誘発する。同時に筋肉を伸張すると痛みがよりはっきりする。痛みの状態がかなり急性の場合、筋肉を伸張するだけでも誘発になる。

テストとテクニック
　伸張とトリガーポイントの圧迫触診（▶図15.42）

参 考
　趾屈筋の活動が多いスポーツをする場合、ストレッチ運動をきちんと行うことが非常に重要である。もし行わないとスポーツをすることが難しくなる。

テクニック

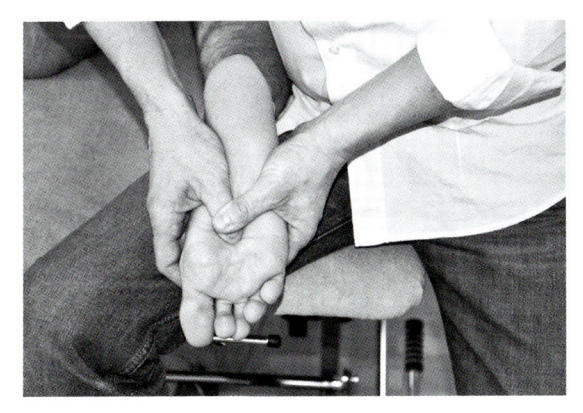

図 15.42 抑制と深部摩擦で母趾内転筋を治療する。

15.19
短母趾屈筋

▶図15.43、15.44
解剖図▶図16.39、p.451

15.19.1 解剖学と関連痛

起始
- 立方骨
- 第1-3楔状骨

停止
母趾の中足趾節関節底（外側・内側の腱がそれぞれ種子骨を経て走行）

機能
- 母趾の屈曲
- 足アーチの維持

神経支配
脛骨神経（S2-3）

トリガーポイントの位置
足内縁で第1中足骨頭のやや近位

関連痛
第1中足骨頭のまわりの底側と内側。第1・2趾でも感じる

15.19 短母趾屈筋

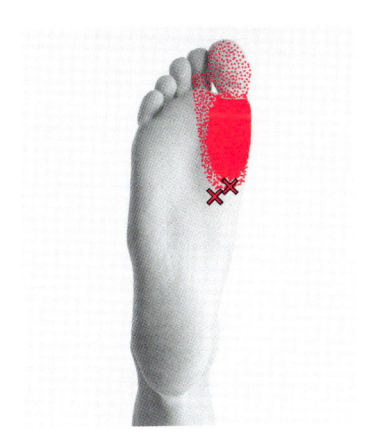

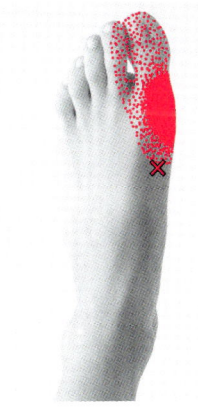

図15.43

図15.44

トリガーポイント

15.19.2 オステオパシー療法的診察方法

問 診
靴の幅が狭すぎると、足の短筋の虚血を引き起こし、慢性的な過負荷になる。きつすぎるスキー靴もこの点で問題である。

靴が脱げないように足趾を丸めていると、とくに足趾の屈曲短筋が働き続け、過負荷になる。つま先着地のジョギング、バレエ、短距離走など、趾屈筋が過剰に使われるスポーツでも同じである。

所 見
トリガーポイントを圧迫して痛みを誘発する。同時に筋肉を伸張すると痛みがよりはっきりする。痛みの状態がかなり急性の場合、筋肉を伸張するだけでも誘発になる。

テストとテクニック
伸張とトリガーポイントの圧迫触診（▶図15.45）

参 考
趾屈筋の活動が多いスポーツをする場合、ストレッチ運動をきちんと行うことが非常に重要である。もし行わないとスポーツをすることが難しくなる。

テクニック

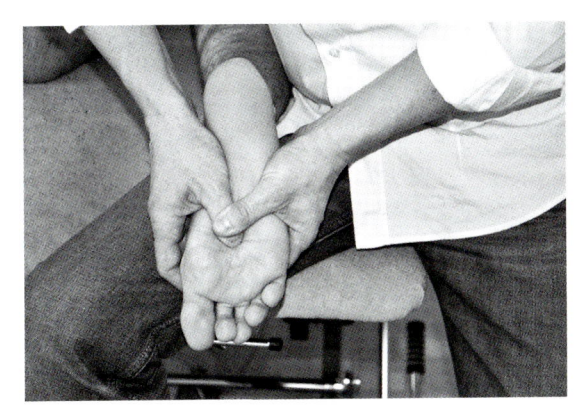

図15.45 抑制と深部摩擦で短母趾屈筋を治療する。

15.20
痛みガイド

▶表 15.1、15.2 および図 15.46、15.47

表 15.1　下腿の痛み

筋肉	頻度	ページ
腓腹筋	とても高い	p.358
ヒラメ筋	とても高い	p.362
小殿筋	高い	p.284
前脛骨筋	高い	p.344
後脛骨筋	高い	p.348
長腓骨筋	高い	p.352
短腓骨筋	高い	p.352
長趾伸筋	高い	p.370
長母趾伸筋	高い	p.374
大腿四頭筋	低い	p.308
大腿二頭筋	低い	p.330
半腱様筋	低い	p.334
半膜様筋	低い	p.334
第三腓骨筋	低い	p.352
足底筋	低い	p.366
長趾屈筋	低い	p.378
長母趾屈筋	低い	p.382

表15.2 足の痛み

筋 肉	頻 度	ページ
短趾伸筋	高い	p.386
母趾外転筋	高い	p.394
短趾屈筋	高い	p.398
小趾外転筋	高い	p.402
足底方形筋	高い	p.406
母趾内転筋	高い	p.414
短母趾屈筋	高い	p.418
背側骨間筋	高い	p.410
底側骨間筋	高い	p.410
長腓骨筋	低い	p.352
短腓骨筋	低い	p.352
第三腓骨筋	低い	p.352
長趾伸筋	低い	p.370
長母趾伸筋	低い	p.374
長趾屈筋	低い	p.378
長母趾屈筋	低い	p.382
前脛骨筋	低い	p.344

15　下腿、くるぶし、足の痛み

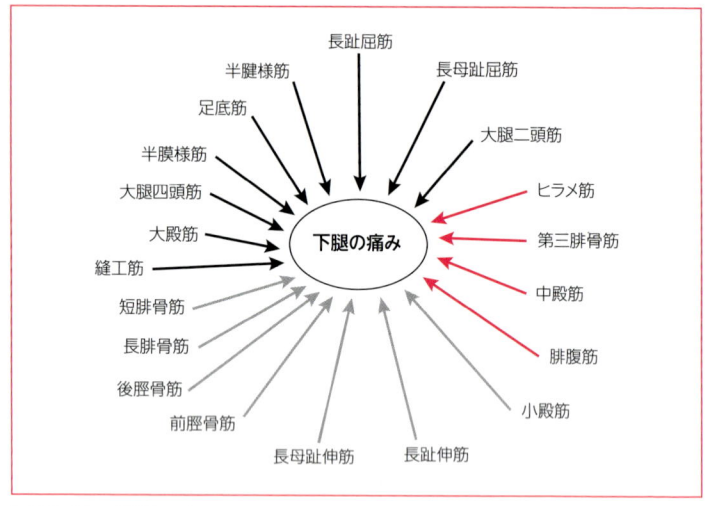

```
             長趾屈筋
     半腱様筋       長母趾屈筋
   足底筋              大腿二頭筋
  半膜様筋
  大腿四頭筋                    ヒラメ筋
   大殿筋         下腿の痛み     第三腓骨筋
  縫工筋                        中殿筋
   短腓骨筋
   長腓骨筋                   腓腹筋
    後脛骨筋
     前脛骨筋              小殿筋
          長母趾伸筋  長趾伸筋
```

図 15.46　下腿の痛み

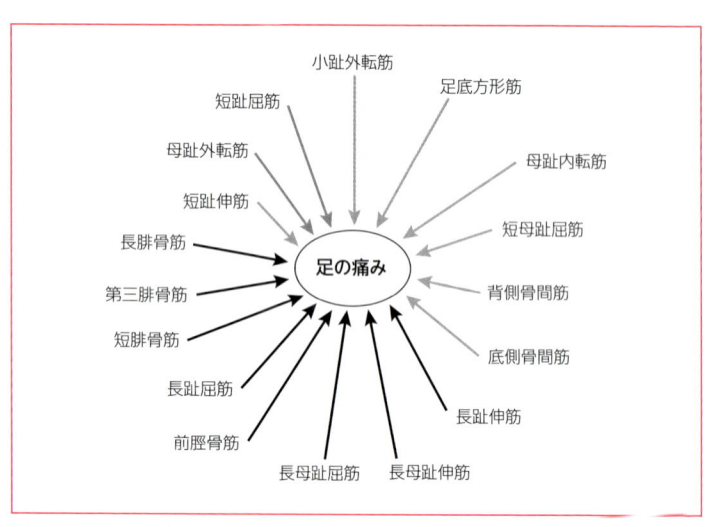

```
              小趾外転筋
     短趾屈筋          足底方形筋
   母趾外転筋              母趾内転筋
    短趾伸筋
  長腓骨筋                 短母趾屈筋
  第三腓骨筋    足の痛み    背側骨間筋
   短腓骨筋
     長趾屈筋             底側骨間筋
      前脛骨筋          長趾伸筋
           長母趾屈筋 長母趾伸筋
```

図 15.47　足の痛み

図の矢印： → ＝とても高い、→ ＝高い、→ ＝低い

16　解剖図

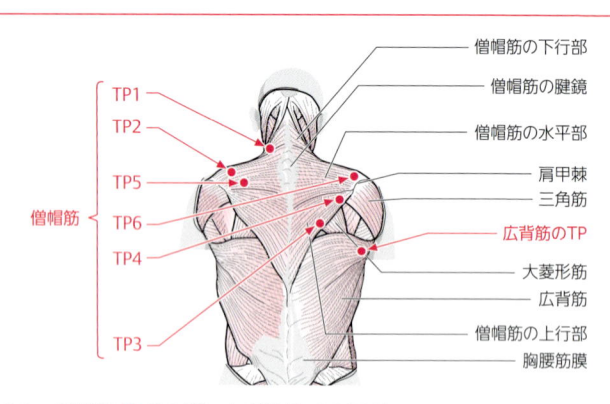

図16.1　僧帽筋（▶9.1章）、広背筋（▶10.7章）

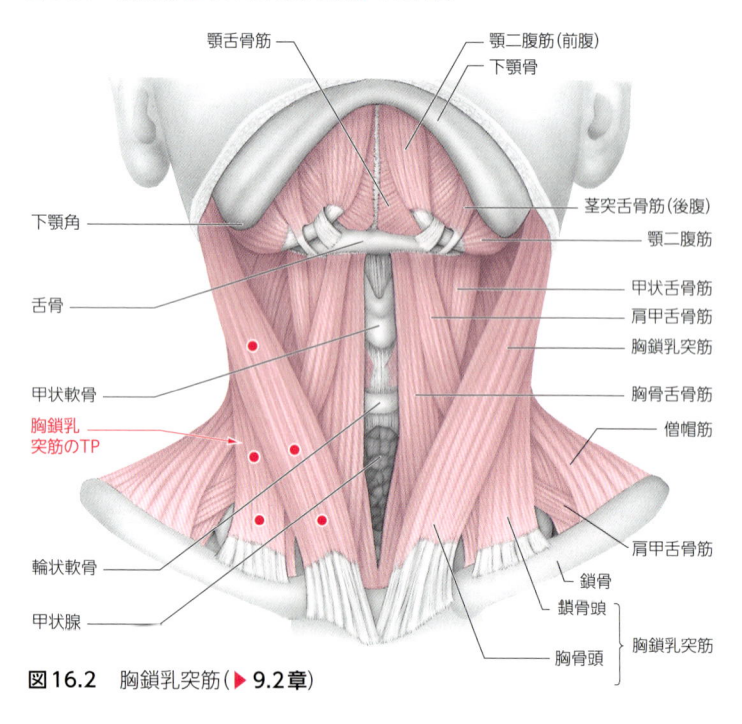

図16.2　胸鎖乳突筋（▶9.2章）

16 解剖図

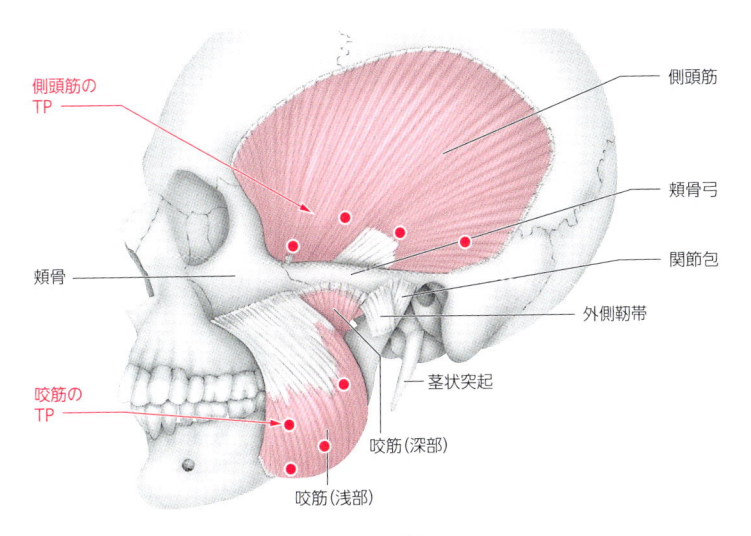

図16.3 咬筋（▶9.3章）、側頭筋（▶9.4章）

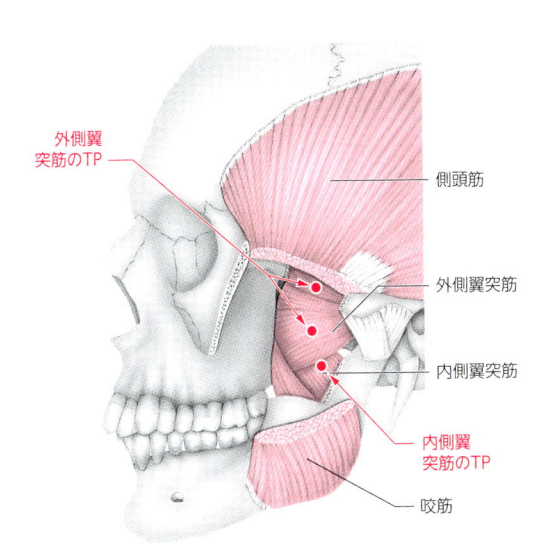

図16.4 外側翼突筋（▶9.5章）、内側翼突筋（▶9.6章）

428　16　解剖図

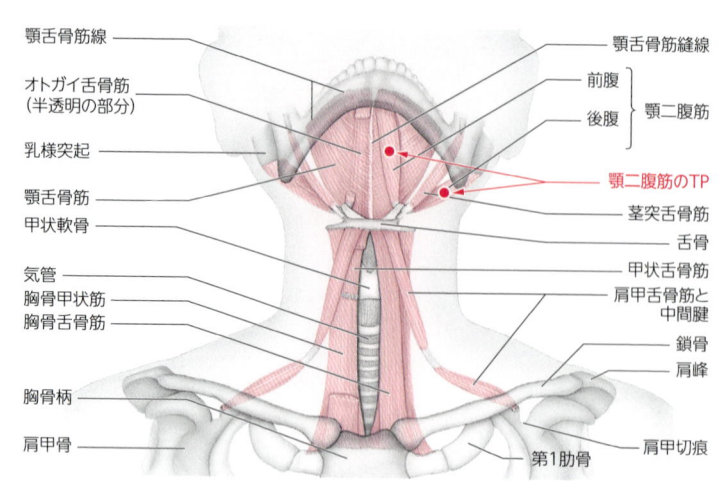

図16.5　顎二腹筋（▶9.7章）

16 解剖図

429

トリガーポイント

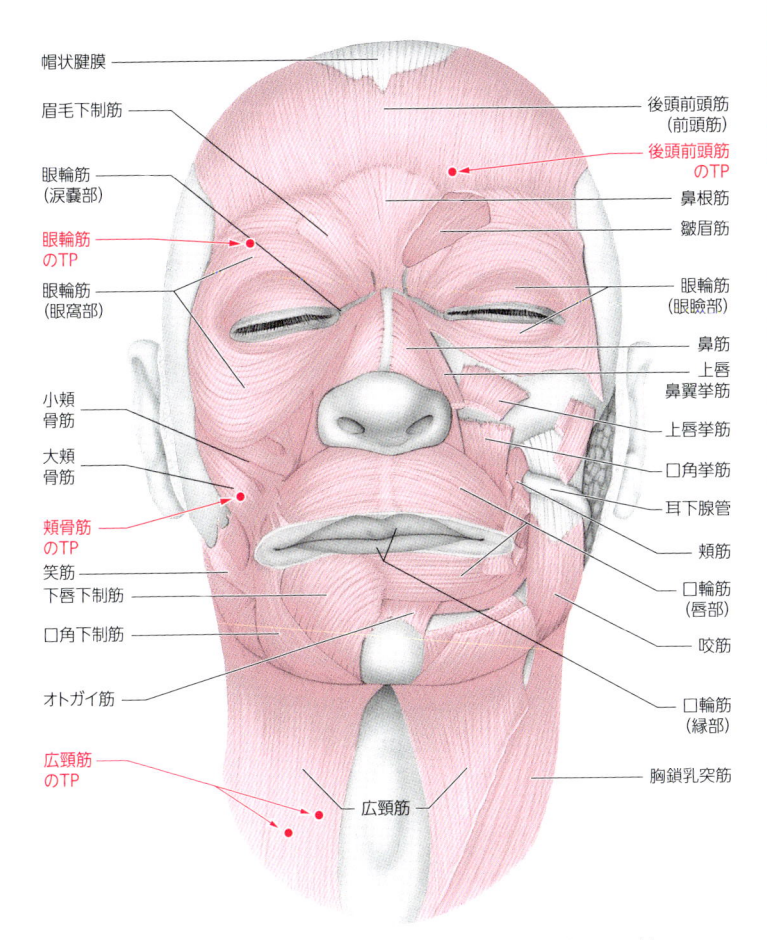

- 帽状腱膜
- 眉毛下制筋
- 眼輪筋（涙嚢部）
- 眼輪筋のTP
- 眼輪筋（眼窩部）
- 小頬骨筋
- 大頬骨筋
- 頬骨筋のTP
- 笑筋
- 下唇下制筋
- 口角下制筋
- オトガイ筋
- 広頸筋のTP

- 後頭前頭筋（前頭筋）
- 後頭前頭筋のTP
- 鼻根筋
- 皺眉筋
- 眼輪筋（眼瞼部）
- 鼻筋
- 上唇鼻翼挙筋
- 上唇挙筋
- 口角挙筋
- 耳下腺管
- 頬筋
- 口輪筋（唇部）
- 咬筋
- 口輪筋（縁部）
- 胸鎖乳突筋
- 広頸筋

図16.6 眼輪筋、大頬骨筋、広頸筋（▶9.8章）、後頭前頭筋（▶9.9章）

16 解剖図

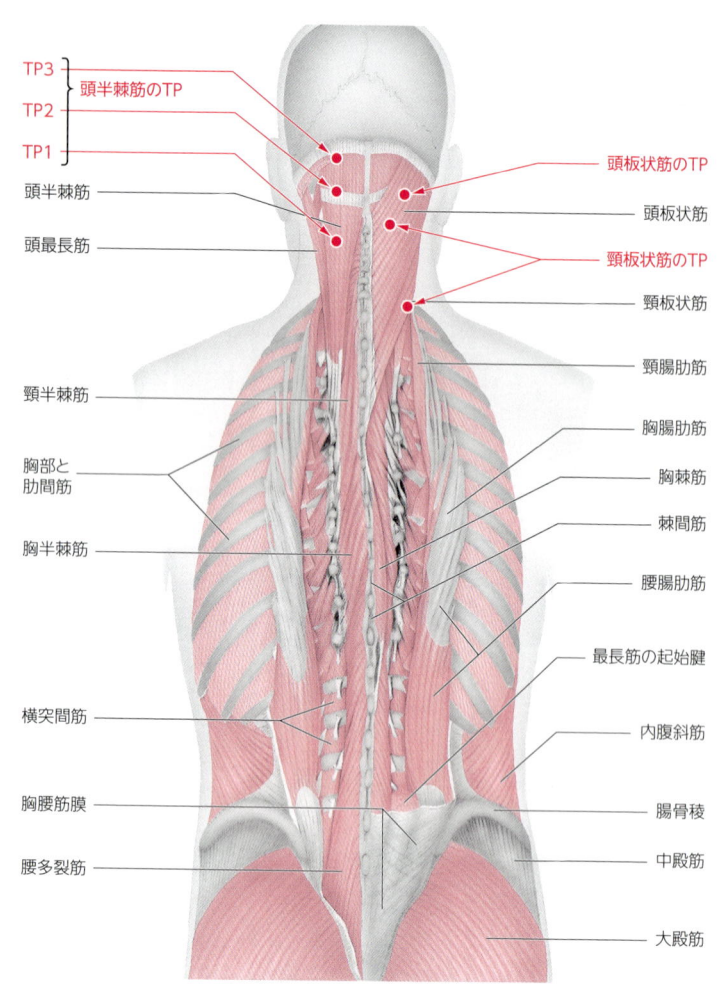

TP3 ⎫
TP2 ⎬ 頭半棘筋のTP
TP1 ⎭

頭板状筋のTP
頭半棘筋
頭板状筋
頭最長筋
頸板状筋のTP
頸板状筋
頸腸肋筋
頸半棘筋
胸腸肋筋
胸部と肋間筋
胸棘筋
棘間筋
胸半棘筋
腰腸肋筋
最長筋の起始腱
横突間筋
内腹斜筋
胸腰筋膜
腸骨稜
腰多裂筋
中殿筋
大殿筋

図16.7
頭板状筋、頸板状筋(▶ 9.10章)、
頭半棘筋、頸半棘筋、多裂筋(▶ 9.11章)

16 解剖図

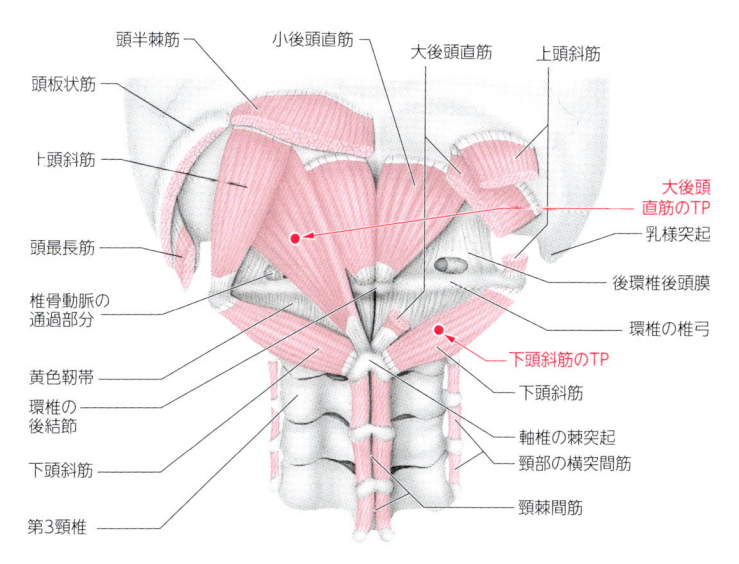

図16.8 大後頭直筋、小後頭直筋、下頭斜筋、上頭斜筋（▶9.12章）

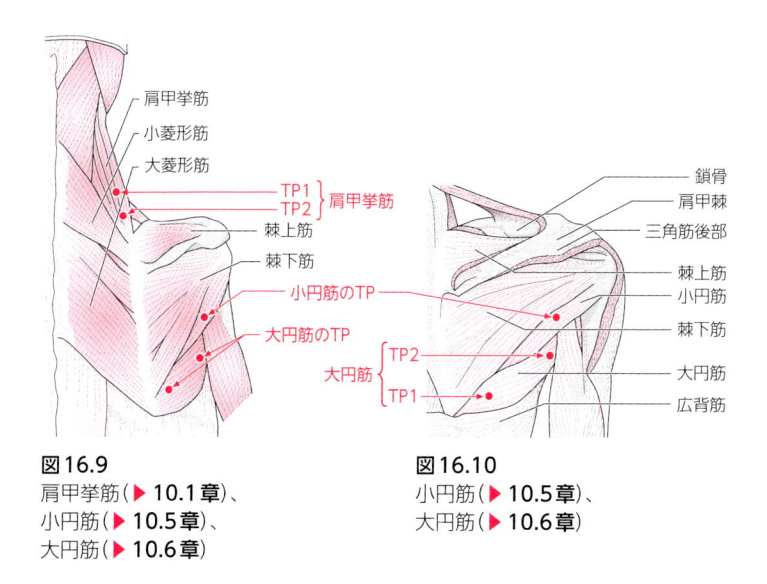

図16.9
肩甲挙筋（▶10.1章）、
小円筋（▶10.5章）、
大円筋（▶10.6章）

図16.10
小円筋（▶10.5章）、
大円筋（▶10.6章）

図16.11　菱形筋（▶10.9章）

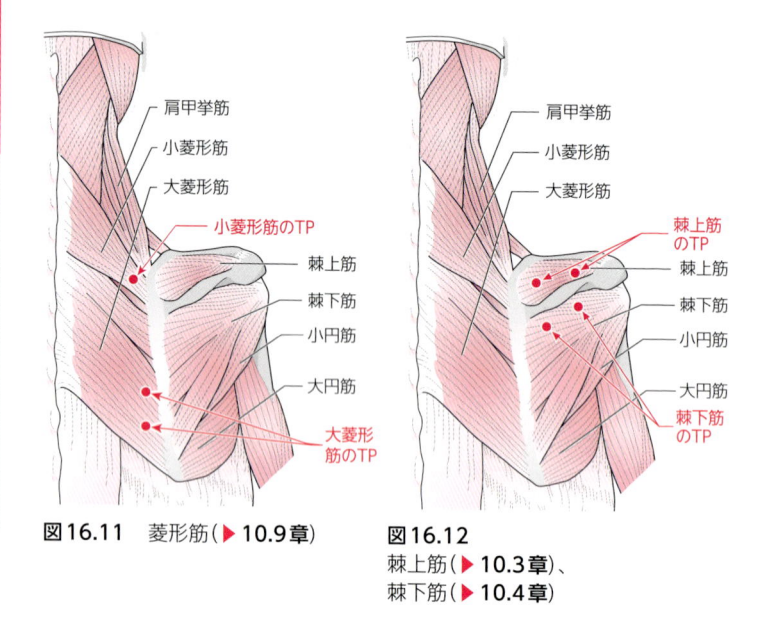

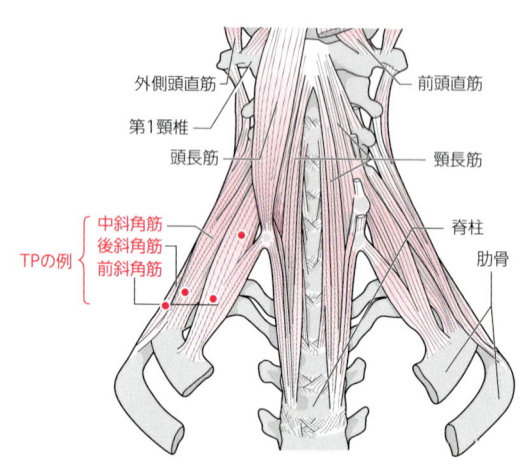

図16.12
棘上筋（▶10.3章）、
棘下筋（▶10.4章）

図16.13　斜角筋群（▶10.2章）

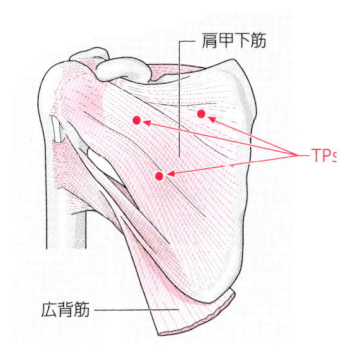

図16.14 肩甲下筋(▶10.8章)

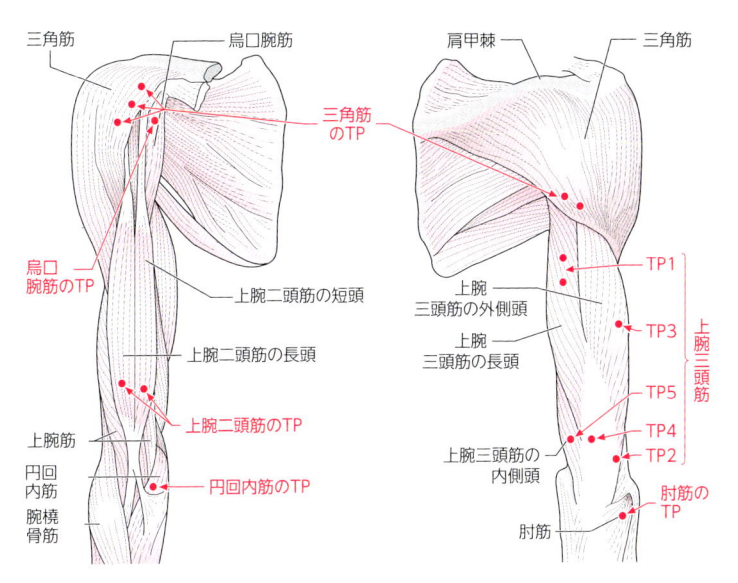

図16.15
三角筋(▶10.10章)、烏口腕筋(▶10.11章)、
上腕二頭筋(▶10.12章)、上腕三頭筋(▶10.14章)、
肘筋(▶10.15章)、円回内筋(▶11.13章)

16 解剖図

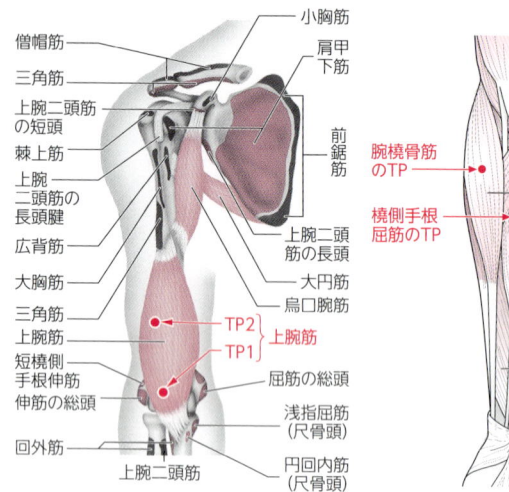

図16.16
上腕筋（▶10.13章）

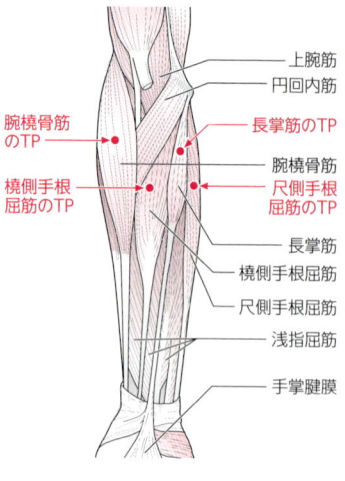

ラベル：僧帽筋、三角筋、上腕二頭筋の短頭、棘上筋、上腕二頭筋の長頭腱、広背筋、大胸筋、三角筋、上腕筋、短橈側手根伸筋、伸筋の総頭、回外筋、上腕二頭筋、小胸筋、肩甲下筋、前鋸筋、上腕二頭筋の長頭、大円筋、烏口腕筋、TP2、TP1、上腕筋、屈筋の総頭、浅指屈筋（尺骨頭）、円回内筋（尺骨頭）

図16.17
腕橈骨筋（▶11.1章）、長掌筋（▶11.8章）、橈側手根屈筋（▶11.9章）、尺側手根屈筋（▶11.10章）

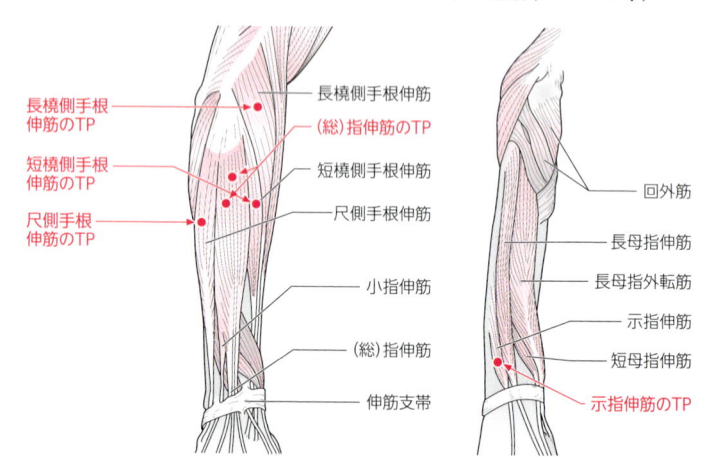

ラベル：上腕筋、円回内筋、腕橈骨筋のTP、長掌筋のTP、腕橈骨筋、橈側手根屈筋のTP、尺側手根屈筋のTP、長掌筋、橈側手根屈筋、尺側手根屈筋、浅指屈筋、手掌腱膜

図16.18 長橈側手根伸筋（▶11.2章）、短橈側手根伸筋（▶11.3章）、尺側手根伸筋（▶11.4章）、（総）指伸筋（▶11.5章）、示指伸筋（▶11.6章）

ラベル：長橈側手根伸筋のTP、短橈側手根伸筋のTP、尺側手根伸筋のTP、長橈側手根伸筋、（総）指伸筋のTP、短橈側手根伸筋、尺側手根伸筋、小指伸筋、（総）指伸筋、伸筋支帯、回外筋、長母指伸筋、長母指外転筋、示指伸筋、短母指伸筋、示指伸筋のTP

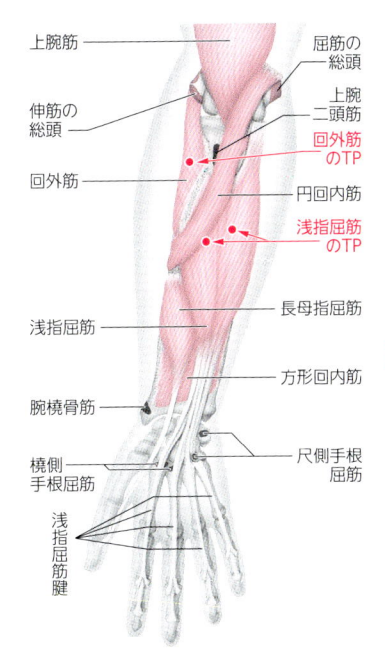

16 解剖図

図16.19
回外筋(▶11.7章)、
浅指屈筋(▶11.11章)

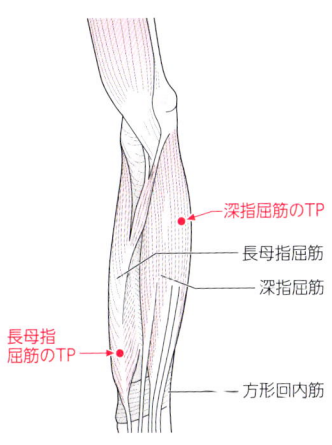

図16.20
深指屈筋(▶11.11章)、
長母指屈筋(▶11.12章)

トリガーポイント

16　解剖図

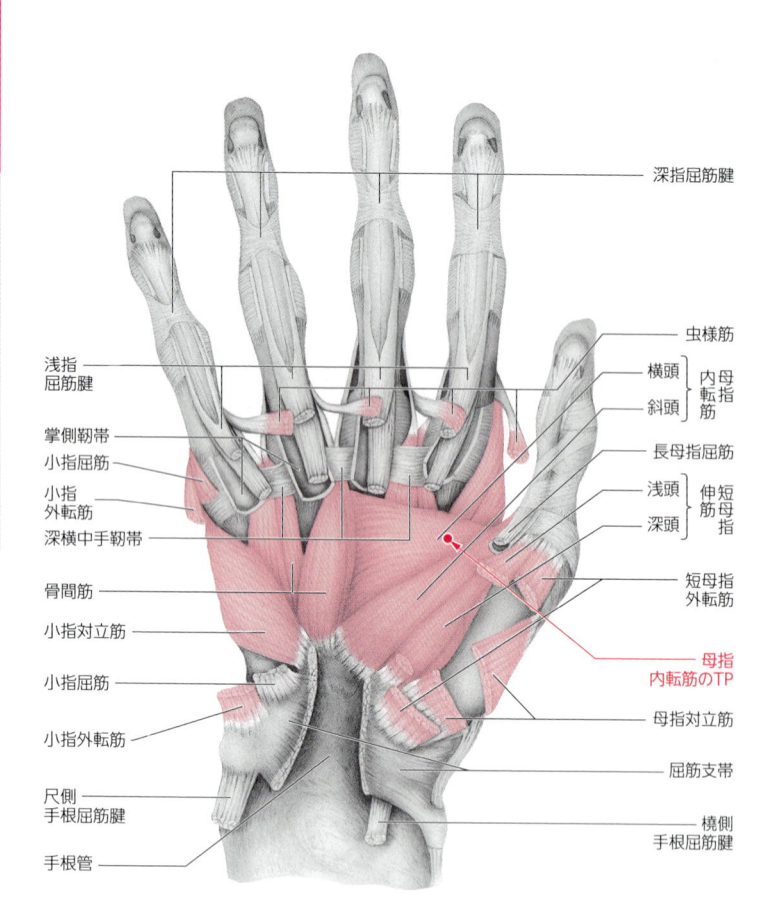

図16.21　母指内転筋（▶11.14章）

16 解剖図

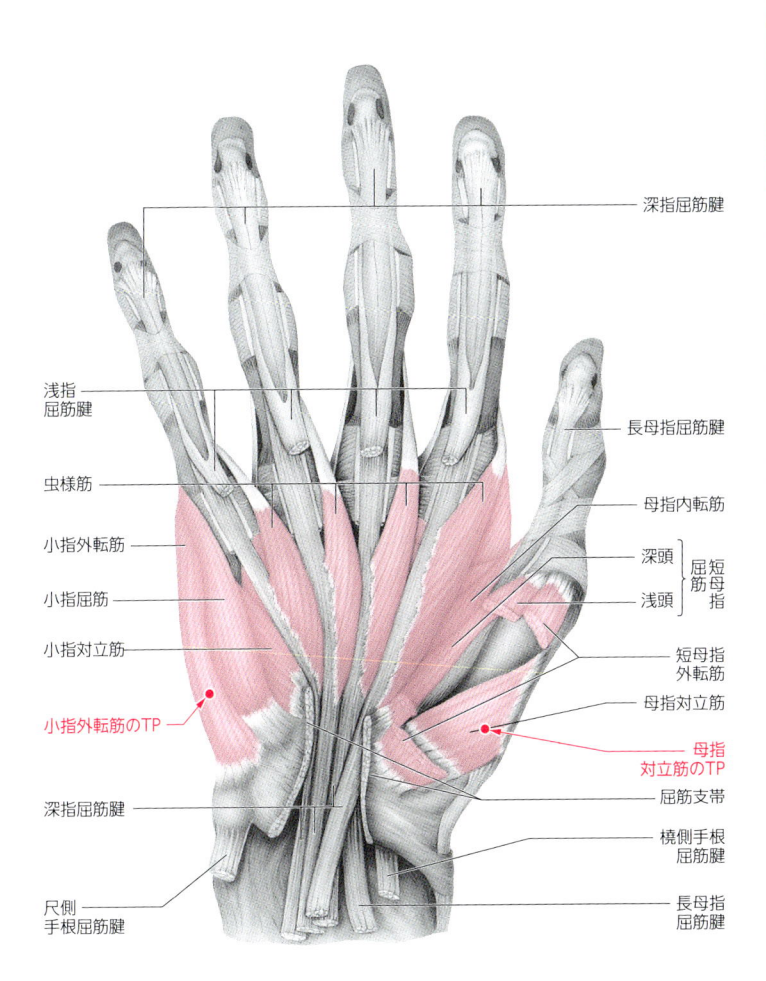

トリガーポイント

浅指屈筋腱
虫様筋
小指外転筋
小指屈筋
小指対立筋
小指外転筋のTP
深指屈筋腱
尺側手根屈筋腱

深指屈筋腱
長母指屈筋腱
母指内転筋
深頭 ⎫ 屈短
浅頭 ⎭ 筋母指
短母指外転筋
母指対立筋
母指対立筋のTP
屈筋支帯
橈側手根屈筋腱
長母指屈筋腱

図16.22 母指対立筋(▶11.15章)、小指外転筋(▶11.16章)

16 解剖図

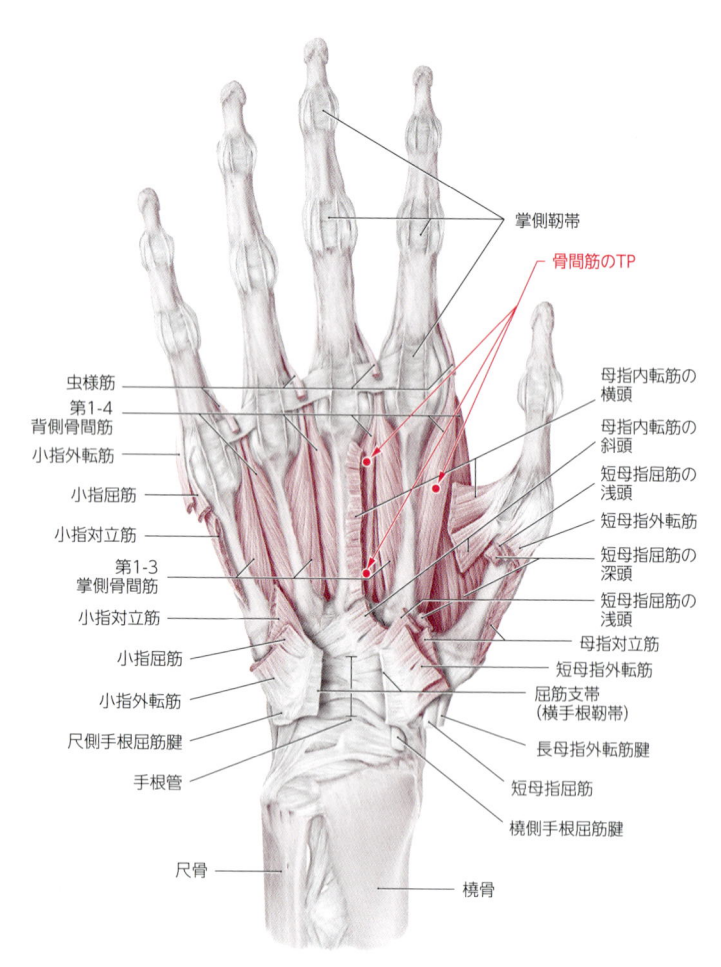

掌側靭帯

骨間筋のTP

虫様筋
第1-4背側骨間筋
小指外転筋
小指屈筋
小指対立筋
第1-3掌側骨間筋
小指対立筋
小指屈筋
小指外転筋
尺側手根屈筋腱
手根管

母指内転筋の横頭
母指内転筋の斜頭
短母指屈筋の浅頭
短母指外転筋
短母指屈筋の深頭
短母指屈筋の浅頭
母指対立筋
短母指外転筋
屈筋支帯（横手根靭帯）
長母指外転筋腱
短母指屈筋
橈側手根屈筋腱

尺骨

橈骨

図16.23 骨間筋（▶11.17章）

16　解剖図

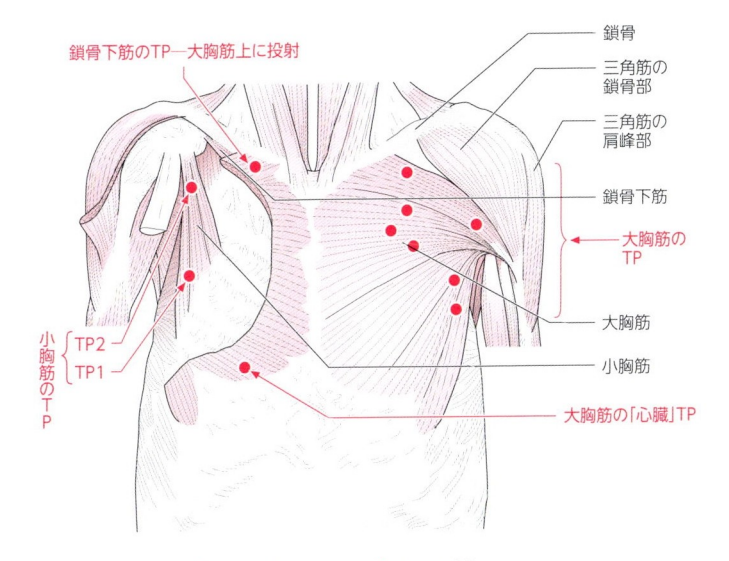

図16.24　大胸筋（▶12.1章）、小胸筋（▶12.2章）、鎖骨下筋（▶12.3章）、胸骨筋（▶12.4章）

16 解剖図

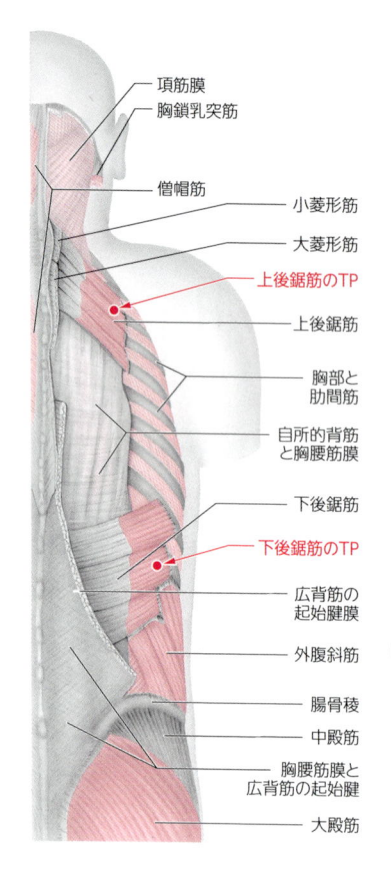

図16.25 上後鋸筋(▶12.5章)、下後鋸筋(▶12.6章)

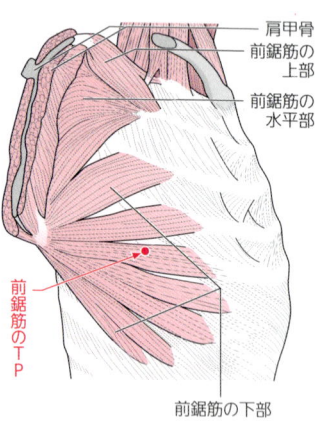

ラベル:
- 項筋膜
- 胸鎖乳突筋
- 僧帽筋
- 小菱形筋
- 大菱形筋
- 上後鋸筋のTP
- 上後鋸筋
- 胸部と肋間筋
- 自所的背筋と胸腰筋膜
- 下後鋸筋
- 下後鋸筋のTP
- 広背筋の起始腱膜
- 外腹斜筋
- 腸骨稜
- 中殿筋
- 胸腰筋膜と広背筋の起始腱
- 大殿筋

図16.26 前鋸筋(▶12.7章)

ラベル:
- 肩甲骨
- 前鋸筋の上部
- 前鋸筋の水平部
- 前鋸筋のTP
- 前鋸筋の下部

16 解剖図

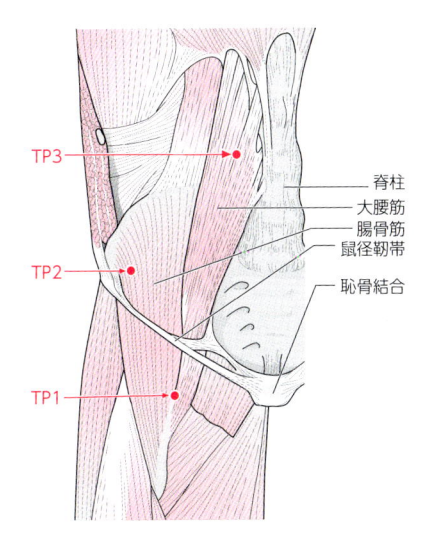

図16.27 腸腰筋（▶13.2章）

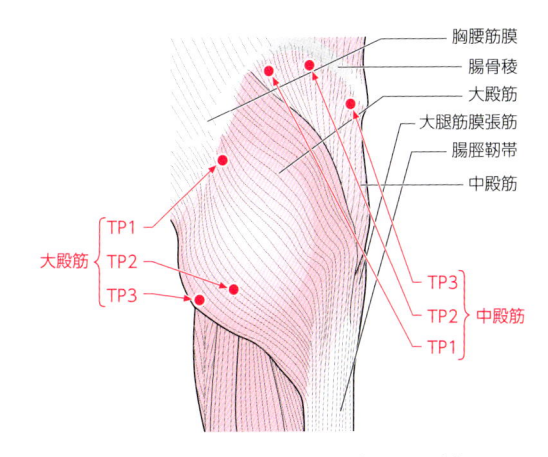

図16.28 大殿筋（▶13.4章）、中殿筋（▶13.5章）

16 解剖図

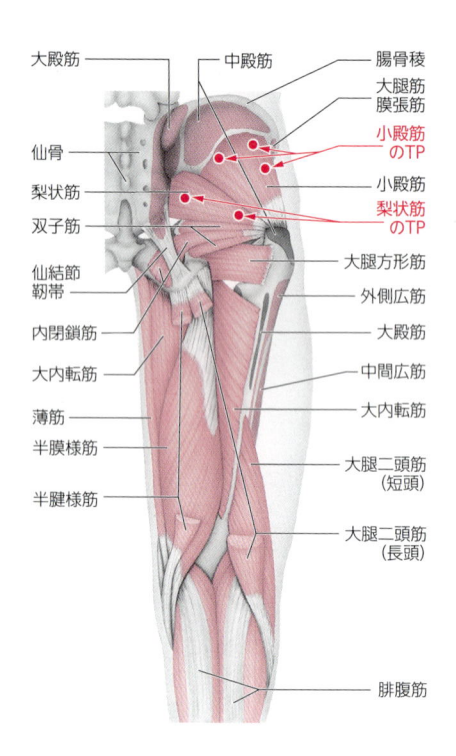

図16.29 小殿筋（▶13.6章）、梨状筋（▶13.7章）

16 解剖図

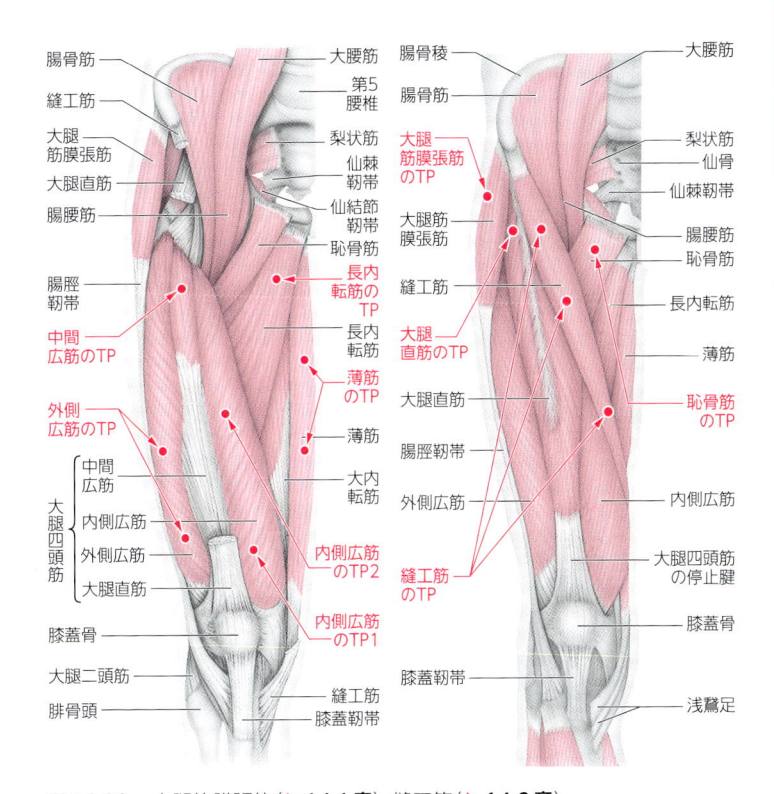

図16.30 大腿筋膜張筋(▶14.1章)、縫工筋(▶14.2章)、恥骨筋(▶14.3章)、大腿四頭筋(▶14.4章)、薄筋(▶14.5章)、長内転筋(▶14.6章)

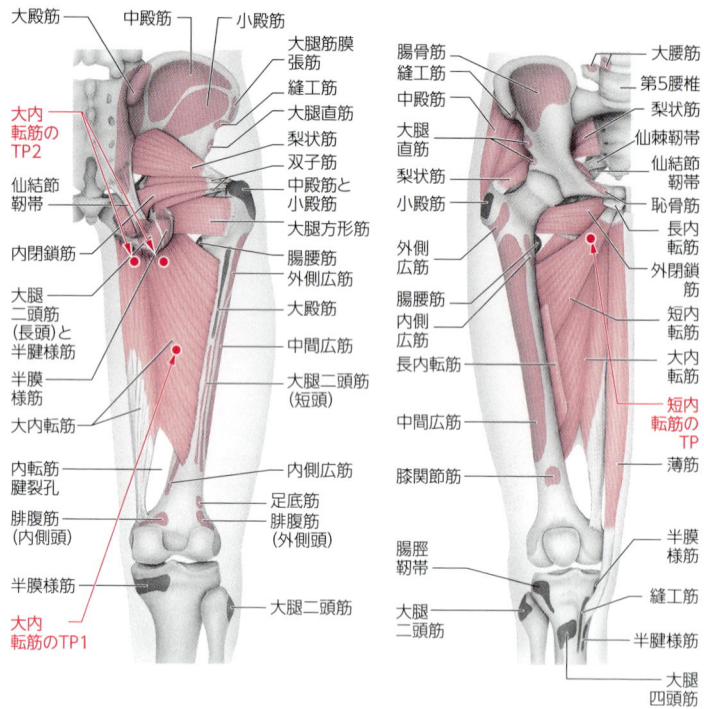

図16.31 短内転筋（▶14.7章）、大内転筋（▶14.8章）

16 解剖図

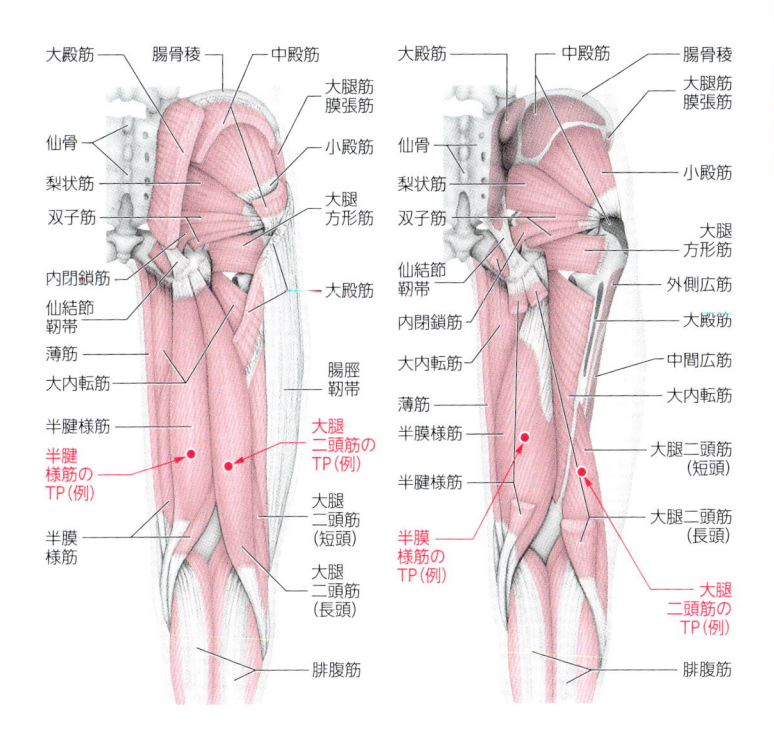

図16.32 大腿二頭筋（▶14.9章）、半腱様筋、半膜様筋（▶14.10章）

446 16 解剖図

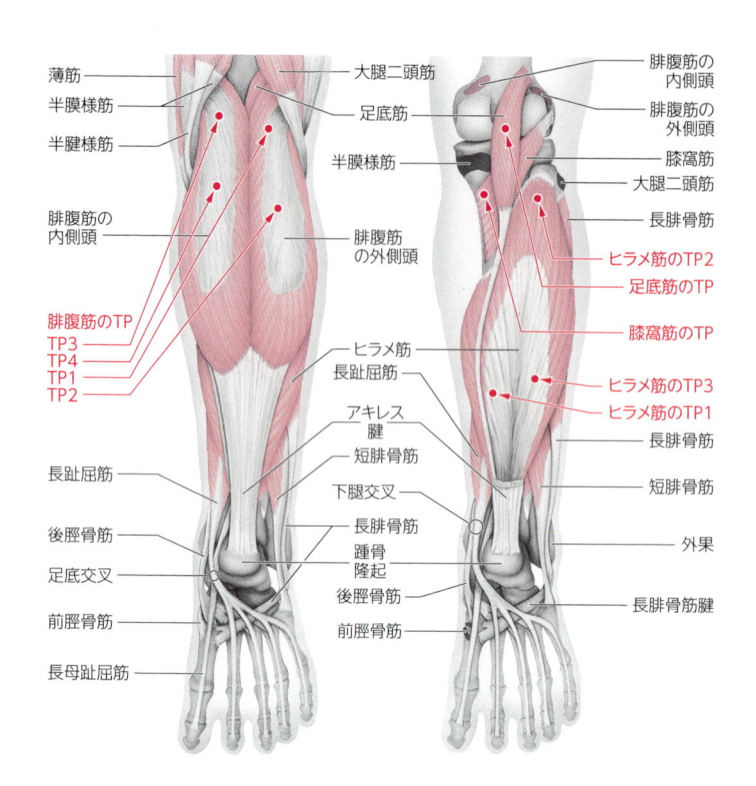

図16.33 膝窩筋（▶14.11章）、腓腹筋（▶15.4章）、ヒラメ筋（▶15.5章）、足底筋（▶15.6章）

16 解剖図

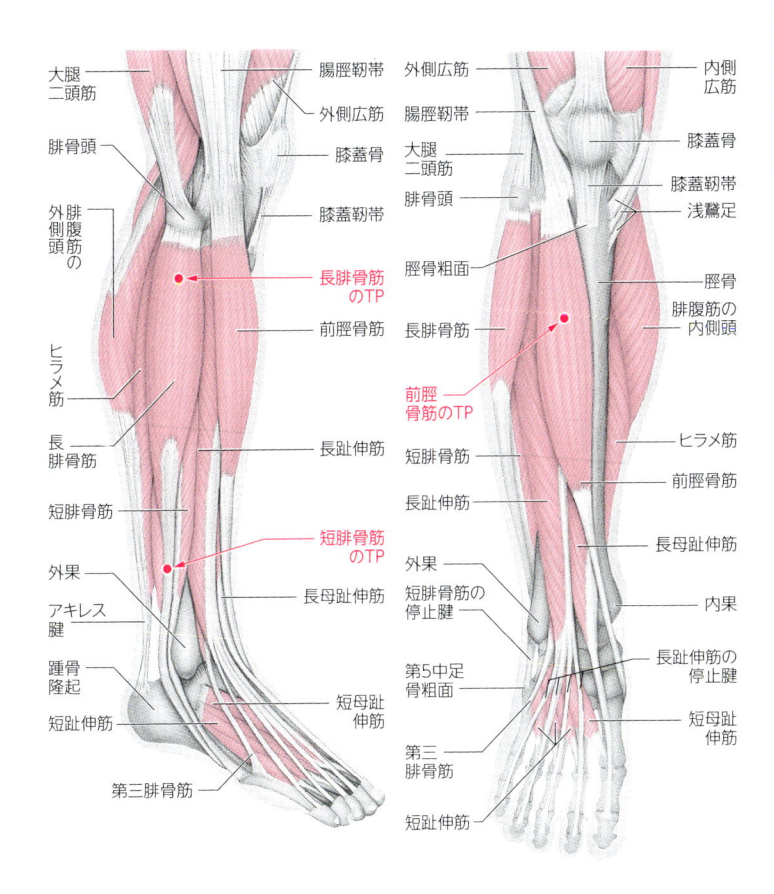

447

トリガーポイント

図16.34 前脛骨筋（▶15.1章）、長腓骨筋、短腓骨筋、第三腓骨筋（▶15.3章）

16 解剖図

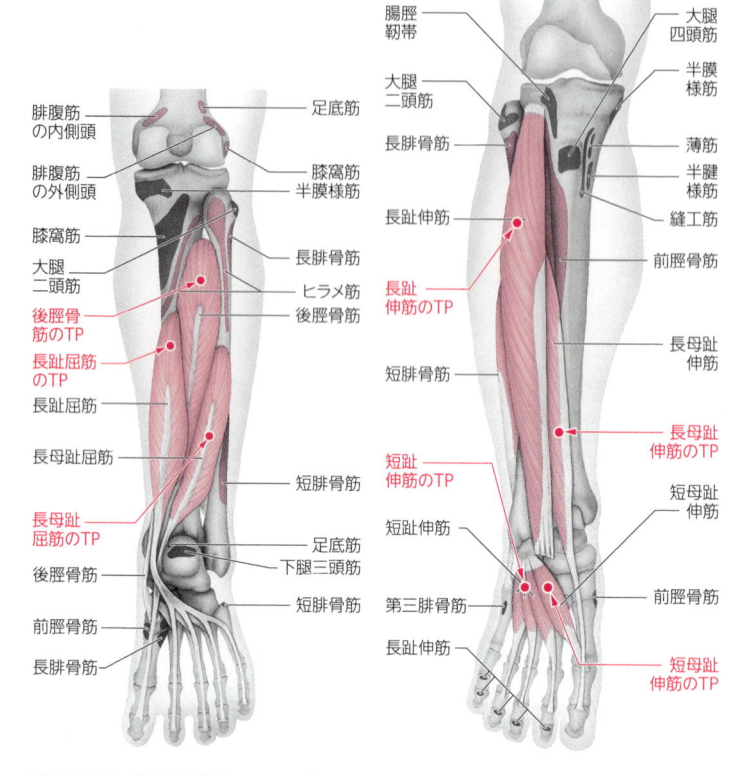

図16.35 後脛骨筋(▶15.2章)、長趾屈筋(▶15.9章)、長母趾屈筋(▶15.10章)

図16.36 長趾伸筋(▶15.7章)、長母趾伸筋(▶15.8章)、短趾伸筋(▶15.11章)、短母趾伸筋(▶15.12章)

16 解剖図

トリガーポイント

第3虫様筋
第4虫様筋
短小趾屈筋

小指外転筋

小指外転筋のTP

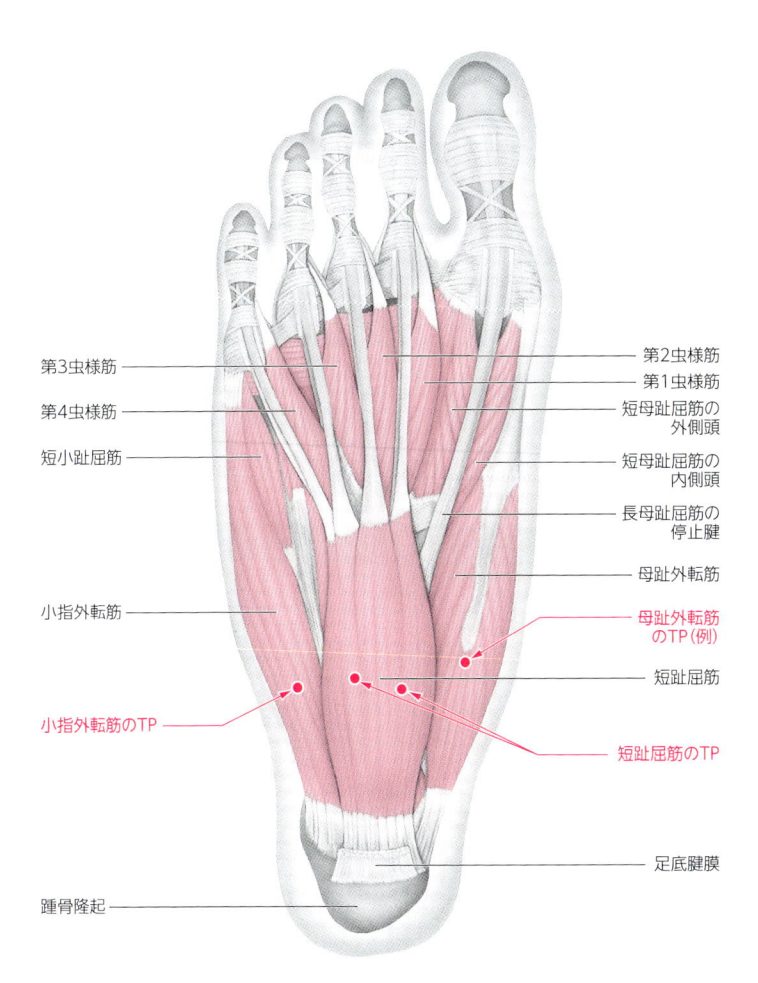

踵骨隆起

第2虫様筋
第1虫様筋
短母趾屈筋の外側頭
短母趾屈筋の内側頭
長母趾屈筋の停止腱
母趾外転筋
母趾外転筋のTP(例)
短趾屈筋
短趾屈筋のTP

足底腱膜

図16.37 母趾外転筋(▶ 15.13章)、短趾屈筋(▶ 15.14章)、小指外転筋(▶ 15.15章)

16 解剖図

長母趾屈筋の停止腱

第2虫様筋
第1虫様筋
短母趾屈筋の外側頭
短母趾屈筋の内側頭

短趾屈筋の
停止腱

第3虫様筋
第4虫様筋
短小趾屈筋

長趾屈筋の停止腱

足底方形筋の
停止部

足底方形筋

母趾外転筋

足底方形筋のTP

小指外転筋

長母趾屈筋の停止腱

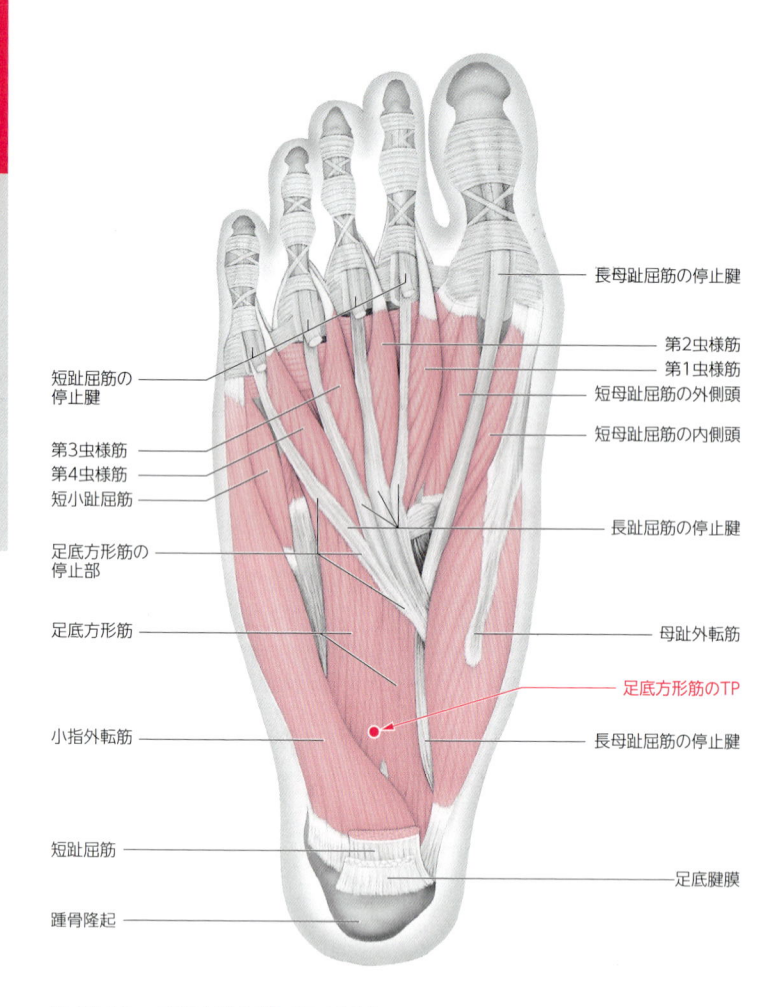

短趾屈筋

足底腱膜

踵骨隆起

図16.38　足底方形筋（▶ **15.16章**）

16 解剖図

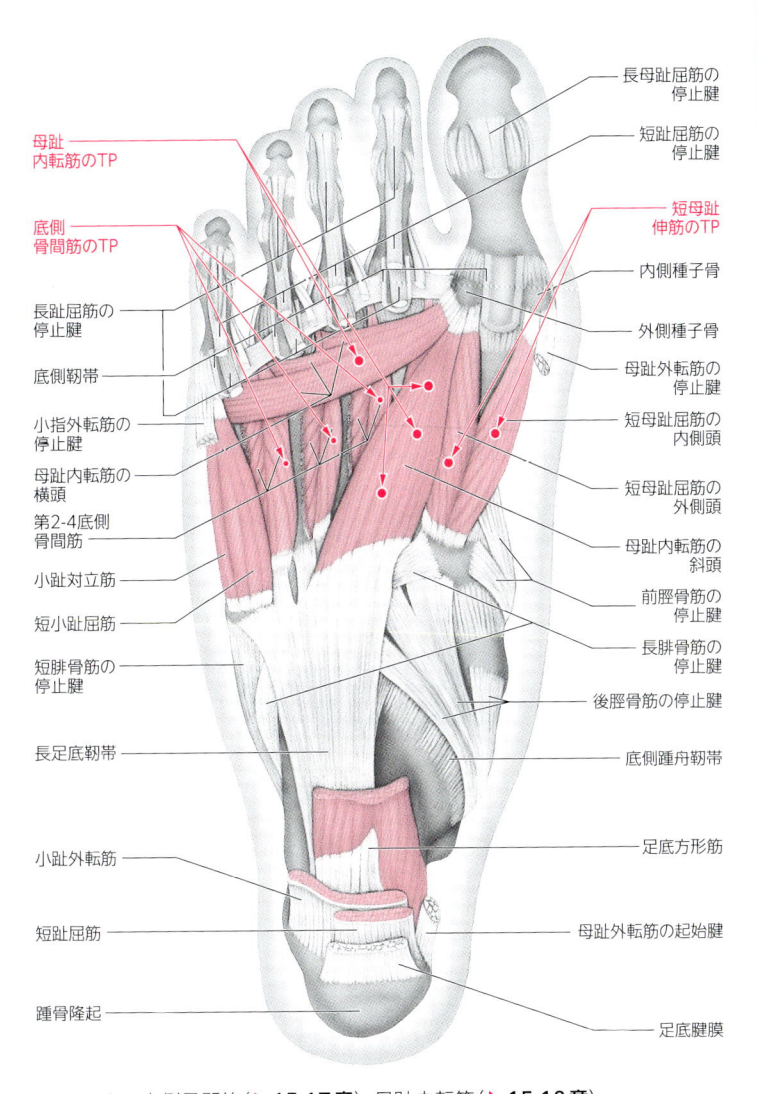

451

トリガーポイント

- 母趾内転筋のTP
- 底側骨間筋のTP
- 長趾屈筋の停止腱
- 底側靭帯
- 小指外転筋の停止腱
- 母趾内転筋の横頭
- 第2-4底側骨間筋
- 小趾対立筋
- 短小趾屈筋
- 短腓骨筋の停止腱
- 長足底靭帯
- 小趾外転筋
- 短趾屈筋
- 踵骨隆起

- 長母趾屈筋の停止腱
- 短趾屈筋の停止腱
- 短母趾伸筋のTP
- 内側種子骨
- 外側種子骨
- 母趾外転筋の停止腱
- 短母趾屈筋の内側頭
- 短母趾屈筋の外側頭
- 母趾内転筋の斜頭
- 前脛骨筋の停止腱
- 長腓骨筋の停止腱
- 後脛骨筋の停止腱
- 底側踵舟靭帯
- 足底方形筋
- 母趾外転筋の起始腱
- 足底腱膜

図16.39 底側骨間筋(▶15.17章)、母趾内転筋(▶15.18章)、短母趾屈筋(▶15.19章)

第III部
巻末資料

17 参考文献 454
18 図版クレジット 456
19 索引 458

17　参考文献

Baldry P. Akupunktur, Triggerpunkte und muskuloskelettale Schmerzen. 1Aufl. Uelzen: Medizinisch Literarische Verlagsgesellschaft; 1993

Dvorak J. Manuelle Medizin - Diagnostik. 4. Aufl. Stuttgart: Thieme; 2001

Fleischhauer K, Hrsg. Benninghoff Anatomie: Makroskopische und mikroskopische Anatomie des Menschen - Band 2. 13./14. Aufl. München: Urban & Schwarzenberg; 1985

Gautschi R. Manuelle Triggerpunkttherapie. 1. Aufl. Stuttgart: Thieme; 2010

Klinke R, Pape HC, Kurtz A, Silbernagl S, Hrsg. Physiologie. 6. Aufl. Stuttgart: Thieme; 2009

Kostopoulos D, Rizopoulos K. The Manual of Trigger Point and Myofascial Therapy. 1st ed. Thorofare: Slack Incorporated; 2001

Kuchera ML, Kuchera WA. Osteopathic Considerations in Systemic Dysfunction. 2nd ed. Columbus: Greyden Press; 1994

Kuchera ML. Integrating Trigger Points into Osteopathic Approaches. Berlin: IFAO-Fortbildung; 2004

Lang F. Pathophysiologie - Pathobiochemie. 3. Aufl. Stuttgart: Enke; 1987

Lindel K. Muskeldehnung. 1. Aufl. Heidelberg: Springer; 2006

Netter FH. Atlas der Anatomie des Menschen. 2. Aufl. Basel: Ciba-Geigy; 1994

Pöntinen P, Gleditsch J, Pothmann R. Triggerpunkte und Triggermechanismen. 4. Aufl. Stuttgart: Hippokrates; 2007

Putz R, Pabst R, Hrsg. Sobotta: Atlas der Anatomie des Menschen - Band 2. 20. Aufl. München: Urban & Schwarzenberg; 1993

Schmidt RF, Thews G, Hrsg. Physiologie des Menschen. 29. Aufl. Berlin: Springer; 2004

Schünke M et al. Prometheus - LernAtlas der Anatomie. Allgemeine Anatomie Bewegungssystem. 2. Aufl. Stuttgart: Thieme; 2007

Schünke M. Topographie und Funktion des Bewegungssystems. 1. Aufl. Stuttgart: Thieme; 2000

Schwegler J. Der Mensch - Anatomie und Physiologie. 4. Aufl. Stuttgart: Thieme; 2006

Silbernagl S, Despopoulos A. Taschenatlas Physiologie. 7. Aufl. Stuttgart: Thieme; 2007

Simons D. Myofascial Pain Syndrome Due to Trigger Points. 1st ed. Cleveland: Gebauer Company; 1987

Staubesand J, Hrsg. Benninghoff Anatomie: Makroskopische und mikroskopische Anatomie des Menschen - Band 1. 13. Aufl. München: Urban & Schwarzenberg; 1985

Staubesand J, Hrsg. Sobotta: Atlas der Anatomie des Menschen - Band 1. 19. Aufl. München: Urban & Schwarzenberg; 1988

Travell J, Simons D. Myofascial Pain and Dysfunction - The Trigger Point Manual,
Vol. 2. 1st ed. Baltimore: Williams & Wilkins; 1992

Travell J, Simons D. Myofascial Pain and Dysfunction - The Trigger Point Manual, Vol. 1. 1st. Baltimore: Williams & Wilkins; 1983

Whitaker RH, Borley NR. Anatomiekompaß: Taschenatlas der anatomischen Leitungsbahnen. 1. Aufl. Stuttgart: Thieme; 1997

www.naturheilkunde-volkmann.de

www.shiatsu-info.de/muskelmeridiane.html

Zenker W, Hrsg. Benninghoff Anatomie: Makroskopische und mikroskopische Anatomie des Menschen - Band 3. 13./14. Aufl. München: Urban & Schwarzenberg; 1985

18 図版クレジット

Abb. 3.1 aus: Richter R, Hebgen E. Triggerpunkte und Muskelfunktionsketten. 3. Aufl. Stuttgart: Haug; 2011. Nach: Schmidt RF, Lang F, Heckmann M, Hrsg. Physiologie des Menschen. 31. Aufl. Berlin: Springer; 2011. Mit freundlicher Genehmigung von Springer Science + Business Media.

Abb. 3.2 aus: Richter R, Hebgen E. Triggerpunkte und Muskelfunktionsketten. 3. Aufl. Stuttgart: Haug; 2011. Nach: Travell J, Simons D Myofascial Pain and Dysfunction - The Trigger Point Manual, Vol. 2.1 ed. Baltimore: Williams & Wilkins; 1983

Abb. 3.3 aus: Richter R, Hebgen E. Triggerpunkte und Muskelfunktionsketten. 3. Aufl. Stuttgart: Haug; 2011. Nach: Simons D. Myofascial Pain Syndrome Due To Trigger Points. In: Rehabilitation Medicine. Goodgold j, ed. St. Louise: Mosby Year Book; 1988: 686-723

Abb. 3.4 aus: Richter R, Hebgen E. Triggerpunkte und Muskelfunktionsketten. 3. Aufl. Stuttgart: Haug; 2011. Nach: Silbernagel S, Despopoulos A. Tachenatlas Physiologie. 7. Aufl. Stuttgart: Thieme; 2007: 67

Abb. 3.5 aus: Richter R, Hebgen E. Triggerpunkte und Muskelfunktionsketten. 3. Aufl. Stuttgart: Haug; 2011. Nach: Travell J, Simons D Myofascial Pain and Dysfunction - The Trigger Point Manual, Vol. 2.1 ed. Baltimore: Williams & Wilkins; 1983

Abb. 4.1 aus: Richter R, Hebgen E. Triggerpunkte und Muskelfunktionsketten. 3. Aufl. Stuttgart: Haug; 2011. Nach: Travell j, Simons D Myofascial Pain and Dysfunction - The Trigger Point Manual, Vol. 2.1 ed. Baltimore: Williams & Wilkins; 1983

Abb. 4.2 aus: Richter R, Hebgen E. Triggerpunkte und Muskelfunktionsketten. 3. Aufl. Stuttgart: Haug; 2011. Nach: Travell j, Simons D Myofascial Pain and Dysfunction - The Trigger Point Manual, Vol. 1-11. 2. Aufl. Lippincott: Williams & Wilkins; 1999

18　図版クレジット

Abb. 9.1-9.3, 9.6-9. 7, 9.9, 9.11, 9.13, 9.15, 9.17, 9.19, 9.22-9.23, 9.26, 9.30-9.31, 9.33, 10.1, 10.4-10.5, 10.8-10.9, 10.11-10.12, 10.14, 10.16, 10.18, 10.20, 10.22, 10.24-10.25, 10.28, 10.30, 10.32, 10.34-10.35, 10.38, 11.1, 11.3, 11.5, 11.7, 11.9, 11.11, 11.13, 11.15, 11.17, 11.19, 11.21, 11.23, 11.25, 11.27, 11.29, 11.31, 11.33, 12.1, 12.4, 12.6, 12.8, 12.10-12.11, 12.13, 12.15, 12.17-12.19, 12.21-12.24, 13.1-13.2, 13.4, 13.6, 13.8-13.9, 13.11-13.12, 13.14-13.15, 13.17, 14.1, 14.3, 14.5, 14.7-14.9, 14.11, 14.13, 14.15, 14.17, 14.19, 14.21, 14.23, 15.1, 15.3, 15.5-15.6, 15.8-15.9, 15.11, 15.13, 15.15, 15.17, 15.19-15.20, 15.22-15.23, 15.25, 15.27, 15.29, 15.31, 15.33, 15.35, 15.37-15.38, 15.41, 15.43-15.44, 16.1-16.39: aus: Richter R, Hebgen E. Triggerpunkte und Muskelfunktionsketten. 3. Aufl. Stuttgart: Haug; 2011, Fotos von Ullrich + Company, Renningen

Alle anderen Fotos: Heike Kostrzewa-Hebgen, Königswinter

Alle anderen Zeichnungen: Christine Lackner, lttlingen

19 索引

deep friction　20

あ

アクチンフィラメント　22
アクチン・ミオシン結合　22
痛みガイド
　足の痛み　423
　下腿の痛み　422
　肩・上腕の痛み　142
　胸部上部の痛み　142
　項部の痛み　79
　骨盤底・尾骨の痛み　293
　歯痛　79
　頭痛　78
　仙腸関節・殿部の痛み　292
　前腕・手の痛み　214
　鼠径部の痛み　342
　体幹腹側の痛み　260
　大腿・膝の痛み　342
　肘の痛み　143
　腰背痛　292
痛みの刺激　5-6
痛みの知覚　5-6
痛みのバリア　20
痛みのパターン　12-13
烏口腕筋
　オステオパシー療法的診察方法　124
　解剖学と関連痛　122
円回内筋
　オステオパシー療法的診察方法　196
　解剖学と関連痛　194
押圧触診　15

か

回外筋
　オステオパシー療法的診察方法　172
　解剖学と関連痛　170
解剖図　426
解剖図
　烏口腕筋　433
　円回内筋　433
　回外筋　435
　下後鋸筋　440
　下頭斜筋、上頭斜筋　431
　外側翼突筋　427
　顎二腹筋　428
　眼輪筋　429
　胸骨筋　439
　胸鎖乳突筋　426
　棘下筋　432
　棘上筋　432
　頚半棘筋　430
　頚板状筋　430
　肩甲下筋　433
　肩甲挙筋　431
　咬筋　427
　広頚筋　429
　後脛骨筋　448
　後頭前頭筋　429
　広背筋　426
　骨間筋　438
　鎖骨下筋　439
　三角筋　433
　膝窩筋　446
　斜角筋群　432
　尺側手根屈筋　434
　尺側手根伸筋　434
　小円筋　431
　小胸筋　439
　小趾(指)外転筋　437, 449
　小殿筋　442

19 索引 (か〜か)

深指屈筋　435
示指伸筋　434
上後鋸筋　440
上腕筋　434
上腕三頭筋　433
上腕二頭筋　433
浅指屈筋　435
前鋸筋　440
前脛骨筋　447
（総）指伸筋　434
僧帽筋　426
足底筋　446
足底方形筋　450
側頭筋　427
多裂筋　430
短趾屈筋　449
短趾伸筋　448
短橈側手根伸筋　434
短内転筋　444
短腓骨筋　447
短母趾屈筋　451
短母趾伸筋　448
大円筋　431
大胸筋　439
大頬骨筋　429
大後頭直筋、小後頭直筋　431
第三腓骨筋　447
大腿筋膜張筋　443
大腿四頭筋　443
大腿二頭筋　445
大殿筋　441
大内転筋　444
恥骨筋　443
肘筋　433
中殿筋　441
長趾屈筋　448
長趾伸筋　448
長掌筋　434
長橈側手根伸筋　434

長内転筋　443
長腓骨筋　447
長母指屈筋　435
長母趾屈筋　448
長母趾伸筋　448
腸腰筋　441
底側骨間筋　451
橈側手根屈筋　434
頭半棘筋　430
頭板状筋　430
内側翼突筋　427
薄筋　443
半腱様筋　445
半膜様筋　445
腓腹筋　446
ヒラメ筋　446
縫工筋　443
母趾外転筋　449
母指対立筋　437
母指内転筋　436
母趾内転筋　451
梨状筋　442
菱形筋　432
腕橈骨筋　434
下後鋸筋
　オステオパシー療法的診察方法
　　240
　解剖学と関連痛　238
過伸張　3
下腿、くるぶし、足の痛み　344
肩・腕の痛み　82
下頭斜筋、上頭斜筋
　オステオパシー療法的診察方法　76
　解剖学と関連痛　74
過負荷による筋肉の機能障害　3
下部体幹の痛み　262
外肛門括約筋
　オステオパシー療法的診察方法
　　274

19 索引（か～こ）

　　解剖学と関連痛　270
外側翼突筋
　　オステオパシー療法的診察方法　48
　　解剖学と関連痛　46
外腹斜筋
　　オステオパシー療法的診察方法　258
　　解剖学と関連痛　253
顎二腹筋
　　オステオパシー療法的診察方法　56
　　解剖学と関連痛　54
眼輪筋
　　オステオパシー療法的診察方法　60
　　解剖学と関連痛　58
眼輪筋、オステオパシー療法的診察方法　60
競技選手　24
胸骨筋
　　オステオパシー療法的診察方法　232
　　解剖学と関連痛　230
胸鎖乳突筋
　　オステオパシー療法的診察方法　36
　　解剖学と関連痛　34
棘下筋
　　オステオパシー療法的診察方法　96
　　解剖学と関連痛　94
棘筋
　　オステオパシー療法的診察方法　250
　　解剖学と関連痛　248
局所単収縮反応　17

棘上筋
　　オステオパシー療法的診察方法　92
　　解剖学と関連痛　90
虚血圧迫　19
筋緊張　22
筋筋膜リリース　19
筋節　9
筋肉構造の変化　21
筋肉による痛み　17
筋肉の伸張　8, 22
筋肉の代謝　8
筋肉の治療法　21
筋肉の弱まり　11
頸半棘筋
　　オステオパシー療法的診察方法　72
　　解剖学と関連痛　70
肩甲下筋
　　オステオパシー療法的診察方法　112
　　解剖学と関連痛　110
肩甲挙筋
　　オステオパシー療法的診察方法　84
　　解剖学と関連痛　82
交感神経　7
咬筋
　　オステオパシー療法的診察方法　40
　　解剖学と関連痛　38
広頸筋
　　オステオパシー療法的診察方法　60
　　解剖学と関連痛　59
後脛骨筋
　　オステオパシー療法的診察方法　350
　　解剖学と関連痛　348
後頭前頭筋

オステオパシー療法的診察方法　64
解剖学と関連痛　62
広背筋
　オステオパシー療法的診察方法　108
　解剖学と関連痛　106
肛門挙筋
　オステオパシー療法的診察方法　274
　解剖学と関連痛　271
腰、大腿、膝の痛み　296
骨格筋
　構成　8
　収縮メカニズム　8
凝った繊維束　16
骨盤底筋(内閉鎖筋、外肛門括約筋、肛門挙筋、尾骨筋)　270
誤感知　13
ゴルジ腱器官　22

さ

最長筋
　オステオパシー療法的診察方法　250
　解剖学と関連痛　247
鎖骨下筋
　オステオパシー療法的診察方法　228
　解剖学と関連痛　226
三角筋
　オステオパシー療法的診察方法　120
　解剖学と関連痛　118
酸素不足　11
膝窩筋
　オステオパシー療法的診察方法　340
　解剖学と関連痛　338

斜角筋群
　オステオパシー療法的診察方法　88
　解剖学と関連痛　86
尺側手根屈筋
　オステオパシー療法的診察方法　184
　解剖学と関連痛　182
尺側手根伸筋
　オステオパシー療法的診察方法　160
　解剖学と関連痛　158
収束促通　6
収束投射　5
手技による抑制　19
小円筋
　オステオパシー療法的診察方法　100
　解剖学と関連痛　98
小胸筋
　オステオパシー療法的診察方法　224
　解剖学と関連痛　222
小指外転筋
　オステオパシー療法的診察方法　208, 404
　解剖学と関連痛　206, 402
掌側骨間筋
　オステオパシー療法的診察方法　212, 412
　解剖学と関連痛　210
小殿筋
　オステオパシー療法的診察方法　286
　解剖学と関連痛　284
小腰筋
　オステオパシー療法的診察方法　268
　解剖学と関連痛　266

19 索引 （し～そ）

触診可能な過緊張の筋索　9
神経解剖学　27
神経線維　26
深指屈筋
　オステオパシー療法的診察方法　188
　解剖学と関連痛　186
伸張位　13
伸張痛　22
伸張テクニック　23
伸張の反射作用　22
深部感覚　13
深部摩擦　20
軸索の分岐　7
示指伸筋
　オステオパシー療法的診察方法　168
　解剖学と関連痛　166
ジャンプサイン　15
十二指腸潰瘍　26
受動的ストレッチ　18
馴化作用　22
上後鋸筋
　オステオパシー療法的診察方法　236
　解剖学と関連痛　234
上部胸部の痛み　82
上部体幹の痛み　217
上腕筋
　オステオパシー療法的診察方法　132
　解剖学と関連痛　130
上腕三頭筋
　オステオパシー療法的診察方法　136
　解剖学と関連痛　134
上腕二頭筋
　オステオパシー療法的診察方法　128
　解剖学と関連痛　126
錐体筋
　オステオパシー療法的診察方法　258
　解剖学と関連痛　254
ストレッチ＆スプレーテクニック　18
ストレッチ痛　21
髄節の神経支配　26
静的ストレッチ　23
脊髄視床路　6-7
脊柱起立筋
　オステオパシー療法的診察方法　250
　解剖学と関連痛　246
浅指屈筋
　オステオパシー療法的診察方法　188
　解剖学と関連痛　186
前鋸筋
　オステオパシー療法的診察方法　244
　解剖学と関連痛　242
前脛骨筋
　オステオパシー療法的診察方法　346
　解剖学と関連痛　344
（総）指伸筋
　オステオパシー療法的診察方法　164
　解剖学と関連痛　162
相反抑制　22
抓法触診　15
僧帽筋　30
　オステオパシー療法的診察方法　32
　解剖学と関連痛　30
促通分節　26
足底筋
　オステオパシー療法的診察方法　368

解剖学と関連痛　366
足底方形筋
　オステオパシー療法的診察方法　408
　解剖学と関連痛　406
側頭筋
　オステオパシー療法的診察方法　44
　解剖学と関連痛　42

た

代謝の異常　7
多裂筋
　オステオパシー療法的診察方法　72
　解剖学と関連痛　70
短趾屈筋
　オステオパシー療法的診察方法　400
　解剖学と関連痛　398
短趾伸筋
　オステオパシー療法的診察方法　388
　解剖学と関連痛　386
短橈側手根伸筋
　オステオパシー療法的診察方法　156
　解剖学と関連痛　154
短内転筋
　オステオパシー療法的診察方法　324
　解剖学と関連痛　322
短腓骨筋
　オステオパシー療法的診察方法　356
　解剖学と関連痛　353
短母趾屈筋
　オステオパシー療法的診察方法　420
　解剖学と関連痛　418
短母趾伸筋
　オステオパシー療法的診察方法　392
　解剖学と関連痛　390
大円筋
　オステオパシー療法的診察方法　104
　解剖学と関連痛　102
大胸筋
　オステオパシー療法的診察方法　220
　解剖学と関連痛　217
大頬骨筋
　オステオパシー療法的診察方法　60
　解剖学と関連痛　58
大後頭直筋，小後頭直筋
　オステオパシー療法的診察方法　76
　解剖学と関連痛　74
第三腓骨筋
　オステオパシー療法的診察方法　356
　解剖学と関連痛　354
大腿筋膜張筋
　オステオパシー療法的診察方法　298
　解剖学と関連痛　296
大腿四頭筋
　オステオパシー療法的診察方法　312
　解剖学と関連痛　308
大腿直筋
　オステオパシー療法的診察方法　312
　解剖学と関連痛　308, 309
大腿二頭筋
　オステオパシー療法的診察方法　332

解剖学と関連痛　330
大殿筋
　オステオパシー療法的診察方法　278
　解剖学と関連痛　276
大内転筋
　オステオパシー療法的診察方法　328
　解剖学と関連痛　326
大腰筋
　オステオパシー療法的診察方法　268
　解剖学と関連痛　266
恥骨筋
　オステオパシー療法的診察方法　306
　解剖学と関連痛　304
中間広筋、外側広筋、内側広筋
　オステオパシー療法的診察方法　312
　解剖学と関連痛　308, 309
肘筋
　オステオパシー療法的診察方法　140
　解剖学と関連痛　138
中殿筋
　オステオパシー療法的診察方法　282
　解剖学と関連痛　280
腸骨筋
　オステオパシー療法的診察方法　268
　解剖学と関連痛　266
長趾屈筋
　オステオパシー療法的診察方法　380
　解剖学と関連痛　378
長趾伸筋
　オステオパシー療法的診察方法　372

解剖学と関連痛　370
長掌筋
　オステオパシー療法的診察方法　176
　解剖学と関連痛　174
長橈側手根伸筋
　オステオパシー療法的診察方法　152
　解剖学と関連痛　150
長内転筋
　オステオパシー療法的診察方法　320
　解剖学と関連痛　318
長腓骨筋
　オステオパシー療法的診察方法　356
　解剖学と関連痛　352
長母指屈筋
長母趾屈筋
　オステオパシー療法的診察方法　192
　オステオパシー療法的診察方法　384
　解剖学と関連痛　190
　解剖学と関連痛　382
長母趾伸筋
　オステオパシー療法的診察方法　376
　解剖学と関連痛　374
腸腰筋
　オステオパシー療法的診察方法　268
　解剖学と関連痛　266
腸肋筋
　オステオパシー療法的診察方法　250
　解剖学と関連痛　246
治療ストレッチ　21
疲れやすさ　11

底側骨間筋
   オステオパシー療法的診察方法　412
   解剖学と関連痛　410
等尺性収縮　10
等尺性収縮後リラクゼーション　19
橈側手根屈筋
   オステオパシー療法的診察方法　180
   解剖学と関連痛　178
頭半棘筋
   オステオパシー療法的診察方法　72
   解剖学と関連痛　70
頭板状筋、頸板状筋
   オステオパシー療法的診察方法　68
   解剖学と関連痛　66
頭部・項部の痛み　30
トリガーポイント
   痛み　5
   活動　27
   活動性、症状　3
   筋筋膜　2
   緊張亢進　5
   検索　13
   触診　15
   診断　12
   潜在性、症状　3
   全身性の要因　25
   治療　18
   発見　15
   発生　4
   病態生理学　5
   分類　3
   問診　12
   誘発要因　4
   力学的な要因　24
動作中の筋肉を調べる　13

な

内側翼突筋
   オステオパシー療法的診察方法　52
   解剖学と関連痛　50
内臓の機能障害　27
内腹斜筋
   オステオパシー療法的診察方法　258
   解剖学と関連痛　252
内閉鎖筋
   オステオパシー療法的診察方法　274
   解剖学と関連痛　270
能動的ストレッチ　19

は

背側骨間筋
   オステオパシー療法的診察方法　212, 412
   オステオパシー療法的診察方法　412
   解剖学と関連痛　210, 410
   解剖学と関連痛　410
薄筋
   オステオパシー療法的診察方法　316
   解剖学と関連痛　314
半腱様筋、半膜様筋
   オステオパシー療法的診察方法　336
   解剖学と関連痛　334
反射性充血　13
反応の連鎖　27
筋肉のバリア　22
肘、指の痛み　146
腓腹筋
   オステオパシー療法的診察方法　360

解剖学と関連痛　358
表面感覚　13
ヒラメ筋
　　オステオパシー療法的診察方法　364
　　解剖学と関連痛　362
尾骨筋
　　オステオパシー療法的診察方法　274
　　解剖学と関連痛　272
腹横筋
　　オステオパシー療法的診察方法　258
　　解剖学と関連痛　253
腹直筋
　　オステオパシー療法的診察方法　258
　　解剖学と関連痛　252
分節性の関節可動域制限　27
平面触診　15
縫工筋
　　オステオパシー療法的診察方法　302
　　解剖学と関連痛　300
防御姿勢　24
母趾外転筋
　　オステオパシー療法的診察方法　396
　　解剖学と関連痛　394
母指対立筋
　　オステオパシー療法的診察方法　204
　　解剖学と関連痛　202
母指内転筋

母趾内転筋
　　オステオパシー療法的診察方法　200

　　オステオパシー療法的診察方法　416
　　解剖学と関連痛　198
　　解剖学と関連痛　414

ま

マッスルエナジーテクニック　19
ミオシンフィラメント　22

や

腰方形筋
　　オステオパシー療法的診察方法　264
　　解剖学と関連痛　262
ヨガ23

ら

梨状筋
　　オステオパシー療法的診察方法　290
　　解剖学と関連痛　288
菱形筋
　　オステオパシー療法的診察方法　116
　　解剖学と関連痛　114
リラクゼーション、等尺性収縮後　22

わ

腕橈骨筋
　　オステオパシー療法的診察方法　148
　　解剖学と関連痛　146

著者：

エリック・ヘブゲン
(Eric Hebgen)

1966年ドイツ・コブレンツ生まれ。1990年にライン・フリードリヒ・ヴィルヘルム大学ボン（通称ボン大学）を卒業。1995年から5年間、デュッセルドルフのオステオパシー応用研究所（IFAO）でオステオパシー教育課程に在籍。2001年9月、オステオパシーの学位論文により、D. O. の称号を取得。2002年、自然療法医の試験に合格。2010年、国内でも数名のみが使用を許可される「オステオパシー上級修練医」の称号を取得。1992年よりセントジョセフ病院勤務、同病院付属理学療法学校講師、IFAO講師（内臓オステオパシーを講義）を経て、2002年にケーニヒスウインターでオステオパシー治療院を開業。著書に、『手技療法とオステオパシーにおけるトリガーポイントと筋肉連鎖』『オステオパシーの内臓マニピュレーション』（いずれもガイアブックス）など。

翻訳者：

長谷川 早苗 (はせがわ さなえ)

独日翻訳者。国内外のドイツ語学校で10年ほど学ぶ。翻訳のほか、通訳やドイツ語教師としても活動。訳書に、『HARIBO占い』（阪急コミュニケーションズ）など。

ガイアブックスは
地球(ガイア)の自然環境を守ると同時に
心と身体の自然を保つべく
"ナチュラルライフ"を提唱していきます。

著者：

エリック・ヘブゲン (Eric Hebgen)

翻訳者：

長谷川 早苗 (はせがわ さなえ)

Taschenatlas Myofasziale Triggerpunkte
筋筋膜トリガーポイント ポケットアトラス

発　　　行　2014年5月15日
発　行　者　平野　陽三
発　行　所　**株式会社 ガイアブックス**
　　　　　　〒169-0074 東京都新宿区北新宿 3-14-8
　　　　　　TEL.03(3366)1411　FAX.03(3366)3503
　　　　　　http://www.gaiajapan.co.jp

Copyright GAIABOOKS INC. JAPAN2014
ISBN978-4-88282-917-1 C3047

落丁本・乱丁本はお取り替えいたします。
本書を許可なく複製することは、かたくお断わりします。
Printed in China

ガイアブックスの本

鍼療法図鑑

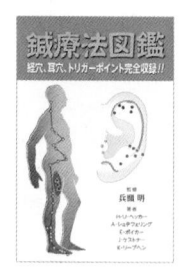

著者：
ハンス - ウルリッヒ・
ヘッカー 他4名

監修者：
兵頭 明

344頁／B6変型／
並製／オールカラー

本体価格：2,400円

主要な経穴と耳穴、および広範なトリガーポイントを1冊で網羅した初のポケット図解書。取穴部位、刺入の深さ、適応症、効果をイラストとともに詳解。ポケットサイズにもかかわらず豊富な情報量で、手軽に見られる参考書として最適。

筋骨格系の触診マニュアル

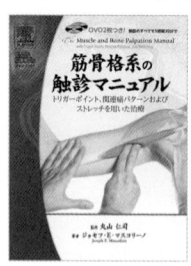

著者：
ジョセフ・E・
マスコリーノ

監修者：
丸山 仁司

530頁／A4変型／
並製／オールカラー／
DVD2枚付き

本体価格：8,000円

筋骨格系の触診にトリガーポイントやストレッチ、徒手療法などを取り入れたオールカラー実践教本。触診の基本に必要な、筋肉の付着部、作用、身体力学なども網羅。触診テクニックが身につく実演DVD2枚付き。

エビデンスに基づいた徒手療法

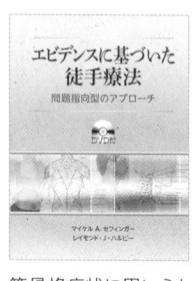

著者：マイケル・A・セフェンジャー／レイモンド・J・ハルビー

総監修者：高田 治実

監修者：江口 英範／
佐藤 成登志／前島 洋

336頁／A4変型／上製／
1色刷／DVD付き

本体価格：6,500円

筋骨格症状に用いられる徒手療法の技術をエビデンスおよび臨床実施指針とともに解説した実践書。カウンターストレイン、等尺性筋エネルギー・テクニック、機能的テクニック、軟部組織テクニック、関節操作法などを用い、診断および治療する方法を収録。DVD付き。

ディープティシュー・マッサージ療法　第2版

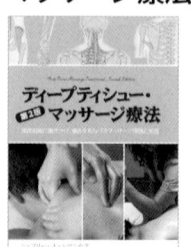

著者：
ジェフリー・
A・シマンセク

232頁／B5変型／
並製／オールカラー

本体価格：2,900円

慢性的に縮んだ筋肉に働きかける、多様で実用的なアプローチであるディープティシュー・マッサージ療法の実践書。神経筋と筋肉に起こりやすい22症状の施術手順を詳細なカラー写真付きで解説。ディープティシュー・マッサージの適切な用い方がわかる。